JIATING JIANKANG
GUANLI SHOUCE

家庭健康
管理手册

主　编：何　文

副主编：王　妍　丁美琳

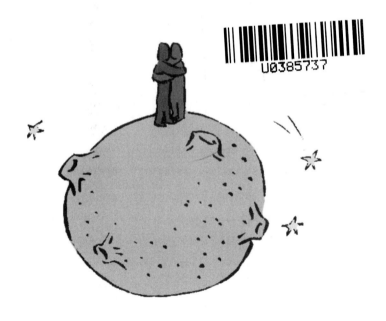

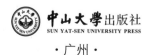
中山大学出版社
SUN YAT-SEN UNIVERSITY PRESS

·广州·

图书在版编目（CIP）数据

家庭健康管理手册/何文主编 . —广州：中山大学出版社，2024. 1
ISBN 978 - 7 - 306 - 07730 - 1

Ⅰ. ①家…　Ⅱ. ①何…　Ⅲ. ①家庭保健—手册　Ⅳ. ①R161 - 62

中国国家版本馆 CIP 数据核字（2023）第 024762 号

出　版　人：王天琪
策划编辑：曾育林
责任编辑：曾育林
插　　画：林帝浣
封面设计：曾　斌
责任校对：袁双艳　黎海燕
责任技编：靳晓虹
出版发行：中山大学出版社
电　　话：编辑部 020 - 84113349，84110776，84111997，84110779，84110283
　　　　　发行部 020 - 84111998，84111981，84111160
地　　址：广州市新港西路 135 号
邮　　编：510275　传　　真：020 - 84036565
网　　址：http：//www. zsup. com. cn　E-mail：zdcbs@ mail. sysu. edu. cn
印　刷　者：佛山市浩文彩色印刷有限公司
规　　格：787mm×1092mm　1/16　33.25 印张　638 千字
版次印次：2024 年 1 月第 1 版　2024 年 6 月第 2 次印刷
定　　价：138.00 元

编 委 会

序

　　多少功名利禄，也换不来健康。没有了健康，什么都是浮云，这已是大家的共识。然而，事实上很多人不知道怎么重视健康，具体要怎么做才有助于健康。健康管理知识缺乏是其原因之一。首先，大家都学各自专业，没有机会系统学习健康和疾病相关知识，更别说健康管理了。其次，可靠而简单实用的健康信息资源难找。在当今互联网时代，我们每天面对海量信息，这些信息还常常良莠不齐，相互矛盾，真假难辨。最后，没有方便实用的健康管理工具。本来工作就忙，信息量又大，没有简便实用的工具，就让科学健康管理更难落实了。

　　本书的目的就是解决上述问题，让家庭健康管理更科学、更简便、更容易落实，从而达到更好的效果。本书的编者几乎都是全国顶级医院的临床一线医生，有知名专家，有青年才俊，对疾病预防和健康管理有着丰富的临床经验。所编所写都是依据循证医学证据、指南推荐，或专家共识。本书涵盖内容从生活方式到慢性病管理，再到健康体检；从心脑血管体检到肿瘤筛查，到心理体检，再到记忆体检；从疫苗接种到预防意外伤害；从常规健康管理到男女老幼特殊人群管理；从传统中医体质测定、体质调理，到现代精准医疗的基因检测。应该说本书囊括家庭男女老幼健康管理的方方面面，让大家对家庭健康管理有一个系统的认识。只有健康知识还不够。本书编者从海量的知识中梳理出适合健康管理的内容，比如什么人什么时候应该做什么事情，间隔多长时间。有根据，有指南，有共识，有专家建议或业内常规知识。最后，我们期望给大家提供家庭健康管理计划清单，只要您把家庭成员资料填上，年度家庭健康管理计划就制订出来了，每人每年应该做什么，一目了然。再按清单具体执行，家庭健康管理就自然落到实处了。当然，还有一件最重要的事，就是家庭健康管理由谁来负责，谁来落实的问题。这也是本书的另一个重要目的，就是推广家庭健康的管理员，也就是家庭健康的"掌门人"。我想您就是了。其实并不难，只要您愿意做，我们会一直支持您。让我们一起为家庭健康努力！为健康中国努力！

　　作为家庭健康管理方面的书籍，希望本书能起到抛砖引玉的作用，也希望各位专家同道和家庭健康掌门人多提宝贵建议，共同促进家庭健康管理的发展。

　　最后，祝万家健康！

何　文

2023 年春于羊城

目　　录

第一章　家庭健康管理

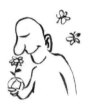

把时间浪费在美好事物上
然后遇见更好的自己

健康和健康管理

何谈健康：

管理出效益，管理出健康，管理出财富，管理出幸福。

没有管理，何谈健康。

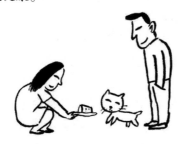

世间所有的惊喜和好运
都是你积累的人品和善良

小林漫画

关于健康管理，先讨论一些基本概念。什么是健康？1948 年世界卫生组织（WHO）提出健康的定义：健康是一种躯体、精神与社会和谐融合的完美状态，而不仅仅是没有疾病或身体虚弱。1989 年，WHO 进一步完善了健康的概念，指出：健康不仅是没有疾病，而且包括躯体健康、心理健康、社会适应良好和道德健康。什么是管理？按照现代管理理论创始人法国实业家法约尔 1916 年提出的观点：管理是以计划、组织、指挥、协调及控制等职能为要素组成的活动过程。

国内苏太洋最早提出健康管理的概念。2007 年原卫生部职业技能鉴定指导中心推荐的培训教材《健康管理师》中对健康管理的定义：健康管理是对个体或群体的健康进行全面监测、分析、评估，提供健康咨询和指导，以及对健康危险因素进行干预的全过程。健康管理的宗旨是调动个体和群体及整个社会的积极性，有效地利用有限的资源来达到最大的健康效果。健康管理的具体做法就是为个体和群体（包括政府）提供有针对性的健康科学信息并创造条件采取行动来改善健康。

其实，早在 2000 多年前，《黄帝内经》中就有记载："圣人不治已病治未病，不治已乱治未乱。"这是我国古代最早的关于健康管理的论述。西方古代医学文献，如《罗马大百科全书》中也有健康管理的思想。

健康管理作为一门新学科、新行业是近三四十年才逐步兴起的。最早是在美国的研究中发现，员工的健康和工作效率密切相关，企业主每花 1 美元的员工医药开支就意味着还要花 2 ～ 3 美元的因员工健康问题造成生产效率下降而带来的损失。健康在现代企业被当作生产必不可少的一种资源管理起来。进入 21 世纪后，健康管理也逐步在发展中国家兴起和发展。自 2000 年以来，我国以健康体检为主要形式的健康管理行业开始兴起，健康体检及相关服务机构逐年增多。2005 年，原国家劳动和社会保障部正式发布健康管理师这一新职业。2005 年以后，有关学会、协会申请成立了健康管理相关学术机构，如中华医学会健康管理学分会、中华预防医学会健康风险评估与控制专业委员会等。《中华健康管理学杂志》也于 2007 年创刊发行。

管理出健康，管理出效率。20 多年来，我国在健康管理实践中进行了各方面探索，取得了丰硕的成果，其中也进行了家庭健康管理方面的探索。

家庭健康管理计划和家庭健康管理员

何谈健康：

家庭健康管理是健康管理的重要抓手。家庭健康管理员是家庭健康掌门人。

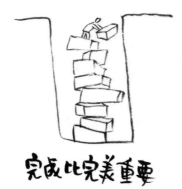

家庭健康管理，顾名思义是以家庭为单位的健康管理。家庭是社会的细胞，是社会的基本单元，家庭成员之间的健康既相互联系又相互影响，重视以家庭为单位的健康管理有其生理、心理和社会的基础，可能取得更好的管理效果。

但家庭健康应该如何管理？比如，家庭健康管理计划谁来制订？依据是什么？谁主导？谁负责？谁监督执行？怎样取得更好的效果？等等。健康医疗界都在探讨这些实际问题，但未见有专著系统性讨论。

近年来，国家大力推进社区全科医疗建设。全科医学强调以人为中心，以家庭为单位，以社区为基础的健康服务原则。社区全科医疗发展迅速，一些社区已开始以家庭为单位进行签约服务，提供家庭健康教育，进行全周期、信息化的健康管理，培训家庭健康管理员和家庭保健员，开创"证书制"健康教育管理。也有社区建立了护士家庭健康管理体系，运用物联网新技术，通过各类传感器、穿戴设备、计算机网络和手机 App，对家庭成员健康指标和安全进行监测、评估和干预。但由于社区家庭健康管理提供的是基础性的健康管理服务，满足不了很多高端人士和家庭对健康管理的综合需求，由此应运而生的国内诸多的三甲医院特需医疗服务部门和民营健康管理机构等提供了高端综合性的健康管理服务，以满足这部分人群的健康需求。

要做好家庭健康管理，涉及几个核心要素：家庭健康教育、家庭健康管理计划和家庭健康管理员。

家庭健康教育。目前很多社区、单位、媒体或自媒体都在做健康教育，但多数是碎片化的，仅针对某个或某几个专题进行讲解。还经常会有一些人传播所谓的新研究进展，或个别非专业的所谓专家，发布一些片面的、矛盾的科普信息，让大众无所适从。本书从循证医学角度，讨论家庭健康管理中的常见问题及操作实践，希望能给家庭健康管理员及家庭成员们带来科学而系统的基础健康知识，为进一步的健康管理打下基础。

家庭健康管理计划。目前大部分的健康管理计划都是针对个人的，也有针对家庭的，但由于健康信息没有共享，多数还限于在各自单位操作，缺乏系统性的家庭健康管理计划。本书根据循证证据或指南推荐，针对家庭中男女老幼的重要健康问题，特别是每人每年应该做什么健康监测和干预，都有个性化的建议，最后形成整个家庭健康管理计划清单，一目了然，易于执行，避免遗漏。

家庭健康管理员。国内很多大型企事业单位至今都没有保健部门和保健医生。这两者针对企业职工提供健康保健服务，是名副其实的"职工健康守门人"。近年来国家大力推进社区卫生和全科医生建设，旨在培养更多的"社区健康守门人"。细化表现为一些社区针对家庭健康管理推出"家庭医生负责制"；一些社区建立了护士家庭健康管理体系；一些社区针对社区居民进行培训，使之成为家庭健康管理员；另一些社区针对部分家庭成员进行培训，使之成为家庭保健员。健康是社会更是家庭和个人的资源和财富，越来越多的人重视个人和家庭健康管理，愿意为家庭健康管理负责和付出，积极与社区或医院的医生沟通，掌握更多健康知识以进行更加个性化和精细的健康管理并取得很好的效果。有人称这部分人为"家庭健康掌门人"或"家庭保健员"，在家庭健康管理的计划、决策、执行、监督等过程中起重要作用。相较于被动的、模式化的企业或社区健康管理，家庭健康管理员根据每个家庭成员不同的健康问题进行的主动健康管理越来越受到重视，也发挥出越来越好的效果。强烈推荐在家庭成员中发展培养健康管理员，承担起家庭健康管理的责任，从而发挥家庭健康管理的最好效果。

科学全面的健康教育是进行家庭健康管理的基础，家庭健康管理计划是具体措施，而合格的家庭健康管理员是落实家庭健康管理的核心和关键。本书系统性介绍了健康的生活方式、常见慢性病和健康管理的实用知识，并提供简单有效的工具帮助制订家庭健康管理计划，还配套设计可以设置定时提醒的小程序，便于家庭健康管理员了解健康知识、落实家庭健康管理计划，促进家庭成员健康。

（何　文）

参考文献

陈君石，黄建始. 健康管理师［M］. 北京：中国协和医科大学出版社，2007.

第二章　生活方式管理

何谈健康：

　　影响健康的因素：健康生活方式占 60%，遗传因素占 15%，社会因素占 10%，医疗条件占 8%，气候地理因素占 7%。1992 年 5 月，WHO 在加拿大的维多利亚发表 *The Victoria Declaration on Heart Health*（《维多利亚宣言》），其中提道："In most cases cardiovascular disease is brought about by some combination of the following factors: smoking, high blood pressure, elevated blood cholesterol level, unhealthy dietary habits (including excessive alcohol consumption), obesity, a sedentary lifestyle and psychosocial stress. Healthy living includes good nutrition, a tobacco-free lifestyle, regular physical exercise and supportive environments."。WHO 提出健康的四大基石：合理膳食，适量运动，戒烟限酒，心理平衡。健康生活方式不但对心脑血管健康有很大益处，也可减少肿瘤发生，提升心理健康等，是维持健康和减少疾病发生的基础。

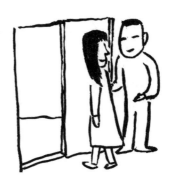

最好的情商
不是熟练的套路和心机
而是处处为人着想的善意

小林漫画

合 理 饮 食

何谈健康：

"病从口入"绝非危言耸听。现代人营养过剩是很大的健康问题。流传一个说法，每个人一辈子的口粮是有定数的。"少吃多动""管住嘴，迈开腿"，都是提醒大家要控制热量的摄入。控制体重的关键还是少吃。生酮饮食是短期控制体重的有效手段，轻断食膳食模式（简称轻断食）也值得尝试。但长期控制体重还是要坚持低热量饮食，即少吃，特别是要控制碳水化合物的摄入量。地中海饮食全面均衡，被评为最好的饮食模式。食物不耐受问题常被忽视。常见的引起过敏或不耐受的食物有八大类：奶类、禽蛋类、鱼类、甲壳类、坚果类、花生、大豆、小麦。现在临床可以检测食物过敏原。近年来，麸质不耐受受到大家重视，无麸质饮食逐渐流行，甚至形成无麸质饮食文化。另有人用特殊碳水化合物饮食（The specific carbohydrate diet，SCD）治疗炎症性肠病等疾病并取得疗效。均值得关注。

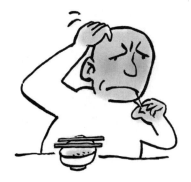

人没吃饱
只有一个烦恼
人吃饱了
就有无数烦恼

小林漫画

所谓"民以食为天"，食物是人类营养之源、生存之本。合理均衡的营养能够为人体提供所需要的能量及营养素，提高人体免疫力，保证人体的健康及预防各种慢性疾病。《中国居民营养与慢性病状况报告（2020年）》显示，我国居民因心脑血管疾病、癌症、慢性呼吸系统疾病和糖尿病等四类慢性病导致的过早死亡率为16.5%，慢性病防控形势仍然严峻。在各种慢性病的发病风险不断增加的今天，如何吃得健康显得愈发重要。

11

　　人类需要的基本食物一般可分为谷薯类、蔬菜水果类、畜禽鱼肉蛋奶类、大豆坚果类和纯能量食物等五大类，这些食物为我们提供了人体必需的40多种营养素。很多人经常会问：什么食物是最好最健康的？什么食物最不好？其实没有不好的食物，只有不好的搭配。搭配得当的平衡膳食就是好的膳食。《中国居民膳食指南（2022）》八条核心推荐是我们健康饮食的实践指导，分别为：①食物多样，合理搭配；②吃动平衡，健康体重；③多吃蔬果、奶类、全谷、大豆；④适量吃鱼、禽、蛋、瘦肉；⑤少盐少油，控糖限酒；⑥规律进餐，足量饮水；⑦会烹会选，会看标签；⑧公筷分餐，杜绝浪费。下面让我们从了解这五大类食物的营养特点去理解和应用膳食指南：

　　（1）谷薯类是我国传统膳食的主食，包含谷类、薯类和杂豆类。谷薯类食物含有丰富的碳水化合物，是人体所需能量的最经济和最重要的食物来源，也是膳食纤维、维生素、矿物质和蛋白质的重要食物来源，在保障儿童青少年生长发育，维持人体健康方面发挥着重要作用。"谷类为主"是平衡膳食模式的重要特征，也是平衡膳食的基础。现在流行的少吃或者不吃主食以维持体重的模式导致碳水化合物摄入过低，打破了膳食平衡，可增加死亡风险，因此不提倡长期过低的主食摄入。

　　（2）蔬菜水果富含维生素、矿物质、膳食纤维和有益健康的植物化合物。除此之外蔬果中还含有有机酸、芳香物质和色素等成分，能够增进食欲，帮助消化，促进人体健康。循证研究发现，提高蔬菜水果摄入量，可维持机体健康，有效降低心血管疾病、肺癌和糖尿病等慢性病的发病风险。日常膳食中应该每餐都有蔬菜，每天都摄入新鲜水果。

　　（3）畜禽鱼肉蛋奶类等主要动物性食物含有丰富的优质蛋白质、脂类、脂溶性维生素、B族维生素、铁、锌等营养素。此类食物的蛋白质含量普遍较高，其氨基酸组成更适合人体需要，利用率高，但是脂肪含量较多，能量高，有些含有较多的饱和脂肪酸和胆固醇，如畜肉类、动物的皮等，摄入过多可增加肥胖和心血管疾病等的发病风险，应当适量摄入，可多选鱼及禽肉类。少吃或尽量不吃烟熏和腌制肉类。奶类富含钙，也是优质蛋白质和B族维生素的良好来源，增加奶类摄入有利于儿童少年生长发育，促进成人骨骼健康。每天应该摄入相当于300克液态奶量的牛奶及奶制品。

　　（4）大豆也富含优质蛋白质、必需脂肪酸、维生素E，并含有大豆异黄酮、植物固醇等多种植物化合物，多吃大豆及其制品可以降低乳腺癌和骨质疏松症的风险，应当经常食用豆制品，以之代替部分动物性食物，有益于心血管疾病及糖尿病等慢性病的预防。坚果富含脂类和多不饱和脂肪酸、蛋白质等营养素，是膳食的有益补充，适量食用有助于预防心血管疾病。

（5）纯能量食物包括烹调油、食用糖和酒类等，主要提供能量。烹调油包括植物油和动物油，是人体必需脂肪酸和维生素 E 的重要来源，但是摄入过多会增加肥胖、心血管疾病的发生风险，每日烹调油的摄入应限制在 25～30 克。添加糖的摄入不应超过 50 g/d，最好控制在 25 g/d 以下，过量摄入添加糖会增加龋齿、超重肥胖的发生风险，建议不喝或者少喝含糖饮料，不食用或少食用高糖食物。过量饮酒会增加痛风、肝损伤和某些癌症的发生风险，儿童、青少年、孕妇、哺乳期妇女不应饮酒；成人应避免过量饮酒，一天饮酒的酒精量：男性不应超过 25 克，女性不超过 15 克。

由此可见，不同食物中的营养素的种类和含量不同。品种单一的食物（除供 6 月龄内婴儿的母乳外）无法满足人体所需的能量及全部营养素。因此，只有做到日常饮食食物多样化，同时合理搭配，包括粗细搭配、荤素搭配等，才有可能达到平衡膳食，使所摄入的营养素种类齐全，比例适当，满足人体的需要，进而降低各种慢性病的发病风险。每天的膳食都应尽量包含谷薯类、蔬菜水果类、畜禽鱼肉蛋奶类、大豆坚果类等四大类食物，建议平均每天摄入 12 种以上食物，每周摄入 25 种以上食物。另外也要少盐少油，控糖限酒，每天食盐量不应超过 6 克，每天最好摄入 1500～1700 毫升水，提倡饮用白开水和茶水。

近年来，随着人们对健康的关注，大家对一些流行的饮食方法趋之若鹜。从地中海饮食到轻断食，人们似乎越来越希望能够通过一套简单易行的饮食模式来达到健康管理甚至减肥的诉求，而《美国新闻与世界报道》颁布的最佳饮食模式排行榜，或许能给你一些启示。

作为多次蝉联最佳饮食称号的地中海饮食，其实是泛指希腊、西班牙、法国和意大利南部等处于地中海沿岸的南欧各地区，以食用丰富的蔬菜、豆类、新鲜水果、非精制谷物、坚果和橄榄油，适度食用鱼类和奶制品，少量摄入红肉和适度饮用红酒为特点的饮食风格。地中海饮食整体上营养全面均衡，且易于操作坚持，不仅在最佳饮食排行榜中位列第一，而且在最健康、对心脏最有好处、最适合糖尿病、最容易遵循饮食以及以植物性食物为主的饮食共六个分项上均排名第一。也有越来越多的研究表明，长期坚持地中海饮食有助于长寿、预防心血管疾病和多种癌症。因此，地中海饮食是受到全世界认可的、值得推荐的健康饮食方式。但是地中海饮食模式并不是唯一的健康饮食方式，所谓一方水土养一方人，不同国家和地区都有自己的饮食文化，只要在遵循本地饮食习惯的同时，根据基本的营养常识进行适当的改良，就可以形成适合自己的健康饮食习惯。

传说中对减肥很有用的生酮饮食则常年在饮食排名中位列倒数。生酮饮食指的是摄入高比例脂肪（占总热量的70%～80%）、极低比例碳水化合物（通常摄入量小于50克甚至小于20克）、适度的蛋白质（1 g/kg）以及其他营养素的饮食策略。生酮饮食被用于儿童难治性癫痫的治疗，至今已有约一百年的历史。据统计，大约30%的难治性癫痫患者无法用药物控制，而这些患者中1/3～1/2的人可以通过生酮饮食将癫痫发作频率降低至少50%。在近几十年，生酮饮食才被用于减肥。短期的临床试验和一些个案都显示生酮饮食减肥效果很好，同时对血糖、胰岛素敏感性、血脂等代谢指标也有很好的调节作用。但是长期坚持生酮饮食，除了会引起疲劳、恶心、头晕、便秘和心跳异常等不适感受，还会增加肾结石、非酒精性脂肪肝、心血管疾病、骨密度下降甚至是癌症的风险。因此从长期获益的角度来说，生酮饮食并不是一种健康的饮食方式。

轻断食，又叫间歇式断食，2012年由英国医学作家迈克尔·莫里斯推广，很快风靡全球。不同于其他减肥方法需要每天严格限制热量，轻断食只要求每周2天（非连续）控制食量（女性约500 kcal/d，男性约600 kcal/d），而其他5天保持相对正常的饮食模式。轻断食不仅可以有效减轻体重、预防2型糖尿病，还对超重和肥胖患者的血糖，胰岛素以及高、低密度脂蛋白胆固醇等代谢指标都有较好的改善。虽然轻断食的膳食模式在减重以及改善机体代谢与炎症反应方面有着一定益处，但是轻断食却并非适合所有人。轻断食适合于单纯肥胖或者超重的人群，但也不建议长期连续地进行（3个月左右为宜）。而对于本身并不胖者，或有糖尿病、高血压、肝肾功能不全、肿瘤等疾病者，或儿童、孕妇、哺乳期妇女以及老人等特殊人群，均不适合用轻断食饮食模式。

食物不但可以影响慢性病的发生发展，近些年人们也发现某些食物可以引发某些人全身多个系统的不良症状。不同人甚至同一人在不同环境状态下对食物的反应都可能不一样，故有所谓"彼之蜜糖，吾之砒霜"的说法。研究表明，普通人群中有5%的成年人和8%的儿童因食物不耐受而出现症状，且患病率呈逐年上升趋势。食物不耐受是临床上不同于食物过敏的另一种复杂的变态反应性疾病，它是机体的免疫系统针对某种或多种食物发生的过度保护性免疫反应，使机体产生食物特异性IgG抗体，并与食物中的过敏原形成免疫复合物，而引起机体的相关疾病。常见的食物不耐受包括乳糖不耐受、组胺不耐受、水杨酸不耐受等。患者会在进食数小时到数天出现食物不耐受症状，既可以表现在消化道局部，症见腹痛、腹泻、溃疡；也可以表现在远离消化道的部位，症见皮肤症状、偏头痛、哮喘等。目前认为双盲安慰剂对照食物激发试验是诊断食物不耐受的金标准，可以通过皮肤针刺试验、检测血清 IgG、检测胃肠道或 12 小时尿液甲基组胺、食物排除法等方法辅助诊断。根据患者的病情制订科学的饮食计划是治疗食物不耐受最佳且有效的方法。通过进行食物不耐受的检测，判断产生不耐受的食物，依据检测的 IgG 浓度，将食物分为禁食、轮替食用和可安全食用三类，从而制订个体化的饮食计划。婴幼儿消化系统和免疫系统发育不完善，是食物不耐受的高发人群，牛奶是引起婴幼儿食物不耐受的主要食物，酌情采用水解蛋白配方奶是主要的防治方法。

随着人们生活水平的不断提高，如何做好合理膳食是人们亟须解决的问题。日常生活中，人们应根据自身的实际情况，辩证看待流行的饮食模式，遵循《中国居民膳食指南（2022）》的标准，做到荤素搭配、粗细搭配，热量平衡，合理饮食，才能拥有一个健康的好身体。同时要正确看待食物不耐受的问题，结合症状去对待，不能因噎废食，饮食管理是食物不耐受患者最主要的治疗方法。

（叶艳彬　吴尚灵）

参考文献

［1］中国营养学会. 中国居民膳食指南（2022）［M］. 北京，人民卫生出版社，2016.

［2］WIDMER R J, FLAMMER A J, LERMAN L O, LERMAN A. The Mediterranean diet, its components, and cardiovascular disease ［J］. Am J Med, 2015, 128（3）：229 – 238.

［3］O'NEILL B, RAGGI P. The ketogenic diet：Pros and cons ［J］. Atherosclerosis, 2020（292）：119 – 126.

［4］中国超重/肥胖医学营养治疗专家共识编写委员会. 中国超重/肥胖医学营养治疗专家共识（2016 年版）［J］. 中华糖尿病杂志，2016，8（9）：525 – 540.

［5］韩煦，常艳敏. 食物不耐受的研究进展 ［J］. 医学综述，2012，18（7）：1043 – 1045.

适 量 运 动

何谈健康：

人最好的医生是空气、阳光和运动。

运动速度越快，时间流逝越慢，这是宇宙规律。笔者认为这个规律在人体有类似现象，久坐（sedentary）让时间流逝加快。国外学者发现并命名了 sedentary death syndrome，有人翻译为"坐以待毙综合征"。

在野生动物世界，运动能力决定生死。牛、羊、鹿、马等草食动物，跑得快的就生，跑得慢的就死。狮、虎、豹、狼等猎食动物也一样，其中的老弱病残追不上猎物就会饿死。运动是检测健康的有效方法。

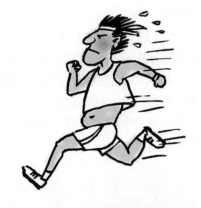

评价健康的指标非常多。但如果我们只用一个指标来评价健康，那就是运动，就是运动能力。运动就是健康。运动是评价健康的最好指标。

"生命在于运动"。运动是维持健康的重要手段。运动对心脑血管疾病、情绪疾病、肿瘤等疾病都有益处。WHO 推荐成年人应每周进行150～300分钟的中等强度有氧运动，或75～150分钟的高强度有氧运动，或中等强度和高强度运动的等效组合。对老年人运动的推荐同成年人一样，同时强调力量和平衡训练。有些人好动，喜欢充满活力的生活，可挑战更大的运动量，即每周中等强度有氧运动增加到300分钟以上，或进行150分钟以上的高强度有氧运动。"奔跑就是青春"。

有些患者喜欢静养，但至少运动量要达标。慢性病患者应根据自己的能力进行体育活动。当运动量达不到推荐目标时，运动了总比不运动好。让我们按照 WHO 的推荐运动吧！当然，运动可能导致损伤。因而要循序渐进，科学运动，安全运动。

简单划分运动强度：步行速度小于 4.8 km/h（3 英里/小时）为低强度运动，大于 4.8 km/h 为中强度运动；跑步（含慢跑）为高强度运动。

笔者喜欢把运动分维度。散步是二维运动，跑步是三维运动。平地运动是二维运动，山地运动是三维运动。每个人应该选择适合自己的运动。您喜欢做什么运动呢？

运动具有强化骨骼肌肉、促进心血管和代谢健康、改善呼吸、增进食欲、减少肥胖等作用；同时能调节紧张、焦虑的情绪，减轻心理压力、改善失眠，培养坚毅的品格，对每位家庭成员的健康都非常重要。

身体活动有不同的分类方法，按强度可分为低强度、中强度、高强度、极高强度；按类型可分为有氧运动、无氧运动和抗阻训练。中强度身体活动包括以正常的速度骑自行车、快步走、滑冰等。高强度身体活动包括搬运重物，快速跑步，激烈打球、踢球或快速骑自行车等。运动强度分级标准见表 2-1。常见的抗阻运动项目有引体向上、仰卧起坐、俯卧撑、高抬腿运动、后蹬跑、提踵、哑铃操、举重等。

不同家庭成员适合的运动有哪些呢？怎样才能获得运动带来的益处，尽量减少运动损伤？针对不同年龄阶段、不同身体情况的家人，"个体化运动处方"更为重要。

表 2-1 耐力运动强度分级标准

强度	最大摄氧量 VO_{2max}（%）	最大心率 HR_{max}（%）	心率储备 HRR（%）	自感劳累分级（RPE）评分	训练区间
低强度	<40	<55	<40	10～11	有氧
中强度	40～69	55～74	40～69	12～13	有氧
高强度	70～85	75～90	70～85	14～16	有氧+乳酸
极高强度	>85	>90	>85	17～19	有氧+乳酸+无氧

给学龄前儿童的运动建议

现今越来越多儿童出现了体质虚弱、肥胖、近视等问题，相当一部分与缺乏运动有关。根据 2018 年我国首部《学龄前儿童（3～6 岁）运动指南（专家共识版）》的建议，学龄前儿童的运动原则为：运动应符合其身心发育特点，应以愉快的游戏为主要形式，全天内各种类型的身体活动时间应累计达到 180 分钟以上。其中，中强度及以上强度的身体活动累计不少于 60 分钟，同时每天应进行至少 120 分钟的户外活动。针对"久坐"和"电子保姆"现象，指南还特别建议在保证每天活动时间和活动强度的前提下，学龄前儿童应尽量减少久坐，面对电子屏幕的时间每天累计不超过 60 分钟，且越少越好。

3～5 岁学龄前儿童的身体协调性较之婴儿期有所增加，更适合户外运动，比如骑自行车，能有效锻炼手、眼、脚的协调性，提升平衡力。5～7 岁属于缓慢发育阶段，可通过游泳练习控制身体的能力，调节心肺功能。

运动中要注意兼顾粗大动作和精细动作的发展；运动的多样性；目标合理，循序渐进，注重鼓励，保护兴趣；避免超越年龄段的长时间、高强度训练；运动时应有成人陪同看护，避免过度运动和运动伤害。

给青少年的运动建议

在 2018 年发布的《中国儿童青少年身体活动指南》中，推荐健康的 6～18 岁青少年每天至少累计完成 60 分钟的中、高强度身体活动，包括每周至少 3 天的高强度身体活动和增强肌肉力量、骨骼健康的抗阻活动，更多的身体活动会带来更大的健康收益；每天面对电子屏幕的时间限制在 2 小时内，鼓励儿童青少年更多地动起来，在课业时间间隙进行适当的身体活动。

6～12 岁的孩子在力量、速度、耐力以及灵敏性方面都有了一定基础，但骨骼相对脆弱，要避免强烈的运动冲击，并注意运动时长。建议这一阶段的孩子参加打乒乓球、打羽毛球、打网球、跳舞等活动。12～18 岁是生长发育的重要阶段，要注重骨骼生长及骨密度形成；同时，12～18 岁也是心肺适能发育的敏感期，在锻炼时要尽量避开承重过大的运动。乒乓球和羽毛球运动可以继续进行，篮球、足球、排球等球类运动也可以列入运动日程。

注意在身体活动前进行拉伸和热身，身体活动后进行恢复运动；开展身体活动的场所应确保安全，并根据不同运动穿戴防护用具，以降低伤害发生的风险。

　　不同气候环境条件下，推荐不同的活动方式，当空气质量指数类别为优和/或良时，推荐儿童青少年进行户外身体活动；当空气质量指数类别为轻度和/或中度污染时，建议儿童青少年减少户外身体活动；当空气质量指数类别为重度和/或严重污染时，建议儿童青少年避免户外身体活动。（表2-2）

表2-2　空气质量指数与身体活动建议

空气质量指数	空气质量指数类别	健康效应	身体活动建议
0～50	优	空气质量令人满意，基本无空气污染	推荐进行户外外身体活动
51～100	良	空气质量可接受，但某些污染物可能对极少数异常敏感儿童青少年健康有较弱影响	
101～150	轻度污染	儿童青少年出现刺激症状，呼吸道症状轻度加剧	建议减少户外身体活动
151～200	中度污染	儿童青少年症状加剧，对心脏及呼吸系统可能产生影响	
201～300	重度污染	儿童青少年普遍出现呼吸系统症状，心血管疾病或呼吸系统病患儿症状显著加剧	建议避免户外身体活动
301～500	严重污染	儿童青少年出现明显强烈的呼吸道症状，心血管疾病或呼吸系统病患儿死亡风险增加	

给青中年成人的运动建议

　　根据目前的科学证据，有益健康的身体活动总量，强调身体活动强度应达到中强度及以上，频度应达到每周3～5天。最大心率＝220－年龄。一般认为当心率达到最大心率的60%～75%时，身体活动水平则达到了中强度，推荐每周进行150～300分钟中强度或75～300分钟高强度有氧运动。

　　合理选择有益健康的身体活动量应遵循"动则有益、贵在坚持、多动更好、适度量力"的四项基本原则。

　　18～25岁时身体功能处于鼎盛时期，最好做些有氧和力量训练结合的运动，如健美操、瑜伽结合推举等。26～45 岁是生活和事业发展的关键期，压力较大，肥胖的发生率也在变高，男性依旧要注重肌肉力量的训练，如推举，但要控制好强度；这段时间女性也要适当进行中低强度的有氧训练加力量性锻炼，如瑜伽、慢跑、游泳等。46～65 岁体力和肌肉量开始下降，运动主要以对抗骨质疏松、肌肉松弛为主，要以安全、简便为原则。推荐健步走，以改善血液循环、降低体脂率；以及静蹲、举哑铃等力量锻炼，以增强或维持肌肉力量。运动金字塔见图 2-1。

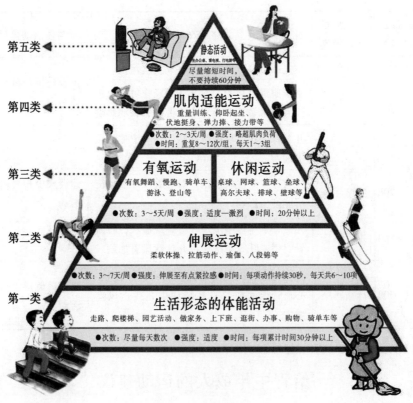

图 2-1　运动金字塔

给老年人的运动建议

65 岁以后身体机能都处于低水平，此阶段主要以提高生活质量、预防跌倒、提升心肺功能为主。如果老年人身体健康，没有限制他们行动能力的健康状况，推荐进行至少 150 分钟/周的中强度有氧运动。对于有跌倒风险的老年人，推荐每周至少进行 2 天的力量训练，以改善平衡和协调性。注意饮食均衡，适当多补充优质蛋白质、钙质等营养素。运动可以采用健步走、上缓坡的运动方法；力量训练应该在专业人士指导下进行，可以在家里采取"靠墙蹲马步"以锻炼股四头肌的训练方法。跑步是一个较好的运动方式，但要量力而行，如果跑步过度，心脏、骨关节等部位的疾患可能会加重。

给不同疾病患者的运动建议

1. 高血压患者

高血压患者应每天进行至少 30 分钟的中等强度有氧运动（如步行、慢跑、骑自行车或游泳），5～7 天/周。这样可使血压降低 7/5 mmHg。另外还建议进行 3 天/周的力量锻炼，其降压效果可能与有氧运动相当，甚至更好。如果收缩压 >160 mmHg，则应推迟运动，直到血压得到控制。对于血压没有得到控制的人群，建议暂时限制参加竞技运动，但技巧性运动除外。对于已有靶器官损害的人群，即使血压控制良好，也不建议进行铁饼/标枪、铅球和举重等项目。

2. 血脂异常患者

推荐 3.5～7.0 小时/周的中强度身体活动，或多数情况下 30～60 分钟/天的运动，可以使血清甘油三酯水平降低，甚至降幅达 50%；且可以适度升高血高密度脂蛋白胆固醇水平。但单纯运动很少能使低密度脂蛋白胆固醇降至正常或达到需要的目标值，因此，仍应在医生指导下服用必要的降脂药物。

3. 糖尿病患者

理想的锻炼计划是每天至少进行中强度的锻炼，例如至少 30 分钟的快步行走，大多数时间进行 15 分钟的力量训练以及较轻强度的活动（站立、步行）。也可通过柔韧性运动和平衡运动来补充，特别是老年人或糖尿病引起的微血管并发症患者。对于肥胖的糖尿病患者，建议每周进行 3 次力量训练，此外还应进行中强度或高强度的有氧运动（至少 30 分钟，建议 7 天/周）。

4. 冠心病患者

对于无症状的慢性冠状动脉综合征患者，如果功能成像或常规运动负荷试验未诱导出心肌缺血，可根据个体情况参与所有类型的运动，包括竞技运动。

5. 心力衰竭和心血管瓣膜病患者

可考虑低至中等强度的娱乐体育活动与结构化锻炼计划。如果没有发现任何运动诱发的心律失常或其他异常，则允许进行所有类型的娱乐性体育活动。无论有无症状，不推荐心力衰竭患者进行高强度力量和耐力运动。不推荐患有严重主动脉瓣狭窄的患者进行中强度或高强度的竞技和娱乐运动。不推荐射血分数小于60%的重度二尖瓣反流患者参与竞技运动。

6. 心肌病和心肌炎患者

对于肥厚性心肌病患者，如果有心脏症状、心脏骤停史，或不明原因晕厥、心律失常的人群，不推荐进行中强度或高强度的竞技和娱乐运动。不推荐致心律失常性心肌病患者参加高强度的娱乐锻炼或任何竞技运动。

对于扩张性心肌病患者，出现以下任何一种情况，不推荐参加高强度或极高强度运动：心脏骤停或不明原因晕厥的症状或病史，左心室射血分数＜45%，动态心电图或运动试验中频发室性心律失常，心脏磁共振显示广泛的晚期钆增强，检测结果为高危基因型。

对于可能或明确诊断为心肌炎或心包炎者，不推荐在炎性反应活跃时参加娱乐或竞技运动。诊断为急性心肌炎后3～6个月不推荐参加中到高强度锻炼。

7. 心房颤动患者

推荐进行规律体育锻炼，以预防心房颤动。推荐在参加体育运动前进行评估，并针对性处理心房颤动的病因。不推荐正在接受抗凝治疗的心房颤动患者进行有直接身体接触或容易受伤的运动。

运动时间表

晨练有利于提高神经兴奋性，能保持人体活力。但早上人体体温较低，关节和肌肉较僵硬，此时适宜从事一些强度较小的运动，锻炼之前最好先喝杯温水。下午是强化体力较好的时机，肌肉承受能力较其他时间高一些，下午锻炼还有助于改善睡眠状况。傍晚时，人体运动能力达到高峰，肌肉和关节更加灵活，心跳频率和血压也稳定，适合进行力量训练，并且运动时的受伤概率也会小很多。但要注意，睡前3～4小时内运动强度不宜过大，以免神经系统过度兴奋导致失眠。不同活动项目的强度及能量消耗见表2-3。

表2-3 不同活动项目的强度及能量消耗

活动项目		身体活动强度（MET）		能量消耗量［kcal（标准体重·10 min）］	
		<3.0 为低强度；3.0～6.0 为中强度；7.0～9.0 为高强度；≥10.0 为极高强度		男（66 kg）	女（56 kg）
家务活动	整理床，站立	低强度	2.0	22.0	18.7
	洗碗，熨烫衣物	低强度	2.3	25.3	21.5
	收拾餐桌，做饭或准备食物	低强度	2.5	27.5	23.3
	擦窗户	低强度	2.8	30.8	26.1
	手洗衣服	中强度	3.3	36.3	30.8
	扫地、拖地板、吸尘	中强度	3.5	38.5	32.7
步行	慢速（3 km/h）	低强度	2.5	27.5	23.3
	中速（5 km/h）	中强度	3.5	38.5	32.7
	快速（5.5～6 km/h）	中强度	4.0	44.0	37.3
	很快（7 km/h）	中强度	4.5	49.5	42.0
	下楼	中强度	3.0	33.0	28.0
	上楼	高强度	8.0	88.0	74.7
	上下楼	中强度	4.5	49.5	42.0

续上表

活动项目		身体活动强度（MET） ＜3.0 为低强度； 3.0～6.0 为中强度； 7.0～9.0 为高强度； ≥10.0 为极高强度		能量消耗量 [kcal（标准体 重·10 min）] 男 （66 kg）	女 （56 kg）
跑步	走跑结合（慢跑时间不超过 10 min）	中强度	6.0	66.0	56.0
	慢跑，一般	高强度	7.0	77.0	65.3
	8 km/h，原地	高强度	8.0	88.0	74.7
	9 km/h	极高强度	10.0	110.0	93.3
	跑，上楼	极高强度	15.0	165.0	140.0
自行车	12～16 km/h	中强度	4.0	44.0	37.3
	16～19 km/h	中强度	6.0	66.0	56.0
球类	保龄球	中强度	3.0	33.0	28.0
	高尔夫球	中强度	5.0	55.0	47.0
	篮球，一般	中强度	6.0	66.0	56.0
	篮球，比赛	高强度	7.0	77.0	65.3
	排球，一般	中强度	3.0	33.0	28.0
	排球，比赛	中强度	4.0	44.0	37.3
	乒乓球	中强度	4.0	44.0	37.3
	台球	低强度	2.5	27.5	23.3
	网球，一般	中强度	5.0	55.0	46.7
	网球，双打	中强度	6.0	66.0	56.0
	网球，单打	高强度	8.0	88.0	74.7
	羽毛球，一般	中强度	4.5	49.5	42.0
	羽毛球，比赛	高强度	7.0	77.0	65.3
	足球，一般	高强度	7.0	77.0	65.3
	足球，比赛	极高强度	10.0	110.0	93.3

续上表

活动项目		身体活动强度（MET）		能量消耗量[kcal（标准体重·10 min）]	
		<3.0 为低强度；3.0～6.0 为中强度；7.0～9.0 为高强度；≥10.0 为极高强度		男（66 kg）	女（56 kg）
跳绳	慢速	高强度	8.0	88.0	74.7
	中速，一般	极高强度	10.0	110.0	93.3
	快速	极高强度	12.0	132.0	112.0
舞蹈	慢速	中强度	3.0	33.0	28.0
	中速	中强度	4.5	49.5	42.0
	快速	中强度	5.5	60.5	51.3
游泳	踩水，中等用力，一般	中强度	4.0	44.0	37.3
	爬泳（慢），自由泳，仰泳	高强度	8.0	88.0	74.7
	蛙泳，一般速度	极高强度	10.0	110.0	93.3
	爬泳（快），蝶泳	极高强度	11.0	121.0	102.7
其他活动	瑜伽	中强度	4.0	44.0	37.3
	单杠	中强度	5.0	55.0	46.7
	俯卧撑	中强度	4.5	49.5	42.0
	太极拳	中强度	3.5	38.5	32.7
	健身操（轻或中等强度）	中强度	5.0	55.0	46.7
	轮滑旱冰	中强度	7.0	77.0	65.3

注：1MET 相当于每千克体重每小时消耗 1 kcal 能量 [1 kcal/（kg·h）]。

（李　晨）

参考资料

［1］学龄前儿童（3～6岁）运动指南编制工作组. 学龄前儿童（3～6岁）运动指南［J］. 中国儿童保健杂志，2020，28（6）：714－720.

［2］中国儿童青少年身体活动指南制作工作组. 中国儿童青少年身体活动指

南 [J]. 中国循证儿科杂志，2017，12（6）：401 − 409.

［3］中华人民共和国卫生部疾病预防控制局. 中国成人身体活动指南：试行 [M]. 北京：人民卫生出版社，2011.

［4］赵威. 2020 ESC 心血管疾病患者运动心脏病学和体育锻炼指南解读 [J]. 中国心血管病研究，2020，18（10）：876 − 879.

戒 烟 限 酒

何谈健康：

烟草的危害不容置疑。烟草既增加心脑血管疾病、肿瘤，以及痴呆风险，也增加男性勃起功能障碍（erectile dysfunction，ED）的风险。点燃的是香烟，燃烧的是生命。我们应拒绝烟草，珍爱生命。

对于酒精，WHO认为：不存在安全的酒精摄入量。但在中国文化中，酒是不可或缺的元素。壮士出征离不开酒。荆轲刺秦王，"风萧萧兮易水寒，壮士一去兮不复还"，书写了一段悲壮的历史。文人创作也离不开酒。唐朝诗人李白"一斗诗百篇""天子呼来不上船，自称臣是酒中仙"，创造了古代浪漫主义文学高峰。酒文化

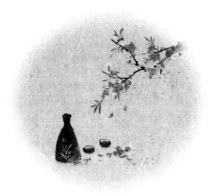

小林漫画

已是中国文化不可分割的一部分。在这种大背景下，《中国居民膳食指南》推荐：成年男性一天饮用酒的酒精量不超过25克，女性则减半。这可供我们参考。而戒酒是我们努力的方向。

吸　　烟

一、吸烟的现状

现在世界上吸烟的人数约占总人口的1/4，世界上每年由于吸烟而死亡者达300万人。根据2018年中国成人烟草调查结果，我国15岁及以上人群

吸烟率为 26.6%，男性为 50.5%，农村人口为 28.9%，城市人口为 25.1%。非吸烟者的二手烟暴露率为 68.1%，50.9% 的室内工作者在工作场所看到有人吸烟，44.9% 的调查对象述说有人在自己家中吸烟。

二、吸烟的危害

1. 吸烟缩短寿命

吸烟最直接的影响就是缩短寿命，增加死亡率。权威学术期刊 *Circulation* 发表的一项研究显示，吸烟频率越高，死亡率就越高，甚至戒烟之后这种影响也不能完全消除。曾经吸烟者由各种原因导致的死亡率是从不吸烟者的 1.4 倍，每天吸烟 1～14 支的人的死亡率是从不吸烟者的 2 倍以上，每天吸烟 15～24 支的人的死亡率是从不吸烟者的 2.3 倍左右，每天吸烟 25 支及以上的人的死亡率是从不吸烟者的 2.8 倍左右。

2. 吸烟引起多种癌症

国家癌症中心发布的年报显示，中国癌症发病人数与死亡人数呈上升趋势，目前癌症已成为中国居民首要的死亡原因，其中 25% 左右的癌症死亡与吸烟有关。2015 年，中国肺癌发生人口约 73 万，死亡人口约 60 万，其中 42.7% 的肺癌发生都归因于吸烟。吸烟导致的肺癌造成了严重的经济损失，据估计，约高达 52.49 亿美元。不仅是肺癌，现在也有充分的科学依据证明吸烟可以导致口腔癌、喉癌、食管癌、胃癌、肝癌、胰腺癌、肾癌、膀胱癌等多种恶性肿瘤，且吸烟量越大、吸烟年限越长，这些癌症的发病风险越高。每 4 位因癌症死亡的患者中就有 1 位是吸烟者。

3. 吸烟引起肺部疾病

吸烟时烟雾直接进入肺部，损伤呼吸道的防护功能，可引起和加重慢性支气管炎、肺气肿、肺心病等疾病。吸烟是全球慢性呼吸系统疾病最常见的危险因素，吸烟所致 DALYs（失能调整生命年）占慢性呼吸系统疾病所致 DALYs 的 27%。

4. 吸烟增加心血管病风险

研究结果显示，吸烟，即使是有节制的吸烟，也是引起心血管疾病的一大危险因素：每日 1 支烟也会引起很严重的冠状动脉疾病和脑血管意外，并且这种危害对女性来说更为显著。对女性来说，每天抽 1 支烟会使心血管疾病风险增加 57%；而对男性来说，这一概率为 48%。同时，被动吸烟也会增加心血管疾病风险。有研究人员表示，公共场所禁止吸烟的标志使医院心脏病和脑血管意外的案例减少了 15% 左右。

5. 吸烟影响生育功能

我国的一项调查显示，在勃起功能障碍（ED）患者中，83%～84% 的人吸烟或曾经吸烟。吸烟量大于 20 支/天时，ED 的发生率达到 42.3%；吸烟时间超过 20 年时，ED 发生率为 44.6%，而同期不吸烟者的 ED 发生率为 27.8%。

吸烟会影响精子活力。吸烟时吸入的香烟烟雾的凝结液抑制精子的酶系，对精子的活力产生一定的影响，这是对胆碱乙酰化酶的抑制作用。低质量的精子，会使很多男士结婚后无法使妻子自然怀孕，往往要通过各种手术和药物治疗来完成生宝宝的梦想。香烟里面含有大量尼古丁，尼古丁对精子的数量、活力和形态等产生极大的影响，甚至能够使男性不育。

6. 吸烟增加流产危险

有研究通过孕前检查、孕早期随访和妊娠结局三个阶段的随访发现，丈夫吸烟的妻子的自然流产率为 2.92%，丈夫不吸烟的妻子的自然流产率为 2.38%。在孕前丈夫吸烟的研究对象中，如果孕期丈夫仍然吸烟，则妻子的自然流产率为 3.35%；若围孕期（怀孕前）丈夫戒烟，其妻子发生自然流产的风险下降至 2.79%，但流产风险仍高于丈夫始终不吸烟的妻子。

此外，吸烟还降低人体免疫机能，影响神经系统功能，损害脑组织健康，引起消化系统疾病，等等。

三、如何戒烟

1. 干预方法

医生应询问就医者的吸烟状况，评估吸烟者的戒烟意愿，根据吸烟者的具体情况提供恰当的治疗方法。目前常以"5R"法增强吸烟者的戒烟动机，用"5A"法帮助吸烟者戒烟。

（1）对于暂时没有戒烟意愿的吸烟者采取"5R"干预措施增强其戒烟动机。

"5R"包括：

· 相关（relevance）：使吸烟者认识到戒烟与其自身和家人的健康密切相关。

· 危害（risk）：使吸烟者认识到吸烟会严重健康危害。

· 益处（rewards）：使吸烟者充分认识到戒烟对健康的益处。

· 障碍（roadblocks）：使吸烟者知晓和预估戒烟过程中可能会遇到的问题和障碍。同时，让他们了解现有的戒烟干预方法（如咨询和药物）可以帮助他们克服这些障碍。

· 重复（repetition）：反复对吸烟者进行上述戒烟动机干预。

医生要首先了解吸烟者的感受和想法，把握其心理。医生应对吸烟者进行引导，强调吸烟的严重危害、戒烟的目的和意义，解除其犹豫心理，使之产生强烈的戒烟愿望并付诸行动。

（2）对于愿意戒烟的吸烟者采取"5A"戒烟干预方案。

"5A"包括：

· 询问（ask）：询问并记录所有就医者的吸烟情况。

· 建议（advise）：建议所有吸烟者必须戒烟。

· 评估（assess）：评估吸烟者的戒烟意愿。

· 帮助（assist）：向吸烟者提供实用的戒烟咨询。向吸烟者提供戒烟资料，介绍戒烟热线（全国戒烟热线 400-888-5531、400-808-5531，卫生热线 12320）。推荐有戒烟意愿的吸烟者使用戒烟药物。

· 安排（arrange）：吸烟者开始戒烟后，应安排随访至少 6 个月，6 个月内随访次数不宜少于 6 次。随访的形式包括要求戒烟者到戒烟门诊复诊或通过电话了解其戒烟情况。

（3）对于已戒烟者采取措施防止复吸。

复吸多发生在戒烟后较短的时间内，新近戒烟者面临较高的复吸风险，但戒烟数月后甚至数年后仍可发生复吸。

2. 戒烟药物

（1）戒烟药物可以缓解戒断症状，辅助有戒烟意愿的吸烟者提高戒烟成功率。

（2）不是所有吸烟者都需要使用戒烟药物才能成功戒烟，但医生应向每一位希望获得戒烟帮助的吸烟者提供有效戒烟药物的信息。

（3）对于存在药物禁忌或使用戒烟药物后疗效尚不明确的人群（如非燃吸烟草制品使用者、少量吸烟者、孕妇、哺乳期妇女以及未成年人等），目前尚不推荐使用戒烟药物。

（4）目前我国已被批准使用的戒烟药物有：尼古丁贴片、尼古丁咀嚼胶（非处方药）、盐酸安非他酮缓释片（处方药）、伐尼克兰（处方药）。

（5）盐酸安非他酮缓释片和伐尼克兰存在一些禁忌证和需要慎用的情况，医生应严格依照说明书指导戒烟者使用。

（6）应对使用戒烟药物者的情况进行监测，包括是否发生不良反应、规律服用情况以及戒烟效果等。

（7）戒烟药物可能会影响体内其他药物的代谢（如氯氮平、华法林等），必要时应根据药物说明书调整这些药物的使用剂量。

限　酒

一、饮酒的现状

世界卫生组织《2018 年全球饮酒与健康报告》显示，饮酒所产生的负担巨大，而且分布广泛。在全球范围内，人均饮酒量呈下降趋势，但中国除外。报告指出，中国人均酒精消费量增加，戒酒率下降。中国人均酒精消费量在 2005 年、2010 年和 2016 年分别为 4.1 升、7.1 升和 7.2 升，增幅为 76%。中国终身戒酒率由 2005 年的 50.9% 下降到 2016 年的 42.1%。

二、饮酒的危害

1. 饮酒缩短寿命

每年全世界会有300万人死于酒精导致的疾病，大约每分钟会有6人死于相关疾病，其中有3/4为男性，1/4为女性。中国6%的男性和1%的女性居民死于酒精相关疾病。《柳叶刀》的一项研究表明，每周摄入酒精量超过200克，全因死亡风险会显著增加。

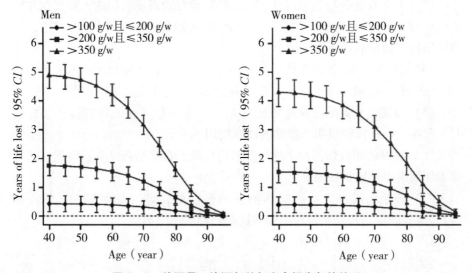

图2-2 饮酒量、饮酒年龄与寿命损失年的关系

如图2-2所示，研究表明，越年轻的饮酒者越受影响，40岁的饮酒者每周酒精摄入量超350克，预期寿命减少接近5年；而每周摄入酒精200~350克，预期寿命减少近2年；每周酒精摄入量在100~200克，依然会对预期寿命产生影响。

2. 饮酒提高脑卒中发生率

同样是上述研究，纳入样本量近60万人。结果表明，每周摄入酒精量超过25克就会提高所有类型脑卒中的风险，包括非致命性脑卒中、致命性脑卒中、缺血性脑卒中、出血性脑卒中以及未分类脑卒中。

3. 饮酒增加包括脑卒中在内的心血管病风险

虽然传统的流行病学研究将中度酒精摄入与心血管风险降低相关联，尤其是冠心病，但这些明显的保护作用可能在很大程度上是非因果性的。关于中度摄入酒精是否具有保护作用的问题可以通过东亚人群中的遗传流行病学来解决，其中两种常见的遗传变异（*ALDH2 - rs671* 和 *ADH1B - rs1229984*）共同导致平均酒精摄入性脑卒中的绝对差异增大。

对于脑卒中，基因型预测的平均酒精摄入量与风险呈持续正的对数线性关系，对于出血性脑卒中比缺血性脑卒中具有更强的线性关系。然而，对于心肌梗死，基因型预测的平均酒精摄入量与风险没有显著相关性。当前饮酒者的常用酒精摄入量和所有男性的基因型预测的酒精摄入量与收缩压具有相似的强正相关性。

在女性中，很少喝酒且被研究的基因型不能预测高平均酒精摄入量，并且与血压、脑卒中或心肌梗死无关。

总的来说，遗传流行病学表明，适度饮酒对心血管病的明显保护作用在很大程度上是非因果性的。随着酒精消耗均匀地增加，血压及脑卒中风险不断增加。所以，平时能不喝酒最好不要喝酒。

4. 饮酒致癌

世界卫生组织早已把酒精列为证据确凿的Ⅰ类致癌物。2019 年 4 月，《柳叶刀》一项对 50 万人进行的新研究显示，中国人饮酒更易致癌。

如果每天的纯酒精摄入量在 10 克以下（一罐/瓶啤酒或者一小杯红酒），那饮酒者的患癌风险与不喝酒者相比只会增加 0.5%。但目前所谓的适量饮酒（20 克），会让死亡风险上升 7%，要是再多喝，风险就更是直线上升了。

全世界 5.5% 的癌症发生和 5.8% 的癌症死亡是酒精引起的。举一个更直观的例子，每 18 个癌症患者里，就有 1 个是饮酒者。

三、适量饮酒

综合考虑过量饮酒对健康的损害和适量饮酒对健康的可能益处，《中国居民膳食指南》建议，成年男性一天饮用酒的酒精量不超过 25 克（0.5两），相当于啤酒 750 毫升（1 瓶），或葡萄酒 250 毫升（1 杯），或 38°白酒

75 克 (1.5 两), 或高度白酒 50 克 (1 两)。成年女性一天饮用酒的酒精量不超过 15 克, 相当于啤酒 450 毫升, 或葡萄酒 150 毫升, 或 38°白酒 50 克 (1 两)。而孕妇和儿童少年应禁止喝酒。

世界卫生组织建议: 不存在安全的酒精摄入量。对于许多人来说, 即使摄入很低水平的酒精, 也可能导致严重的健康风险。

请记住, 减少饮酒对健康更好; 最好是不饮酒。

(陈巧超)

参考文献

［1］ GBD Chronic Respiratory Disease Collaborators. Prevalence and attributable health burden of chronic respiratory diseases, 1990 – 2017: a systematic analysis for the Global Burden of Disease Study 2017 ［J］. *Lancet Respir Med*, 2020, 8, 585 – 596.

［2］ 中华人民共和国国家卫生和计划生育委员会. 中国临床戒烟指南 (2015 年版) ［J］. 中华健康管理学杂志, 2016, 10 (2): 88 – 95.

心 理 平 衡

何谈健康：

养生的最高境界在养心。但养生最难在养心。《黄帝内经》曰："心者，君主之官""故主明则下安……主不明则十二官危"。养生需要三观正。另外，养生需要正确的疾病观。焦虑普遍存在，影响我们的健康，但焦虑也是我们进步的动力。我们每个人都需要探索适合自己的缓解焦虑的方法，维持心理健康。倾诉，解决问题，采用认知疗法（包括人生观、价值观、疾病观等），矫正行为，写日记，学会幽默，学会沟通，学会资源管理（如时间和金钱管理等），收集信息，参加社会支持团体，按摩，放松（如腹式呼吸、冥想、渐进式肌肉放松等），运动（如跑步，瑜伽，太极拳等），自我催眠，接受梦的治疗，接受生物反馈治疗，培养爱好：听音乐，学艺术，养宠物，做园艺……接受，放下，包容，原谅，感恩等都是缓解焦虑的方法。古人云"仁者寿"。养生需要在道德层面的修养。但这还不够，还需要正确的生死观。生死，会引发我们对信仰、灵魂、宗教等问题的思考。可能我们苦苦追求的健康还不是最终目标，甚至只是手段。人生的意义在于追求幸福，幸福才是人生的终极目标。随着年龄增长，健康终将失去，而爱超越生死。灵魂存在吗？灵魂永恒吗？灵魂快乐吗？意识又是什么？这些问题值得探讨。也许这些问题的解答能解决人类"终极幸福"的问题，期待物理学家给我们带来惊喜。

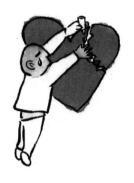

要是没点自我安慰的本事
还真活不到现在

小林漫画

健康是一个人幸福生活的前提，如果您在这个世界上占有了"1000000"种社会资源，后面的那些"0"分别代表金钱、地位、名誉、快乐、美丽、家庭等，而前面的那个"1"则代表健康，有了这个"1"，后面的那些"0"才有意义；如果前面的"1"失去了，后面再多的"0"也没有任何的意义。如何获得健康？1992年世界卫生组织在加拿大维多利亚召开的国际心脏健康会议上发表《维多利亚宣言》，提出健康四大基石：合理膳食、适量运动、戒烟限酒、心理平衡。这四大基石构成了健康的生活方式，其中，心理平衡对身体健康是最重要的，谁能保持心态平衡，就等于掌握了身体健康的金钥匙。

心理平衡包含两层含义：一是指人内心世界的和谐、宁静、相对稳定的状态，表现为心境平和，情绪稳定，遇事从容，不急不躁；二是指人们通过改变认知来调节对某一事物成败得失认识的过程。这一过程的要点在于：不是事情本身导致了我们的心态是否平衡，而是对事情的评价导致了我们的心态失衡与否。变换看待事物的视角，就会使失衡的心态重新平衡。人都要在心理上最大限度地追求平衡。一个心理平衡的人，就是一个可以接纳自己、宽容待人、享受当下的人。心理平衡了，心情才会舒畅，工作满意度才会提高，生活幸福感才会增加。心理平衡并非心若死灰，更不是麻木不仁，心理平衡是一种理性的平衡，是人格升华和心灵净化后的和谐精神境界。没有绝对的心理平衡，人们总是在生活中不断遇到新问题，在不断的调整中保持心理平衡，因此心理平衡也是一个动态的过程。

当今社会，竞争加剧，贫富差距拉大，收入分配、教育资源分配不公，家庭矛盾等造成很多人心理失衡，表现为认知上消极化、偏激化、敏感多疑等；情绪上焦虑、抑郁、愤怒、嫉妒、烦躁等；行为上要么消极被动、随波逐流、逃避依赖，要么愤愤不平、报复仇视，要么自我压抑、郁郁寡欢。这些不良的认知、情绪和行为必然会影响人体的生理功能。《黄帝内经》有言："百病生于气也。怒则气上，喜则气缓，悲则气消，恐则气下，寒则气收，炅则气泄，惊则气乱，劳则气耗……"现代医学也证实很多疾病尤其是慢性疾病与不良情绪关系密切。紧张、焦虑、抑郁会导致失眠、胃口差、免疫力下降，容易罹患癌症、感染和免疫疾病等；焦虑、暴躁、压抑等可以导致高血压、心肌梗死、脑卒中等疾病。许多心身疾病如消化性溃疡、偏头痛、瘙痒症、支气管哮喘等都与不良情绪关系密切。

心理失衡是一种不健康状态，不仅影响身心健康，也会引发家庭矛盾和社会问题。因此，在生活中要善于调整自己的心态，在心态失衡时尽快进行调整。而调节和维护心理平衡的方法就在自己的主观意识之中。要做到心理平衡，可以从"道"和"术"的两个层次进行调整。所谓"道"的层次，通俗地讲就是一个人的信仰，它决定了一个人的人生观、世界观、价值观。

一个信仰崇高并坚定的人，自然看透生死，看淡荣辱得失，乐观豁达，达到忘我的境界，对各种利益纠纷不予计较，容易处于心理平衡的状态。虽然我们常人的信仰达不到崇高境界，但提高自己的信仰层次，合理认知生老病死和自我与他人的关系，完善自我人格，一定有助于维护自己的心理平衡。从"术"的层次来讲，掌握一些调节心理平衡的方法是必要的。常见的方法如下：

1. 学会接受

每个人对生活都有美好的期待，但遗憾的是，事情并非总是我们想象的那样。付出了却得不到满意的回报，对别人真诚却遭到冷漠或欺骗，"躺着中枪"无端地遭受意外，猝不及防地生病等，这些不如意常常发生，而对于无可改变的事实愤愤不平、耿耿于怀就会导致心理失衡。以往的经验告诉我们，人们之所以烦恼，往往就是因为放不下、想不开、忘不了，这些都是不能自我接受的结果。殊不知，一念放下，万般自在。因此，学会接受是必要的，接受自己能力的不足，明白我们只能控制自己努力的程度而不能控制结果，很多事情要尽人事听天命。接受家人不能达到我们的期待，理解每个人都有自己的生活道路，只要他们自己开心就好。接受那些我们暂时无法改变的不满意的境况，接受不能治愈的疾病和缺陷，做好当下的事情。接受我们控制不了别人的想法和行为，只能做好自己。接受使失衡的心理开始平衡，在接受的基础上，才能理性地努力改变现状，保持平和心态。

2. 善于反省

俗话说，"从自己身上找问题，一想就通；从别人身上找原因，一想就疯"。对事情不满意就指责抱怨别人，不去反思自己的不足，往往导致自己心理失衡、伤害人际关系。《论语·学而》上讲"吾日三省吾身"，意指每天多次反省、检视自己，发现自身缺点，弥补自身不足。当自己不满意的事情发生时，首先反省自己的问题和不足，发现了自己做得不对，自然会正视和解决自身存在的问题，自然就消了怒气和恢复心理平衡。

3. 换位思考

每个人的生活经历都不同，由此对事物的看法和感受各异。很多人都希望别人理解自己，或者希望别人按照自己的想法和标准说或做，如果达不到就会抱怨、对抗、蔑视别人，心态失衡。学会站在对方的立场看问题，往往会心有同感，就会理解对方的难处、理解对方当下的态度和行为，不再偏执于自己的立场，会对别人更为宽容，用更加灵活的方式解决问题，达到共赢和心理平衡。

4. 辩证思维

事物之间是相互关联的，您对外界事物、他人和自我的看法必然会影响自我的情绪，也反映了自己的修养。您把别人看作魔鬼，您就活在地狱里；您把别人看作天使，您就活在天堂里。当您用慈爱的眼光看世界，世界便美丽动人；当您用悲观的眼光看世界，世界便会暗无天日。当您看别人不顺眼时，只能说明您的修养不够。事物也是发展变化的，矛盾可以相互转化。例如，"危险中有机遇""当上帝关上一扇门，同时就会打开一扇窗""塞翁失马，安知非福""小不忍则乱大谋"，等等。用辩证的眼光看问题，就会常常看到事物中积极的一面，避免极端思维，从而维护心理的平衡。

5. 转移宣泄

遇到挫折时，往往越想越苦恼，不得解脱。此时最好暂时放下，去做喜欢做的事，如钓鱼、听音乐、唱歌、打球、跑步、游泳等，转移注意力和转换环境。我们都有这样的经验，当我们苦于不能从烦恼中解脱时，吃一顿美食，购一次物，做做运动后出出汗，心态就会发生变化，问题会容易解决。也可以把苦恼告诉亲人、知心朋友、专业的心理服务人员，宣泄一下压抑的情绪，得到理解和支持，心理就会恢复平衡。有句话说得好：欢乐与人分享，欢乐会增加一倍；痛苦与人分享，痛苦会减少一半。

6. 积极暗示

自己鼓励自己就是积极的暗示，比如：
①对自己说一些鼓舞的话。常对自己说："我能行""比上次情况好多了"。②在想象中预演成功。③尽量避免用消极或否定的词语。养成使用积极语言的习惯，拒绝不停地自我抱怨。积极暗示可以培养乐观的心态，在困难面前迅速调整自己的状态，达到心理平衡。

7. 知足感恩

生活中的宠辱得失往往不是自己能控制的，不要纠结所失去的，那是无法改变的事实，而应珍惜所拥有的，享受当下的美好。常怀感恩之心，做好自己应该做的；在有余力的时候帮助别人，不仅能忘却烦恼，而且可以认识自己存在的价值，同时也净化灵魂，升华人格，更能收获友情。

（崔立谦）

健 康 环 境

何谈健康：

WHO 说的健康四大基石——合理膳食，适量运动，戒烟限酒，心理平衡，均是个人层面的健康生活方式。其实 WHO 还提到支持性的环境，即"健康环境"。健康环境主要靠社区、社会和政府来营造。但"环境健康，人人有责"，我们每个人都有义务保护环境。我们也可以在我们个人可以掌控的范围内营造健康的小环境，比如使用家用空气净化机，减少烹饪烟雾，等等，可以降低家居环境中细颗粒物（PM2.5）的浓度。

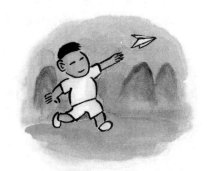

环境就是民生
青山就是美丽
蓝天也是幸福

小林漫画

环境还包括社会环境。作为社会动物，维系良好的社会关系或人际关系，特别是亲密关系（如配偶、子女、父母等）直接关系到我们的幸福指数。母爱、父爱、爱情、友情、博爱等等，我们在爱中感受到幸福。有人说，幸福的真谛是爱。马克·吐温说："生命如此短暂，我们没有时间去争吵、道歉、伤心、斤斤计较。我们只有时间去爱，一切稍纵即逝。"家庭是讲爱的地方。

"天人合一"有很多解释。人与环境的关系可看作天人合一。尽管每个人都微不足道，却是宇宙不可分割的一部分，人是自然之子。我们呼吸、进食、排泄、散热等，是在与宇宙交换物质和能量。人与环境和谐共生有利于健康，不和谐则不利于健康。有人认为天人合一就是"天理和良心"合一，和合于心，即要修心。

健康生活方式对我们的健康有60％的影响，只要我们选择了健康生活方式，我们就掌控了一半以上健康。我的健康我做主！

合理饮食、适量运动、戒烟限酒、心理平衡被认为是健康生活方式的四大基石，是个体可以主动选择的生活方式管理"几大抓手"。然而，人与环境（包括室内和室外环境）的关系如此密切，环境在方方面面影响着个体和群体的健康水平。良好的生态环境是最普惠的民生福祉，环境作为公共产品，往往被理解为是需要政府解决的问题，健康则是关系到每一个人的事。把环境与健康联系在一起，引导民众关注健康环境，积极参与保护生态环境，成为绿色健康生活方式的践行者和推动者。把原来民众认为主要与政府有关的事转变为与每一个人、每一个家庭都有关系，都应该身体力行的事。关注与创建健康环境，需要提升居民的环境与健康素养。环境与健康素养指人获取并理解环境与健康的基本知识，同时运用这些知识对常见的环境与健康问题做出正确判断，树立科学观念并具备采取行动保护环境、维护自身健康的能力。

2018 年 4—9 月，为了解我国居民现阶段环境与健康素养水平及影响因素，为明确素养提升目标、提升重点和提升措施，推动全社会形成有利于健康环境的绿色生活方式提供科学依据，生态环境部在多个省（区、市），组织开展了居民环境与健康素养调查，发放、回收了超过 4 万份居民调查问卷。调查显示，每 100 个 15～69 岁居民中，具备环境与健康素养的人数不足 13 人，素养水平总体较低。城市居民、男性、20～29 岁人群以及大专以上文化水平人群素养水平略高。调查显示居民普遍理解环境对健康的重要性，认同保护环境、维护健康的自身责任，但对环境暴露和环境健康风险等基本科学概念，特别是日常生活中哪些绿色消费行为可以减少环境污染，哪些基本措施可以维护自身健康等的了解尤为不足。科学知识素养水平低是居民环境与健康素养水平提升工作中需要重点关注的问题。调查显示，15～19 岁居民基本知识素养水平最低，仅为 2.2%。这一人群普遍对环境的重要性、自我防护、责任意识等问题的回答正确率高，但对环境污染能造成哪些健康影响、造成健康影响的相关暴露途径、重污染天气的成因、细颗粒物污染的危害等问题的回答正确率低，提示要加强对这一年龄

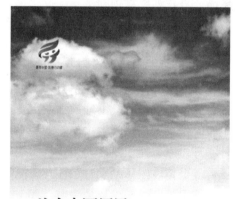

首次中国居民环境与健康素养调查结果

生态环境部法规与标准司 中国环境科学学会

阶段群体的环境与健康科学知识普及，促进知行合一。

世界卫生组织对环境健康进行了一系列的定义和研究，梳理出环境通过多个途径影响人体健康，包括空气、水、环卫设施、化学制品、辐射、社区噪声、职业风险、种植方法、建筑环境和气候变化等。各年龄组中5岁以下儿童及50～75岁的成人受环境影响最大。城市居民受空气污染、化学制品、辐射、社区噪声等因素影响较大。创建和维持健康环境应重点加强对这几方面的科学知识素养水平提升，强化改进措施。

空气污染会对人体呼吸系统、心血管系统等造成不良影响。人们长期生活在室内，老年人、婴幼儿等在室内的时间更长，室内空气质量的健康水平更为重要。吸烟所产生的烟雾是室内空气污染的重要来源，应避免在室内吸烟。室内装饰装修材料、家具等可能散发挥发性有机物等有毒有害物质。如室外空气质量优良，应保持开窗通风，这是改善室内空气质量的经济有效方法。如室外空气质量一般，可考虑使用空气净化机或新风换气设备。室外的空气污染中，细颗粒物是形成重污染天气的主要因素，来源众多且化学成分复杂，可经呼吸道进入肺部、血液，对人体的呼吸系统、心血管系统等造成严重影响，婴幼儿、老年人、心血管疾病和呼吸系统疾病患者对细颗粒物更为敏感。故上述人群应避免在重空气污染环境中进行户外活动。家用化学品包括化妆品、洗涤剂、黏合剂、涂料、家用杀虫驱虫剂、气溶胶产品等。家用化学品中可能含有有毒有害物质，这些物质会通过不同途径与人体接触，应仔细阅读产品标签及说明书，了解家用化学品的正确使用方法。将家用化学品放置在远离食物和水，以及儿童接触不到的地方。不要使用装过化学品的容器来存储其他物品，尤其是食物和水。另外，家庭的备用药品，一旦过期，其化学成分、有效性、毒性等都可能发生改变，服用后可能对健康构成多重风险，应避免在家里存放过多药物，并定期检查药品的有效期，一旦过期须及时清理并将过期药品投放至"有害垃圾"桶。噪声污染干扰正常生活，影响身体健康，不同声强的声音对人的影响不同，较大的噪声会造成人的暂时性或永久性听力损伤，一些噪声会引起不必要的矛盾和纠纷，影响个体心理健康。建议室内使用音响和乐器时，尽量避免对邻里的干扰；参加广场舞等群体性娱乐活动时，注意降低噪声污染，营造和谐健康环境。保持生活环境卫生，可减少环境介质（如空气、水、土壤）中寄生虫、致病菌和病毒等病原体对环境的污染，切断传播途径，可以减少疾病的发生。南方地区保持居住地及周围环境清洁，清理积水，可减少蚊虫滋生，降低以蚊虫为媒介的传染病如登革热、流行性乙型脑炎等疾病的发生。及时清理生活垃圾、经常清扫卫生死角，保持室内清洁干燥，可减少尘螨滋生，减少因尘螨过敏引起的过敏性鼻炎、过敏性哮喘、过敏性皮疹等过敏性疾病的发生。

　　绿色生态环境近些年来被国家和社会频频提倡，就是因为环境与群体健康密切相关；而对个体而言，尽可能了解、构建健康环境则对自身和家庭成员健康大有裨益。提升健康环境的科学知识素养，身体力行地去创造健康环境和合理膳食、适量运动、戒烟限酒、心理平衡一样是健康生活方式的要素。

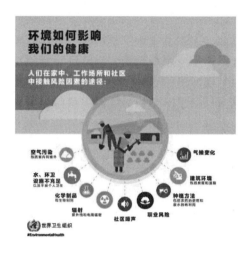

（王　妍）

参考文献

［1］中华人民共和国生态环境部法规与标准司，中国环境科学学会. 首次中国居民环境与健康素养调查结果［Z］. 2020 – 08 – 10.

［2］中华人民共和国生态环境部. 中国公民生态环境与健康素养［Z］. 2020. 7.

第三章　慢病管理

何谈健康：

感恩疾病！疾病是生活对我们的温馨提示！

而康复是一次愉快的旅行。

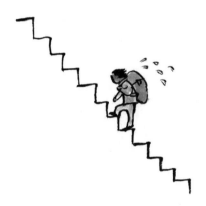

最好的贵人

就是拼命努力的自己

高　血　压

何谈健康：

慢性病是威胁人民健康的最主要疾病。重视慢性病的防治意义重大。高血压是威胁心脑血管健康最大的危险因素之一。低盐饮食，适量运动，控制体重，戒烟限酒，心理平衡等是重要的非药物治疗手段。很多人担心吃了降压药会产生依赖，停不了药，其实这不是药物的错。这是因为生活方式还是不健康，吃盐仍多，烟酒没戒，也没运动，体重没控制好；工作和家庭压力大，休息不好，心情不好，心态不好，等等；或许受遗传因素影响，父母或祖辈有高血压；还有，年龄也一年比一年大。这些才是降压药停不了的原因。健康生活方式需

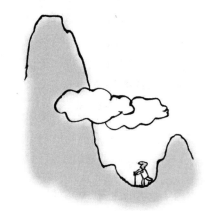

要引起足够重视。高血压如果控制不好可能导致血管爆裂，而降压药是保护血管的。其实轻症高血压也还是有停药机会的，只要生活方式健康了，上述非药物手段也有很好的降压效果。特别是到了夏天，可能有机会享受一下不用服药的美好时光。"少吃一点盐，血压更平稳"，"盐多必失"，"健康饮食，健康血压"，"健康体重，健康血压"。

高血压是我国患病人数最多的慢性病之一，是城乡居民心脑血管疾病死亡的最重要的危险因素，严重影响人民健康和经济社会发展。

流 行 病 学

中国高血压调查最新数据显示，2012—2015 年我国 18 岁及以上居民高血压患病率为 27.9%，高血压现患人数超过 2.7 亿。总体呈增高趋势。人群高血压患病率随年龄增加而显著增高，18～24 岁、25～34 岁、35～44 岁的青年高血压患病率分别为 4.0%、6.1%、15.0%，65 岁及以上人群的高血压患病率超过 50%。高血压患病率男性高于女性，北方高、南方低的现象仍然存在，且大城市如北京、天津、上海等的患病率更高。我国高血压患者的知晓率、治疗率和控制率近年来有明显提高，但总体仍处于较低的水平，分别为 51.6%、45.8% 和 16.8%。

危　　害

中国疾病预防控制中心的一项研究报告显示，2017 年我国因高血压死亡的人数达 254 万，其中约 69% 为脑卒中死亡、54% 为缺血性心脏病死亡、41% 为其他心血管疾病死亡；另外 43% 的慢性肾脏病死亡可归因于高血压。

危 险 因 素

高血压的主要影响因素包括遗传、年龄、超重/肥胖、高盐摄入、吸烟、过量饮酒、运动量不足、长期精神紧张、空气污染等。

高钠、低钾膳食：我国人群重要的高血压发病危险因素。

超重和肥胖：正常体重指数（BMI）为 18.5～23.9 kg/m^2 ［BMI = 体重÷身高^2（kg/m^2）］，且男性腰围 <90 cm、女性腰围 <85 cm。肥胖者发生高血压的风险是 BMI 正常者的 3 倍。

过量饮酒：过量饮酒包括危险饮酒（男性平均每天纯酒精摄入量为 41～60 克，女性平均每天纯酒精摄入量为 21～40 克）和有害饮酒（男性平均每天纯酒精摄入量为 60 克以上，女性平均每天纯酒精摄入量为 40 克以上）。

长期精神紧张：高血压患病的危险因素。精神紧张可激活交感神经从而使血压升高。

吸烟：吸二手烟也可导致血压升高、高血压患病率增加，且对女性影响尤甚。丈夫吸烟的女性患高血压的风险是丈夫不吸烟者的 1.28 倍。

临 床 表 现

大多数高血压患者起病隐匿，缺少典型的症状。有的患者可表现为头晕、头痛、耳鸣、后颈部不适、记忆力下降、注意力不集中和失眠等。当出现心、脑、肾等靶器官损伤时，可表现为相应的临床症状。

筛查和诊断

诊室血压、动态血压监测和家庭自测血压都是筛查的有效方式。

1. 诊室血压

在未服用降压药物的情况下，非同日 3 次测量收缩压≥140 mmHg 和（或）舒张压≥90 mmHg，可诊断为高血压。如目前正在服用降压药物，血压虽 <140/90 mmHg，仍诊断为高血压。

诊室血压的测量频次推荐：健康人群建议每年测量血压 1～2 次。高血压患者中血压已达标者建议至少 3 个月测量血压 1 次，未达标者建议 2～4 周测量血压 1 次。

2. 动态血压监测

24 小时平均血压≥130/80 mmHg，或白天血压≥135/85 mmHg，或夜间血压≥120/70 mmHg，可诊断为高血压。

3. 家庭自测血压

连续监测 5～7 天，平均血压≥135/85 mmHg，可诊断为高血压。

家庭自测血压：家庭自测血压可辅助调整治疗方案，推荐高血压易患人群及患者长期进行家庭血压监测。推荐使用经过验证的上臂式电子血压计，每年至少校准 1 次。不推荐腕式血压计、手指血压计等其他部位的电子血压测量设备。建议早晨起床后 1 小时内或晚上就寝前测量血压，早晨血压测量应在服降压药物及早餐前、排尿后取坐位进行。血压测量方法：使用标准规格的袖带（气囊长度为 22～26 cm、宽度为 12 cm），肥胖或臂围大者需使用大规格袖带。测量前被测量者安静休息至少5分钟，测量坐位、上臂血压，将捆绑袖带的上臂放在桌子上，与心脏处于同一水平。测量血压时，应至少测量2次，间隔1～2分钟，若差别≤5 mmHg，则取2次测量的平均值；若差别>5 mmHg，应再次测量，取后2次测量的平均值。初诊高血压患者或高血压患者调整降压药物期间，建议连续自测血压7天。血压控制平稳者，建议每周自测血压1～2天。精神高度焦虑者，不建议频繁自测血压。鼓励高血压患者记录"血压日记"，进行血压的自我管理。

4. 隐匿性高血压和白大衣高血压

需注意隐匿性高血压和白大衣高血压。隐匿性高血压主要表现为诊室血压<140/90 mmHg，动态血压监测或家庭自测血压提示高血压。白大衣高血压表现为反复出现诊室血压升高，而动态血压监测或家庭自测血压正常。

血压水平分类及定义见表3-1。

表3-1　血压水平分类及定义

分类	SBP（mmHg）	DBP（mmHg）
正常血压	<120（和）	<80
正常高值	120～139［和（或）］	80～89
高血压	≥140［和（或）］	≥90
1级高血压（轻度）	140～159［和（或）］	90～99
2级高血压（中度）	160～179［和（或）］	100～109
3级高血压（重度）	≥180［和（或）］	≥110
单纯收缩期高血压	≥140（和）	<90

注：SBP为收缩压，DBP为舒张压，当SBP和DBP分属于不同级别时，以较高的分级为准。

2020年5月6日，国际高血压学会（International Society of Hypertension，ISH）首次独立发布全球高血压实践指南《2020国际高血压学会全球高血压实践指南》（简称2020 ISH指南）。2020 ISH指南将正常血压界限调整为130/85 mmHg，与多部指南推荐的120/80 mmHg相比，进一步放宽了正常血压限值。2020 ISH指南继续采用高血压2级分类方法，可操作性更强，有利于使治疗方法与血压水平相匹配，从而优化治疗策略。

基于真实血压的高血压分类见表3-2。

表 3-2　基于真实血压的高血压分类

分类	SBP（mmHg）	DBP（mmHg）
正常血压	<130（和）	<85
正常高值血压	130～139［和（或）］	85～89
1 级高血压	140～159［和（或）］	90～99
2 级高血压（中度）	≥160［和（或）］	≥100

注：SBP 为收缩压，DBP 为舒张压。

基于其他危险因素、HMOD、疾病史评估高血压患者心血管风险的简化分类见表 3-3。

表 3-3　基于其他危险因素、HMOD、疾病史评估高血压患者心血管风险的简化分类

其他危险因素 HMOD 或疾病	正常高值 SBP 130～139 mmHg DBP 85～89 mmHg	1 级高血压 SBP 140～159 mmHg DBP 90～99 mmHg	2 级高血压 SBP≥160 mmHg DBP≥100 mmHg	
无其他危险因素	低危	低危	中危	高危
1 或 2 个危险因素	低危	中危	高危	
≥3 个危险因素	低危/中危	高危	高危	
HMOD、CKD3 期、糖尿病、CVD	高危	高危	高危	

注：HMOD 为高血压介导的靶器官损害，SBP 为收缩压，DBP 为舒张压，CKD 为慢性肾病，CVD 为心血管疾病，以 1 例 60 岁男性患者为例。

治　疗

高血压治疗的根本目标是降低发生心、脑、肾及血管并发症和死亡的总风险。

降压药物治疗的时机：在改善生活方式的基础上，血压仍超过 140/90 mmHg 和（或）目标水平的患者应给予药物治疗。高危和极高危的患者，应及时启动降压药物治疗，并对并存的危险因素和合并的临床疾病进行综合治疗。中危患者，可在改善生活方式的基础上观察数周，评估靶器官损害情况，如血压仍不达标，则应开始药物治疗。低危患者，可进行 1～3 个月的观察，保持密切随诊，尽可能进行诊室外血压监测，评估靶器官损害情况，

改善生活方式，如血压仍不达标可开始降压药物治疗。

除高血压急症和亚急症外，对大多数高血压患者而言，应根据病情，在4周或12周内将血压逐渐降至目标水平。年轻、病程较短的高血压患者，降压速度可稍快；老年人、病程较长，有合并症且耐受性差的患者，降压速度则可稍慢。

降压目标：

基本标准：血压下降≥20/10 mmHg，一般患者血压目标需控制到140/90 mmHg以下，在可耐受和可持续的条件下，其中部分有糖尿病、蛋白尿等的高危患者的血压可控制在130/80 mmHg以下。

理想标准：

①年龄<65岁：目标血压<130/80 mmHg，但应>120/70 mmHg；②年龄≥65岁：目标血压<140/90 mmHg。应根据患者个体情况设定个体化血压目标值。

生活方式干预对降低血压和心血管风险的作用明确，所有患者都应进行生活方式干预，主要措施如下。

1. 合理膳食

平衡膳食，减少钠盐摄入，每人每日食盐摄入量逐步降至6克以下，增加钾摄入。

每日食谱制订总原则：①控制每日总能量摄入以维持正常体重：以粗杂粮、薯类替代部分精制主食，不选择肥腻肉类，尽量不用高温油炸的方法烹调食物。选择大豆油、橄榄油、茶油等富含不饱和脂肪酸的植物油。②按照食物多样性的原则丰富每日食物种类：重点选择高钾低钠的新鲜蔬菜、应季水果、全谷物、薯类、海产品、大豆及奶制品。限制食盐摄入，增加钾、镁、钙摄入。③提高蛋白质效价和优质蛋白比例：遵循蛋白质互补原则，谷类与奶类搭配，谷类与豆类搭配，谷类与肉、蛋类搭配，粗粮薯类与精米白面搭配。在蛋白质来源中，水产品、畜禽瘦肉、蛋类、奶类或奶制品、豆类或豆制品等优质蛋白的每日摄入量应≥50%。④食物的烹调方式应注意减少营养损失：食物需酌情减少刀工处理和加热时间，控制加热温度，建议采用以水或蒸汽传热的低温烹调、短时间加热的方式，减少营养损失。

2．控制体重

体重指数（BMI）<24 kg/m²；腰围：男性<90 cm，女性<85 cm。

3．不吸烟

彻底戒烟，避免被动吸烟。

4．不饮酒或限制饮酒

限制饮酒。以酒精量计算，成人每日最大摄入酒精量：男性<25 克，女性<15 克。

5．增加运动

选择中等强度的运动，如慢跑、游泳、健步走、跳舞等，每周4～7次，每次持续30～60分钟。

6．减轻精神压力，保持心理平衡，培养乐观情绪

增加愉快的生活体验：多回忆正面的、愉快的生活经验，有助于克服不良情绪状态。培养幽默感：幽默感有助于适应社会，面对压力和应激。学会从不同角度观察和思考：很多看似使人生气或悲伤的事件，换个角度看，也可能是"塞翁失马焉知非福"，发现和挖掘生活积极正面的意义，全面提升心身健康。

7．减少在低温和空气污染环境中的暴露（略）

8．对于缺少循证医学证据的保健品、替代疗法或中草药需慎用

倡导公众树立"5125"健康生活理念，其谐音为"我要爱我"，即每日

给自己留 5 分钟放空（发呆）时间、每日运动 1 小时、掌握 1 项运动技巧和加入 1 个运动社群等，每日摄入 12 种以上食物，每周摄入 25 种以上食物。

降压药物个体化治疗：根据高血压患者的危险因素、亚临床靶器官损害以及合并临床疾病的情况，患者合并症的不同和药物疗效及耐受性，以及患者个人意愿或长期承受能力，选择适合患者个体的降压药物。优先使用长效降压药物。注意一些药物或物质可能会引起血压升高，如非甾体抗炎药、口服避孕药和三环类抗抑郁药等，某些患者服用后可能会产生对抗降压药物的作用。

（李　晨）

参考文献

［1］中国医师协会心血管内科医师分会高血压学组．《2020 国际高血压学会全球高血压实践指南》解读［J/OL］．中国医学前沿杂志（电子版），2020，12（5）：54 - 60.

［2］国家卫生健康委员会疾病预防控制局，国家心血管病中心，中国医学科学院阜外医院，等．中国高血压健康管理规范（2019）［J］．中华心血管病杂志，2020，48（1）：10 - 46.

［3］中国高血压防治指南修订委员会，高血压联盟（中国），中华医学会心血管病学分会，等．中国高血压防治指南（2018 年修订版）［J］．中国心血管杂志，2019，24（1）：24 - 56.

糖　尿　病

何谈健康：

"糖尿病教育，降低无知的代价"。

5 分钟糖尿病教育：

糖尿病管理 5 架马车：饮食、运动、药物、监测和教育。影响及控制血糖的因素有 3 个：饮食、运动和药物。少吃和多动均有降血糖的效果，必要时调整降糖药物。控制血糖"3 分靠医生，7 分靠自己"，医生主要起指导作用。要控制好血糖还需要定期监测空腹和餐后 2 小时血糖，记糖尿病日记，摸索饮食

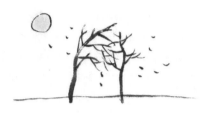

种类及量、各种运动和药物对血糖的影响，做到心中有数。要监测糖化血红蛋白（一般每 3 月 1 次）和体重。需要学习和掌握更多有关糖尿病的知识，如了解低血糖反应的症状（心悸、出汗、饥饿感等）及其预防和处理（随身带一些饼干、糖果）。不懂可以询问医生。控制血糖要有耐心和信心。只要血糖和体重控制好了，就基本能和正常人一样生活，对健康和寿命没有太大影响。

"防控糖尿病，保护您的家庭"。

糖尿病是一种以血葡萄糖水平升高为特征的代谢综合征，长期血糖水平升高及伴发脂肪、蛋白质代谢紊乱可引起多系统损害，导致糖尿病急性或慢性并发症。

流行病学及危害

随着人口老龄化和生活方式改变，我国糖尿病渐趋流行，2013 年我国成人 2 型糖尿病患病率增至 10.4%，60 岁以上人群糖尿病患病率超过 20%。糖尿病已经成为第三大非传染性疾病，严重危害患者身体健康，给社会和家庭带来沉重经济负担。

病因和危险因素

通常认为遗传因素和环境因素共同参与糖尿病发病过程，具体病因及发病机制尚未完全阐明，不同类型糖尿病的病因不尽相同。对于 2 型糖尿病患者，环境因素主要包括人口老龄化、现代生活方式、营养过剩、体力活动不足等。胰岛素抵抗和胰岛素分泌缺陷是 2 型糖尿病的主要发病机制，葡萄糖毒性和脂毒性是糖尿病发病机制中重要的获得性因素。

糖尿病的主要危险因素包括：①年龄≥40 岁。②糖尿病前期状态：糖耐量异常、空腹血糖受损或两者同时存在。③超重［体重指数（BMI）≥24 kg/m^2］或肥胖（BMI≥28 kg/m^2）和/或向心性肥胖（男性腰围≥90 cm，女性腰围≥85 cm）。④静坐的生活方式。⑤一级亲属中有 2 型糖尿病患者（家族史）。⑥有妊娠期糖尿病史的妇女。⑦高血压患者［收缩压≥140 mmHg 和（或）舒张压≥90 mmHg］，或正在接受降压治疗。⑧血脂异常［高密度脂蛋白胆固醇（HDL-C）≤0.91 mmol/L 和（或）甘油三酯（TG）≥2.22 mmol/L］，或正在接受调脂治疗。⑨动脉粥样硬化性心血管疾病患者。⑩有一过性类固醇糖尿病病史者。⑪多囊卵巢综合征患者或伴有与胰岛素抵抗相关的临床状态者。⑫长期接受抗精神病药物和（或）抗抑郁药物治疗和他汀类药物治疗的患者。

临 床 表 现

糖尿病发病较为隐匿，多数患者血糖升高初期并无临床症状，常在健康检查或因其他疾病就诊时发现血糖升高。血糖进一步升高后，患者可能出现糖尿病典型"三多一少"的临床症状：多尿、多饮、多食、体重减轻。血糖升高可引起渗透性利尿，使排尿增多，继而口渴多饮，外周组织对葡萄糖利用障碍，机体脂肪及蛋白质分解增加，患者多食易饥、体重减轻。此外机体可出现皮肤伤口迁延不愈，皮肤或外阴瘙痒，血糖升高后渗透压改变使晶体屈光改变引起视力模糊等。

部分患者因出现并发症而就诊。急性并发症包括糖尿病酮症酸中毒、高血糖高渗状态。慢性并发症包括大血管病变、微血管病变、糖尿病神经病变、糖尿病足、糖尿病皮肤病变等。大血管病变包括冠心病、脑血管病、肾动脉硬化、肢体动脉硬化等。微血管病变主要引起糖尿病肾病、糖尿病视网膜病变、糖尿病心肌病变。不同急性或慢性并发症引发不同临床症状及体征，要注意早期识别干预。

筛查和诊断

具有一个或多个糖尿病危险因素者可视为 2 型糖尿病高危人群，糖尿病前期人群及向心性肥胖人群是 2 型糖尿病最重要的高危人群。建议在 2 型糖尿病高危人群中进行糖尿病筛查。

目前我国糖尿病诊断及分型采用 WHO（1999 年）标准。如果有典型糖尿病"三多一少"症状（多饮、多尿、多食、体重减轻），随机血糖≥11.1 mmol/L，或者空腹血糖≥7.0 mmol/L 或者葡萄糖负荷后 2 小时血糖≥11.1 mmol/L，可诊断糖尿病；无典型糖尿病症状者，需改日再次复查确认。根据 WHO（1999 年）的糖尿病病因学分型体系，可将糖尿病分为 4 大类，即 1 型糖尿病、2 型糖尿病、特殊类型糖尿病和妊娠期糖尿病。

糖尿病治疗

糖尿病治疗需要早期干预、长期坚持、积极理性、治疗措施个体化。国际糖尿病联盟提出糖尿病治疗包括 5 个方面：医学营养治疗、运动治疗、血糖监测、药物治疗和糖尿病教育。

2 型糖尿病及糖尿病前期患者均需要接受个体化医学营养治疗，在熟悉糖尿病治疗的营养师或综合管理团队指导下完成。应在评估患者营养状况的前提下，设定合理的营养治疗目标，调整总能量的摄入，合理均衡分配各种营养素，达到患者的代谢控制目标，并尽可能满足个体饮食喜好。

成年 2 型糖尿病患者每周至少进行 150 分钟中强度有氧运动。成年 2 型糖尿病患者应增加日常身体活动，减少坐姿时间。血糖控制极差且伴有急性并发症或严重慢性并发症时，运动治疗应慎重。

血糖监测是糖尿病管理中的重要组成部分，有助于评估糖尿病患者糖代谢紊乱的程度，制订合理的降糖方案，反映降糖治疗的效果并指导治疗方案的调整。

糖尿病患者均应接受糖尿病自我管理教育，以掌握自我管理所需的知识和技能。糖尿病自我管理教育应以患者为中心，尊重和响应患者的个人爱好、需求和价值观，并以此来指导临床决策，进而改善临床结局和减少花费。医护工作者应在最佳时机，让接受过规范化培训的糖尿病教育者，为患者提供尽可能个体化的糖尿病自我管理教育。

生活方式干预是糖尿病治疗的基础，如血糖控制不达标（HbA1c≥7.0%）

则进入药物治疗。常见口服降糖药物包括双胍类药物、磺脲类药物、噻唑烷二酮类药物、格列奈类药物、α－糖苷酶抑制剂、二肽基肽酶抑制剂、钠－葡萄糖共转运蛋白2抑制剂。注射类降糖药物包括胰高血糖素样肽－1受体激动剂及胰岛素。每类降糖药物有不同的作用机制、适应证及可能的不良反应，临床上应根据患者的具体病情合理选用。对于2型糖尿病患者，通常二甲双胍、α－糖苷酶抑制剂或胰岛素促泌剂可作为单药治疗的选择，其中二甲双胍是单药治疗的首选。在单药治疗疗效欠佳时，可开始二联治疗、三联治疗或胰岛素多次注射。近年来，代谢手术成为肥胖伴2型糖尿病患者的治疗手段之一。

2型糖尿病患者常合并多种疾病，容易出现糖尿病并发症。在糖尿病治疗过程中，糖尿病患者并发症及合并疾病的筛查建议见表3－4，中国2型糖尿病患者的综合控制目标见表3－5。

表3－4 糖尿病患者并发症及合并疾病的筛查建议

检查项目	针对的并发症	针对的合并疾病	频率
体重/身高		超重/肥胖	每月1次
腰围		超重/肥胖	每月1次
血压		高血压	每月1次
空腹/餐后血糖	—		每月2次（空腹1次，餐后1次）
糖化血红蛋白		—	初始每3个月1次，达标后每6个月1次
尿常规	糖尿病肾病		每6个月1次
TC，HDL-C，LDL-C，TG	—	高脂血症	每年1次
尿白蛋白/尿肌酐	糖尿病肾病	—	每年1次
血肌酐/尿素氮	糖尿病肾病		每年1次
肝功能		肝功能异常	每年1次
心电图	心脏大血管并发症		每年1次
视力及眼底	糖尿病视网膜病变		每年1次
足背动脉搏动	糖尿病足	—	每年4次
神经病变的相关检查	周围神经病变		每年1次

注：TC为总胆固醇，HDL－C为高密度脂蛋白胆固醇，LDL－C为低密度脂蛋白胆固醇，TG为甘油三酯。

表 3-5　中国 2 型糖尿病患者的综合控制目标

指标	目标值
血糖（mmol/L）	
空腹	4.4～7.0
非空腹	4.4～10.0
糖化血红蛋白（%）	<7.0
血压（mmHg）	<130/80
总胆固醇（mmol/L）	<4.5
高密度脂蛋白胆固醇（mmol/L）	
男性	>1.0
女性	>1.3
低密度脂蛋白胆固醇（mmol/L）	
未合并动脉粥样硬化性心血管疾病	<2.6
合并动脉粥样硬化性心血管疾病	<1.8
甘油三酯（mmol/L）	<1.7
体重指数（kg/m^2）	<24

（李　进）

参考文献

［1］葛均波，徐永健，王辰. 内科学［M］. 9 版. 北京：人民卫生出版社，2018.

［2］中华医学会糖尿病学分会，中国 2 型糖尿病防治指南（2017 年版）［J］. 中华糖尿病杂志，2018，10（1）：4-67.

［3］国家老年医学中心，中华医学会老年医学分会，中国老年保健协会糖尿病专业委员会. 中国老年糖尿病诊疗指南（2021 版）［J］. 中华糖尿病杂志，2021，13（1）：14-46.

血 脂 异 常

何谈健康：

血脂异常是一个沉默的杀手，其本身很少引发临床症状，主要靠验血和心血管风险评估发现。根据不同的心血管风险等级，对低密度脂蛋白胆固醇（LDL-C）的达标要求也不同。可向医生咨询医生 LDL-C 目标。一般冠心病、脑梗死都要求 LDL-C < 1.8 mmol/L，甚至更低。血脂达标，则血管通畅。他汀类降脂药物是目前有助于 LDL-C 达标的主要药物。现在网上不少质疑他汀类药物的声音混淆了视听，让大家不知所措。迄今为止，大量循证医学证据表明，他汀类药物的效果毋庸置疑。当然我们也要关注他汀类药物的副作用。只要规范用药，他汀类药物仍是我们防治动脉粥样硬化的重要武器。PCSK9 抑制剂如依洛尤单抗，降脂效果更强，还可降低脂蛋白（a），但需注射给药，价格贵。

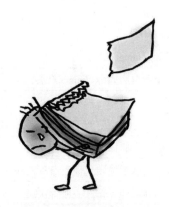

血脂异常通常指血清中胆固醇和（或）甘油三酯水平升高，俗称高脂血症。实际上血脂异常也泛指包括低高密度脂蛋白胆固醇血症在内的各种血脂异常。

流行病学及危害

心血管疾病是中国居民的主要死亡原因之一。血脂异常是动脉粥样硬化性心血管疾病（ASCVD，包括冠心病、脑卒中以及外周动脉疾病等）最重要的危险因素之一。根据《中国血脂管理指南》，2012 年中国成人血脂异常总体患病率高达 40.40%，较 2002 年呈大幅度上升。人群血清胆固醇水平的升高将导致 2010—2030 年期间我国心血管病事件约增加 920 万。

病因和危险因素

血脂是血清中的胆固醇、甘油三酯和类脂（如磷脂）等的总称。胆固醇是体内天然存在的脂肪物质，它的基本功能包括：组成细胞膜的一部分，并且是产生激素的前体物质。人体会产生所需的所有胆固醇。从饮食中只需要摄入少量的脂肪即可产生足够的胆固醇，从而保持健康。饮食来源的脂肪和胆固醇会在肠道中吸收并运输到肝脏。肝脏将脂肪转化为胆固醇，然后再将胆固醇释放到血液中。胆固醇有两种主要类型：低密度脂蛋白胆固醇（"坏"胆固醇）和高密度脂蛋白胆固醇（"好"胆固醇）。

临 床 表 现

高水平的低密度脂蛋白胆固醇与动脉粥样硬化有关，动脉粥样硬化是由动脉中富含胆固醇的脂肪堆积所致。这可能导致动脉变窄或被阻塞，使血流减慢或阻止血液流向重要器官，尤其是心脏和大脑。影响心脏的动脉粥样硬化被称为冠状动脉疾病，它可以引起心肌梗死发作。当动脉粥样硬化阻塞向大脑供血的动脉时，会引起脑卒中。

筛查与诊断

在导致心脏或大脑的血管明显狭窄之前，大部分血脂异常可以没有任何症状。医生会询问患者家中是否有人患有冠心病、高胆固醇血症或糖尿病，会询问患者的饮食以及是否吸烟，并测量血压以及寻找皮肤上的黄瘤，通过简单的验血确认血脂异常的诊断。

临床常规检验提供的血脂参数包括总胆固醇（TC）、高密度脂蛋白胆固醇（HDL-C）、低密度脂蛋白胆固醇（LDL-C）、极低密度脂蛋白胆固醇（VLDL-C）与甘油三酯（TG）等。

根据中国成人血脂异常防治指南，低密度脂蛋白胆固醇是否达到理想水平取决于一个人是否已经患有由动脉粥样硬化或糖尿病引起的疾病，或有其他冠心病的危险因素。除了高 LDL-C 水平和糖尿病外，冠心病的危险因素还包括：

（1）年龄超过 45 岁的男性。

（2）年龄超过 55 岁的女性。

（3）有过早的冠状动脉疾病的家族史（父亲或兄弟发病年龄小于 55 岁或母亲或姐妹发病年龄小于 65 岁患有冠状动脉疾病）。

（4）吸烟。

（5）高血压。

（6）高密度脂蛋白胆固醇不足。

理想的低密度脂蛋白胆固醇水平应低于 2.6 mmol/L。如果已患有冠状动脉疾病、外周动脉疾病，或因动脉粥样硬化而脑卒中，低密度脂蛋白胆固醇水平甚至应该低于 1.8 mmol/L。但是，如果没有心血管疾病且没有危险因素，则可接受的 LDL 胆固醇水平为 2.6 ～ 3.4 mmol/L。

高密度脂蛋白胆固醇的水平也很重要。其水平在 1.0 mmol/L 以下的人更容易患动脉粥样硬化、心脏病和脑卒中。

干预和管理

一、血脂异常的生活方式治疗

生活方式治疗是升高 HDL-C 和（或）降低 TG 的首要措施。生活方式治疗应包括以下内容：

（1）控制饮食中胆固醇的摄入。饮食中胆固醇摄入量 <200 mg/d，饱和脂肪酸摄入量不超过总热量的 10%，反式脂肪酸不超过总热量的 1%。增加蔬菜、水果、粗纤维食物、鱼类的摄入。食盐摄入量控制在 <6 g/d。限制饮酒（男性酒精摄入量 <25 g/d、女性酒精摄入量 <15 g/d）。

（2）增加体力运动。每日坚持 30 ～ 60 分钟的中强度有氧运动，每周至少 5 天。需要减重者还应继续增加每周运动时间。

（3）维持理想体重。通过控制饮食总热量摄入以及增加运动量，将体重指数维持在 <25 kg/m^2。超重/肥胖者减重的初步目标为体重较基线降低 10%。

（4）控制其他危险因素。对于吸烟的患者，戒烟有助于降低心血管风险水平。

二、血脂异常的药物治疗

是否需要药物治疗取决于生活方式治疗的效果以及个体患心脏病及中风

的风险。

　　目前我国临床常用的调脂药物主要包括他汀类、贝特类、烟酸类以及胆固醇吸收抑制剂。

　　他汀类药物也称为 HMG-CoA 还原酶抑制剂（HMG-CoA 还原酶是产生胆固醇必需的酶），包括阿托伐他汀、洛伐他汀、辛伐他汀、普伐他汀、氟伐他汀和瑞舒伐他汀等。他汀类药物的作用不仅仅在于降低 LDL-C 的数值，而且可以减少患心脏病或脑卒中的风险。

　　当服用他汀类药物的患者血脂指标不能达标时，医生有时会添加依折麦布。依折麦布能抑制肠道中胆固醇的吸收。

　　若甘油三酯严重升高（≥5.6 mmol/L）（单位换算：1 mmol/L = 1 mg/dL ×0.011 3）时，为降低急性胰腺炎风险，可首选贝特类或烟酸类药物治疗。

　　新型的药物 PCSK9 抑制剂降胆固醇的效果比他汀类药物更强，为注射剂型，在我国获批的适应证为纯合子型家族性高胆固醇血症。

三、药物治疗的注意事项

　　药物治疗开始后 4～8 周复查血脂、肝功能、肌酸激酶，若出现不明原因的肌肉疼痛应立即就诊。若无特殊情况且血脂达标，可改为每 6～12 个月复查 1 次，长期达标者可每年复查 1 次。特殊人群（如慢性肾脏病患者、糖尿病患者、高龄老人、青少年、哺乳期妇女、孕产妇）应在医生评估获益风险后，按医生的指导用药。

四、药物治疗的疗程

　　已经确诊并无禁忌证的 ASCVD 患者，应坚持长期用药治疗。无心血管病史但存在一个或多个心血管病风险因素（如糖尿病、高血压、吸烟等）时，应由医生评估将来心血管疾病的风险以决定药物治疗的时程。

（苏　磊）

参考文献

[1]　中国成人血脂异常防治指南修订联合委员会. 中国成人血脂异常防治指南（2016 年修订版）[J]. 中华心血管病杂志，2016，44（10）：833－853.

［2］中华医学会，中华医学会杂志社，中华医学会全科医学分会，等. 血脂异常基层诊疗指南（2019 年）［J］. 中华全科医师杂志，2019，18（5）：406 – 416.

肥　胖　症

何谈健康：

肥胖/超重是心脑血管疾病重要的危险因素之一，也是高血压、糖尿病等疾病病情控制欠佳的重要原因。健康生活方式是控制肥胖的重要手段。在生活方式管理方面，少吃是核心。生酮饮食的短期效果很好，值得关注。轻断食，低热卡、低碳水化合物饮食等均值得探讨。长期来看，地中海饮食效果最好。药物方面，很多减肥药都有一定副作用。国外降糖药物 GLP－1 受体激动剂如利拉鲁肽的适应证包括肥胖症，能抑制食欲，减少食量，减肥效果很好，值得关注。每周应用 1 次的司美格鲁肽、度拉糖肽也已在国内上市。手术是最后的治疗手段。

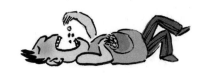

小林漫画

控制体重，控制人生。

肥胖（obesity）是一种以体内脂肪过度蓄积和体重超常为特征的慢性代谢性疾病，由遗传因素、环境因素等多种因素相互作用所引起。

分类：按发病机制及病因，肥胖症可分为单纯性和继发性两大类。此外，依据脂肪积聚部位，肥胖可分为中心型肥胖（腹型肥胖）和周围型肥胖（皮下脂肪型肥胖）。中心型肥胖以脂肪主要蓄积于腹部为特征，内脏脂肪增加，腰部增粗，呈现"梨形"肥胖，此型肥胖患者更易患糖尿病等代谢疾病。周围型肥胖以脂肪积聚于股部、臀部等处为特征，呈现"苹果形"肥胖。

流行病学及危害

全球疾病负担研究显示，截至 2015 年，全球范围内共有约 6.037 亿成人属于肥胖人群，总体患病率为 12%。我国流行病学调查显示，截至 2014 年，针对 20～69 岁人群，我国超重率和肥胖率分别为 34.26%、10.98%，而在体重正常者中，中心型肥胖检出率为 22.46%～33.53%。我国的肥胖患病率呈现北方高于南方、大城市高于中小城市以及女性高于男性的流行特点。

病因和危险因素

肥胖发生的机制是能量摄入超过能量消耗，即多食或消耗减少，或两者兼有。不同个体对能量摄入、食物的产热作用和体重调节反应不同，受遗传特点（如生理、代谢）和生活方式（如社会、行为、文化、膳食、活动量和心理因素）影响。即使存在遗传因素影响，肥胖的发生发展也是环境因素及生活方式等多种因素间相互作用的结果。也就是说，大多数人的肥胖是多基因及环境因素共同参与的代谢性疾病，不能简单地用单一因素来解释肥胖的病因。

临 床 表 现

（1）轻度肥胖症多无症状，仅表现为体重增加、腰围增加、体脂百分比超过诊断标准。

（2）较为严重的肥胖患者可有胸闷、气急、胃纳亢进、便秘、腹胀、关节痛、肌肉酸痛、易疲劳、倦怠以及焦虑、抑郁等表现。

（3）肥胖症患者常合并血脂异常、脂肪肝、高血压、糖耐量异常或糖尿病等疾病。

（4）肥胖症还可伴随或并发阻塞性睡眠呼吸暂停、胆囊疾病、胃食管反流病、高尿酸血症和痛风、骨关节病、静脉血栓、生育功能受损（女性出现多囊卵巢综合征，男性多有阳痿不育）以及社会和心理问题。

（5）肥胖症患者某些癌症（女性乳腺癌、卵巢癌、子宫内膜癌，男性前列腺癌，结肠癌和直肠癌，食管肿瘤，胆管癌，胰腺癌，多发性骨髓瘤，胆囊癌，胃癌等）发病率增高，且麻醉或手术并发症增多。

诊 断 标 准

（1）体重指数（BMI）：临床上采用 BMI 作为判断肥胖的常用简易指标。肥胖的诊断标准见表 3-6。

表 3-6 中国成人超重和肥胖的体重指数和腰围界限值与相关疾病[①]危险的关系

分类	体重指数（kg/m²）	腰围（cm）		
		男：<85 女：<80	男：85～95 女：80～90	男：≥95 女：≥90
体重过低[②]	<18.5	—	—	—
体重正常	18.5～23.9	—	增加	高
超重	24.0～27.9	增加	高	极高
肥胖	≥28	高	极高	极高

注：①相关疾病指高血压、糖尿病、血脂异常和危险因素聚集；②体重过低可能预示有其他健康问题。

（2）腰围：腰围是临床上估计患者腹部脂肪过多的最简单的和实用的指标，不仅可用于对肥胖者的最初评价，在治疗过程中也是判断减重效果的良好指标。男性腰围≥85 cm、女性腰围≥80 cm 为中心型肥胖的切点。中心型肥胖较为精确的诊断方法为采用 CT 或 MRI，选取第 4 腰椎与第 5 腰椎间层面图像，测量内脏脂肪面积和含量；对于中国人群，面积≥80 cm² 定义为中心型肥胖。腰围测量方法：让受试者直立，两脚分开 30～40 cm，把一根没有弹性、最小刻度为 1 mm 的软尺放在右侧腋中线胯骨上缘与第十二肋骨下缘连线的中点（通常是腰部的天然最窄部位），沿水平方向围绕腹部一周，紧贴而不压迫皮肤，在正常呼气末测量腰围的长度，读数准确至 1 mm。

（3）腰臀比（waist-to-hip ratio，WHR）：臀围是臀部的最大周径。腰臀比也可以反应内脏脂肪堆积程度。WHO 建议男性 WHR >0.9、女性 WHR >0.85 诊断为中心型肥胖。但腰臀比对腹部脂肪累积程度和对某些疾病危险度的估计并不比单独测量腰围更灵敏。

（4）体脂率：生物电阻抗法测量人体脂肪的含量（体脂率）可用于肥胖的判断。一般来说正常成年男性体内脂肪含量占体重的 10%～20%，成年女性的则占体重的 15%～25%。男性体脂率 >25%、女性体脂率 >30%，可考虑为肥胖。但生物电阻抗法测量的精度不高，测定值仅作为参考。

肥胖症诊断确定后需排除继发性肥胖症，同时需进一步评估肥胖症的相关并发症。

筛　　查

所有成年人应每年用 BMI、腰围测量法筛查 1 次，肥胖及超重患者应进行糖尿病筛查。肥胖及超重患者应至少每半年检测 1 次血压和血脂。

治　　疗

一、治疗目标及防治流程

通过减重预防和治疗肥胖相关并发症改善患者的健康状况。肥胖症患者体重减轻 5%～15% 或更多可以显著改善各种与肥胖相关的心血管病危险因素以及并发症。对肥胖个体进行防治的流程如图 3 - 1 所示。

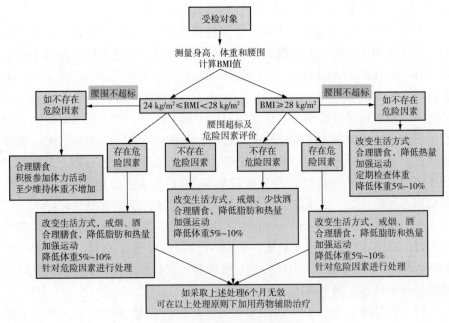

图 3 - 1　肥胖预防控制流程

二、治疗措施

治疗的主要环节是减少热量摄取及增加热量消耗。制订个体化减肥目标极为重要。强调以饮食、运动等行为治疗为主的综合治疗，必要时辅以药物或手术治疗。

1. 生活及行为治疗

通过宣传教育使患者及家属对肥胖症及其危害性有正确认识从而配合治疗，采取健康的生活方式，改变饮食和运动习惯并长期坚持，是治疗肥胖症最重要的措施。认知行为疗法（cognitive behavioural therapies，CBT）的目的在于改变患者对于肥胖和体重控制的观点和认识，坚定信念；同时鼓励患者采取有效减轻并维持体重的行为措施。CBT 通常包括若干方面：自我管理（如饮食日记）、控制进餐过程、强化认知的技巧等。

2. 医学营养治疗

营养治疗是肥胖的最基本治疗方法，对于轻度和中度肥胖可能取得一定疗效。减重膳食构成的基本原则为低能量、低脂肪、适量优质蛋白质、含复杂碳水化合物（如谷类），增加新鲜蔬菜和水果在膳食中的比重。合理的减重膳食应在膳食营养素平衡的基础上减少每日摄入的总热量；既要满足人体对营养素的需要，又要使热量的摄入低于机体的能量消耗，让身体中的一部分脂肪氧化以供机体能量消耗所需。

首先要确定合适的热量摄入，每日所需总热量 = 理想体重（kg）×每千克体重所需热量（kcal/kg）；其次，需确定适当的营养素分配比例，在平衡膳食中，蛋白质、碳水化合物和脂肪提供的能量应分别占总能量的 15%～20%、60%～65% 和 25% 左右。成人每日热量供给量表（kcal/kg）见表 3-7。

表 3-7　成人每日热量供给量表（kcal/kg）

体型	卧床	轻体力劳动	中体力劳动	重体力劳动
消瘦	20～25	35	40	40～45
正常	15～20	30	35	40
超重或肥胖	15	20～25	30	35

常用的减重膳食主要包括：

1）限制能量平衡膳食（calorie restricted diet，CRD）。

CRD 是一类在限制能量摄入的同时保证基本营养需求的膳食模式，其宏量营养素的供能比例应符合平衡膳食的要求。在目标摄入量的基础上按一定比例递减（减少 30%～50%），或在目标摄入量的基础上每日减少 500 kcal 左右，或每日供能 1000～1500 kcal。

推荐意见：

（1）蛋白质充足供给（1.2～1.5 g/kg，或 15%～20%），使用大豆蛋白部分替代酪蛋白。

（2）脂肪供能比例为 20%～30%，适当增加含 n‑3 多不饱和脂肪酸的食物摄入或补充鱼油制剂。

（3）碳水化合物供能比例为 40%～55%；增加蔬菜、水果、燕麦等富含膳食纤维的食物的摄入，保证膳食纤维摄入量为 25～30 g/d；严格限制简单糖（单糖、双糖）食物或饮料的摄入。

（4）适当补充维生素 D 和钙等微量营养素。

（5）营养代餐模式的 CRD 更有助于减重。

2）低能量膳食（low calorie diet，LCD）。

LCD 是一类在满足蛋白质、维生素、矿物质、膳食纤维和水等五大营养素的基础上，适量减少脂肪和碳水化合物的摄入，将正常自由进食的能量减去 30%～50% 的膳食模式。通常需要在医生监督下进行。

3）极低能量膳食（very-low calorie diet，VLCD）。

VLCD 常指每日只摄入 400～800 kcal 能量，能量主要来自蛋白质，而脂肪和碳水化合物的摄入受到严格限制。机体处于饥饿状态，因 VLCD 能引起体重减少、痛风发生风险增加以及电解质平衡紊乱等不良反应而不作推荐。

4）高蛋白膳食模式（high protein diet，HPD）。

HPD 是一类每日蛋白摄入量超每日总能量的 20%［或 >1.5 g/(kg·d)］，但一般不超过每日总能量的 30%［或 >2 g/(kg·d)］的膳食模式。

推荐意见：

（1）对于单纯肥胖以及合并高甘油三酯血症、高胆固醇血症者采用高蛋白膳食模式较正常蛋白膳食模式更有利于减轻体重以及改善血脂情况，并有利于控制减重后体重复重。

（2）合并慢性肾病患者应慎重选择高蛋白饮食。

5）轻断食膳食模式（intermittent fasting）。

这一膳食模式也称间歇性断食，是一类采用"5+2"模式，即1周内5天正常进食，其他2天（非连续）则摄取平常能量的1/4（女性约500 kcal/d，男性约600 kcal/d）的饮食模式。

推荐意见：

（1）在体重控制的同时，或可通过代谢和炎症反应的改善，间接增加体重控制获益。

（2）增加糖尿病、心血管疾病以及其他慢性疾病的治疗获益。

3. 体力活动和体育运动

体力活动的目标包括：减少久坐的行为（如长时间看电视或者使用计算机），增加每天的运动量。患者在增加体力活动的过程中应该得到相应的指导。制订锻炼方案时要考虑到患者的运动能力和健康状况，本着循序渐进和安全第一的原则。对于合并潜在心血管疾病的肥胖患者，在进行运动前需要进行必要的心脏功能评估如运动压力测试。

运动对减肥的影响取决于运动方式、强度、时间、频率和总量。美国指南推荐，增加有氧运动（如快走）至每周150分钟以上（每天30分钟以上，每周的大多数天）；推荐更高水平的身体活动（每周200～300分钟，长期，1年以上），以维持体重下降及防止减重后的体重反弹。每天安排进行体力活动的量和时间应按减体重的目标计算，对于需要消耗的能量，一般多考虑采用增加体力活动量和控制饮食相结合的方法，其中50%（40%～60%）应该由增加体力活动的能量消耗来解决，另外50%可由减少饮食总能量和减少脂肪的摄入量来达到。增加体力活动的时间，可以有意识地结合日常活动来安排。肥胖者对体力活动量的安排应根据其体能、年龄和兴趣等因素进行，可以某一项活动为主，再配合其他的一些活动以达到需要消耗的能量，可以用能量消耗相等的或相似的体力活动或运动来取代或交换。

4. 精神－心理支持

精神－心理支持既包括在整体管理措施中对患者进行一般性的心理疏导和支持，也包括相关的精神疾患如焦虑、抑郁等的针对性治疗，必要时应请专科医师进行治疗。

5. 药物治疗

1）药物治疗的指征。

以下情况可考虑药物治疗：①食欲旺盛，餐前饥饿难忍，每餐进食量较多。②合并高血糖、高血压、血脂异常和脂肪肝。③合并负重关节疼痛。④肥胖引起呼吸困难或有阻塞性睡眠呼吸暂停。⑤BMI≥24 kg/m^{2}且有上述并发症情况。⑥BMI≥28 kg/m^2，不论是否有并发症，经过3个月的单纯饮食方式改善和增加活动量处理仍不能减重5%，甚至体重仍有上升趋势者。

2）药物选择。

目前，美国FDA批准的治疗肥胖症的药物主要有纳曲酮/安非他酮、氯卡色林、芬特明/托吡酯、奥利司他、利拉鲁肽。但目前在我国，有肥胖症治疗适应证且获得国家药监局批准的药物只有奥利司他。

（1）非中枢性作用减重药。主要是选择性肠道胰脂肪酶抑制剂。奥利司他对胃肠道的脂肪酶如胃脂肪酶、胰脂肪酶、羧酸脂酶的活性产生可逆性抑制，但对胃肠道其他酶如淀粉酶、胰蛋白酶、糜蛋白酶和磷脂酶无影响。奥利司他可使膳食脂肪吸收大约减少33%，未吸收的甘油三酯和胆固醇随大便排出，从而达到减重的目的。奥利司他也能降低肥胖的糖尿病患者的腰围、BMI、血压、空腹血糖和糖化血红蛋白水平，降低超重和肥胖患者的血中总胆固醇及低密度脂蛋白水平。15%～30%的患者可出现不良反应，包括皮脂溢出增多、肠胃胀气、小便急、大便次数增多、脂肪便、大便失禁和油样便等。需关注奥利司他是否影响脂溶性维生素吸收等，有引起严重肝损害的报道。推荐剂量为每次0.12克，3次/天，餐前服。

（2）中枢性作用减重药。中枢性作用减重药属于去甲肾上腺素能再摄取抑制剂，能刺激交感神经系统释放去甲肾上腺素（涉及调控食欲的神经递质之一）和多巴胺，并抑制这两种神经递质的再摄取而抑制食欲和诱导饱腹感。具体药物包括盐酸芬特明、盐酸安非拉酮，在美国被批准用于短期（≤12周）治疗肥胖症。不良反应有高血压、心动过速和心悸，故不可用于有心血管疾病或显著高血压的肥胖人群，使用期间须监测血压。盐酸芬特明推荐用法为5 mg/d、30 mg/d或37.5 mg/d。盐酸安非拉酮推荐用法为75 mg/d，3次/天。

（3）兼有减重作用的降糖药物。肥胖与2型糖尿病之间关系密切，部分降糖药物有一定的减重作用，在肥胖的2型糖尿病中可选用。尽管部分药物有在非糖尿病患者中减重的临床研究，但是目前均没有用于单纯性肥胖者的注册适应证。

①二甲双胍：促进组织摄取葡萄糖和增加胰岛素的敏感性，有一定的减重作用。对于肥胖的 2 型糖尿病患者，二甲双胍可作为首选用药。②胰淀粉样多肽类似物：胰淀粉样多肽可以减慢食物（包括葡萄糖）在小肠的吸收速度，降低患者食欲，具有减重的作用。普兰林肽是一种注射用胰淀粉样多肽类似物，主要用于单用胰岛素，联合应用胰岛素和磺脲类药物和（或）二甲双胍仍无法达到预期疗效的糖尿病患者。③胰高血糖素样肽 1（GLP - 1）受体激动剂或 GLP - 1 类似物：艾塞那肽、利拉鲁肽和司美格鲁肽。在控制血糖的同时有减轻体重的作用。其减轻体重的作用与抑制食欲及摄食、延缓胃内容物排空有关。艾塞那肽、利拉鲁肽和司美格鲁肽减轻体重的作用均具有明显的剂量依赖性。

（4）药物疗效的评价：建议药物治疗 3 个月后对疗效进行评价。如果非糖尿病患者体重下降 >5%，在糖尿病患者体重下降 >3%，可以被视为有效，应继续药物治疗。而无效患者则停药，并对整体治疗方案重新评估。

6. 外科治疗

（1）对于单纯肥胖症的患者，推荐的手术适应证见表 3 - 8。

表 3 - 8　单纯肥胖症患者的手术适应证

BMI（kg/m^2）	临床情况	手术推荐等级
≥37.5	有或无合并症①及严重相关风险的患者	积极手术
32.5～37.5	有或无合并症①及严重相关风险的患者	推荐手术
27.5～32.5	经改变生活方式和内科治疗仍难以控制，且至少符合 2 项代谢综合征组分②，或存在合并症	可考虑手术

注：①并发症包括高血压、血脂异常、高尿酸血症；②代谢综合征组分包括高甘油三酯、低高密度脂蛋白胆固醇和高血压。

（2）对于年龄在 18～60 岁，一般状况较好，手术风险较低，经生活方式干预和各种药物治疗难以控制的 2 型糖尿病（糖化血红蛋白 >7.0%）或伴发疾病并符合以下条件的 2 型糖尿病患者，可考虑手术治疗，具体手术适应证见表 3 - 9。

表 3 -9　具体手术适应证

BMI（kg/m²）	临床情况	手术推荐等级
≥32.5	有或无合并症①的 2 型糖尿病	可考虑手术
27.5～32.5	有 2 型糖尿病，尤其存在其他心血管风险因素①时	慎选手术
25～27.5	合并 2 型糖尿病，并有中心型肥胖，且至少有额外的 2 条代谢综合征组分②	暂无推荐

注：①合并症或其他心血管风险因素包括高血压、血脂异常、高尿酸血症；②代谢综合征组分包括高甘油三酯、低高密度脂蛋白胆固醇和高血压。

减重手术按照原理可分为减少吸收型手术和限制摄入型手术。前者包括胆胰旷置术、小肠绕道术、十二指肠转位术和回肠转位术等。后者包括垂直绑带式胃减容术、袖状胃切除术、胃球囊术和可调节胃绑带术等。此外还有兼具减少吸收和限制摄入的混合型手术如胃分流术及 Roux-en-Y 胃旁路术。目前施行的减重手术大多采用腹腔镜手术。

因为严重肥胖的患者往往合并多种其他疾病，特别是心肺功能的异常，所以要充分认识手术的风险。大部分手术方式本身将永久性改变患者的消化道解剖结构，所以必须在术前让患者充分了解手术可能带来的并发症以及导致的生活方式的改变。手术治疗后需要终身随访。随访的目的是掌握患者体重减轻以及伴发疾病的情况，是否有手术并发症发生，有无营养物质、维生素和矿物质的缺乏，以便根据需要做相应的检查并及时调整治疗方案，如有需要，还应进行必要的心理辅导。

（龚迎迎）

参考文献

[1] 中华医学会内分泌学分会肥胖学组. 中国成人肥胖症防治专家共识 [J]. 中华内分泌代谢杂志, 2011, 27 (9): 711 -717.

[2] 中国超重/肥胖医学营养治疗专家共识编写委员会. 中国超重/肥胖医学营养治疗专家共识 (2016 年版). 中华糖尿病杂志, 2016, 8 (9): 525 -540.

[3] 中华医学会糖尿病学分会. 中国 2 型糖尿病防治指南（2017 年版）[J]. 中华糖尿病杂志, 2018, 10 (1): 4 -67.

高同型半胱氨酸血症

何谈健康：

高同型半胱氨酸血症是容易被忽略的一个心脑血管危险因素，与动脉粥样硬化特别是脑卒中密切相关。需补充叶酸、维生素 B_{12}、B_6 等。

同型半胱氨酸（Hcy）是蛋氨酸代谢中产生的一种含硫氨基酸，参与机体多种反应。血清 Hcy 水平升高是心血管疾病、帕金森病等多种疾病的独立危险因素。虽然具体致病机制尚不明晰，但已有大量研究证实 Hcy 可通过诱导氧化应激、参与炎症因子释放、损害一氧化氮合酶等多种途径造成心血管系统疾病、风湿系统疾病心血管并发症的发生与发展。

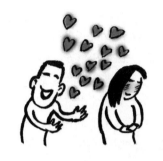

不要吝啬你的赞美
和表达爱意的语言

小林漫画

流行病学及危害

《中国高血压防治指南（2018 年修订版）》将高同型半胱氨酸血症（Hcy≥15 μmol/L）定义为重要的心血管病危险因素之一，与动脉粥样硬化和脑卒中独立相关。多项流行病学调查结果表明，我国成人血同型半胱氨酸的均值在 13～14 μmol/L 之间，男性高于女性。45 岁以上人群中，75% 的男性血同型半胱氨酸超过 10.5 μmol/L，50% 的女性血同型半胱氨酸超过 10.7 μmol/L。高同型半胱氨酸血症与多种疾病的发生发展密切相关，如心脑血管疾病、高血压、糖尿病、肾脏疾病等，几乎影响全身的各个器官，通过氧化损伤、DNA 甲基化和含硫化合物代谢异常等多种机制影响细胞的功能、蛋白质的合成与调控，进而导致组织和器官的病理变化。

危 险 因 素

1. 遗传因素

Hcy 代谢的某些关键酶失活，如亚甲基四氢叶酸还原酶（MTHFR）、胱硫醚 β - 合酶（CBS）、甲硫氨酸合酶（MS）、甲硫氨酸合酶还原酶（MTRR）、甜菜碱同型半胱氨酸甲基转移酶（BHMT），可导致血同型半胱氨酸水平升高。*MTHFR* C677T 突变可导致 MTHFR 酶的活性和耐热性下降，其中，CT 型、TT 型人群的酶活性分别为 CC 型的 65% 和 30%，TT 型人群的同型半胱氨酸水平通常比 CC 型人群高出 20% ~ 70%。*MTHFR* C677T 基因多态性和突变频率在不同国家、不同种族中的分布存在显著差异。我国汉族人群 TT 基因型携带率约为 23.2%，呈从南到北稳定上升趋势，最低值在海南（南方），为 6.4%；最高值在山东（北方），为 40.8%。*MTRR* A66G 位点突变可导致 MTRR 酶活性降低，GG 型酶活性低，血同型半胱氨酸水平比 AA 型人群高 40%。

2. 营养因素及生活方式

因饮酒、吸烟等不良生活方式导致叶酸、维生素 B_6、维生素 B_{12} 的消耗过多或这些营养素摄入过少，都可引起血同型半胱氨酸的升高。

3. 年龄和性别

随年龄增长，血同型半胱氨酸水平逐渐升高。另外，受雌激素的影响，男性血同型半胱氨酸水平高于女性，女性绝经后高于绝经前。

4. 疾病与药物

肾功能障碍和损伤、甲状腺功能减退、严重贫血、严重硬皮病及恶性肿瘤等疾病以及应用氨甲蝶呤、一氧化氮、抗癫痫药、利尿药、烟酸等药物可使血同型半胱氨酸水平升高。

临 床 表 现

高同型半胱氨酸通常没有独立的临床表现，通常作为重要的影响因素或致病因素参与心脑血管疾病、帕金森、风湿系统疾病等的发生发展。

筛查与诊断

血同型半胱氨酸的检测方法较多，如高效液相色谱法、酶联免疫法、放射免疫分析法、循环酶法等。其中循环酶法快速、简便、敏感性高、易于自动化，目前已成为各临床实验室的常规检测方法。有研究显示 Hcy ≥ 10 μmol/L 是腔隙性脑梗死发生的影响因素，Hcy ≥ 15 μmol/L 是冠心病发生的影响因素。故而各实验室及医院多以这两个值作为正常值参考上限，然而对于是以 10 μmol/L 还是以 15 μmol/L 界定血同型半胱氨酸升高对机体的损害，目前学界并无统一的标准。由于同型半胱氨酸生成过程中受到多种酶及酶活性的影响，目前在血同型半胱氨酸升高的机制方面主要是检测 *MTHFR* C677T、A1298C 和 *MTRR* A66G 的多态性。

管理与治疗

健康管理：①健康生活方式干预，包括戒烟、限酒、合理膳食（增加深绿色蔬菜摄入）、增加运动量，有助于降低血同型半胱氨酸水平；②所有高同型半胱氨酸血症患者都应知晓并关注血同型半胱氨酸水平，并依据个体情况控制血同型半胱氨酸水平。

治疗：高血同型半胱氨酸可运用营养治疗方案。①叶酸：每日补充 0.8 毫克叶酸是降低血同型半胱氨酸的最佳剂量。针对 *MTHFR* 基因突变者，可以同时增补 5 - 甲基四氢叶酸，降低血同型半胱氨酸的效果更好。然而仅依靠单一补充叶酸仍然有约 50% 的患者无法达标。临床中需要注意大剂量的叶酸（1 mg/d 以上）可能会掩盖维生素 B_{12} 的缺乏，引起锌的缺乏。②维生素 B_{12}：负责将 5 - 甲基四氢叶酸的甲基转移给 Hcy，单独补充维生素 B_{12} 降低血同型半胱氨酸的效果没有补充叶酸明显。③维生素 B_6：不仅是 Hcy 转硫途径的重要辅酶，也是生成 5，10 - 亚甲基四氢叶酸的重要辅酶。④天然甜菜碱：天然甜菜碱分子结构中有 3 个甲基，是体内最为高效的甲基供体，其甲基相对效价比是胆碱的 12 ~ 15 倍。餐后补充甜菜碱降血酮的效果比叶酸的好。在 *MTHFR* 基因突变或叶酸缺乏时，补充甜菜碱会起到更大的作用。但因胆碱、甜菜碱不足而引起的高血同型半胱氨酸，使用叶酸则没有明显效果。⑤胆碱：少部分胆碱在肝脏和肾脏中可以不可逆地转化为甜菜碱，成为不稳定的甲基来源。⑥联合补充：叶酸、甜菜碱和转硫途径之间存在很强的相互关系，尤其在低叶酸状态下关系更为明显。复合营养补充剂能够同时提供甲基供体、甲基载体和转硫酶的辅酶，有利于纠正甲基化和转硫化的异常。

（蔡兴明）

参考文献

[1] 中国营养学会骨健康与营养专业委员会，中华医学会肠外肠内营养学分会，中国老年医学学会北方慢性病防治分会，等. 高同型半胱氨酸血症诊疗专家共识 [J/OL]. 肿瘤代谢与营养电子杂志，2020，7（3）：283-288.

[2] 中国高血压防治指南修订委员会，高血压联盟（中国），中华医学会心血管病学分会，等. 中国高血压防治指南（2018年修订版）[J]. 中国心血管杂志，2019，24（1）：24-56.

[3] 李雷，杨瑞玲，李丽燕，等. 高同型半胱氨酸血症不同诊断切点对高血压患者心脑动脉粥样硬化的影响 [J]. 中国全科医学，2021，24（2）：159-163.

[4] 林斐然，刘文彬，欧元祝，等. 11种同型半胱氨酸检测系统的性能评价 [J]. 检验医学，2019，34（1）：51-55.

冠状动脉粥样硬化性心脏病

何谈健康：

　　缺血性心脏病在中国十大死因中排第二。有些缺血性心脏病发病凶险，患者很快出现心脏骤停。因而出现胸痛、胸闷的症状要及时到医院就诊，现在很多医院均有胸痛绿色通道。活动后出现胸痛、胸闷是心绞痛的特点，要马上中止活动，休息。确诊冠心病后要控制各种心血管危险因素，遵医嘱坚持服药，冠心病防治"ABC"疗法至少包括抗血小板药（如阿司匹林、氯吡格雷等）、β受体阻滞剂（如

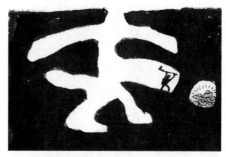

倍他乐克、比索洛尔等）和降胆固醇药（如他汀类）治疗。必要时行支架置入术或冠脉搭桥手术治疗。LDL-C 一定要达标。加强公共场所除颤仪的设置及对公众心肺复苏技能的普及，可提高心脏病猝死抢救成功率。

　　"用心爱心"，"世界同心，全家一心"（One world，One home，One heart）。

　　冠状动脉粥样硬化性心脏病，简称冠心病，指冠状动脉发生粥样硬化引起管腔狭窄或闭塞，导致心肌缺血缺氧或坏死而引起的心脏病，也称缺血性心肌病。冠心病是动脉粥样硬化导致器官病变的最常见类型。

一、流行病学及危害

　　本病多发于40岁以上成人，男性发病早于女性，经济发达国家及地区发病率较高。近年来该病发病呈年轻化趋势，已成为威胁人类健康的主要疾病之一。

　　中国心血管病患病率处于持续上升阶段，推算心血管病现患人数 3.3亿。根据2013年中国第5次卫生服务调查：城市地区≥15岁居民冠心病的

患病率为 12.3‰，农村地区患病率为 8.1‰，城乡合计患病率为 10.2‰。与 2008 年全年龄段的第 4 次调查数据相比（城市 15.9‰，农村 4.8‰，城乡合计 7.7‰），城市有所下降，农村和城乡合计患病率升高（图 3 - 2）。以此数据为基础，根据 2010 年第 6 次人口普查数据推算，2013 年中国大陆≥15 岁居民冠心病的患病人数约为 1139.6 万人。而以 2008 年第 4 次国家卫生服务调查的数据估算（当时全年龄段的冠心病患病人数约为 1031.6 万人），2013 年与 2008 年相比增加了 108 万人。

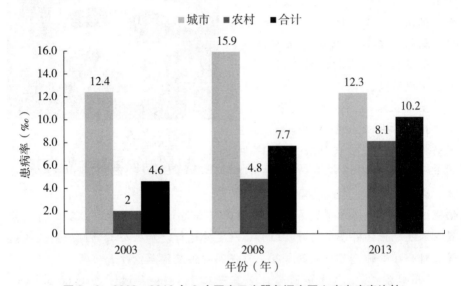

图 3 - 2　2003—2013 年 3 次国家卫生服务调查冠心病患病率比较

注：3 次调查中，冠心病认定标准为通过询问被调查对象在调查前半年内经医师明确诊断为该疾病；或半年前经医师诊断有该疾病，且在调查半年内时有发作，同时采取了治疗措施。2003 年和 2008 年调查计算患病率的年龄范围为全年龄段，即 0 岁以上，而 2013 年调查范围为≥15 岁居民。

根据《2018 中国卫生健康统计年鉴》，2017 年城市居民冠心病死亡率为 115.32/10 万，农村居民冠心病死亡率为 122.04/10 万，农村地区高于城市地区，男性高于女性。2017 年冠心病死亡率继续 2012 年以来的上升趋势。农村地区冠心病死亡率上升明显（图 3 - 3）。

从 2005 年开始，急性心肌梗死死亡率也呈快速上升趋势，2013 年农村地区急性心肌梗死死亡率超过城市平均水平（图 3 - 4）。研究发现在 2001—2011 年的 10 年间，在因急性心肌梗死住院的患者中，ST 段抬高型心肌梗死（STEMI）占 86.0%，因 STEMI 住院的患者人数增加了 3 倍。

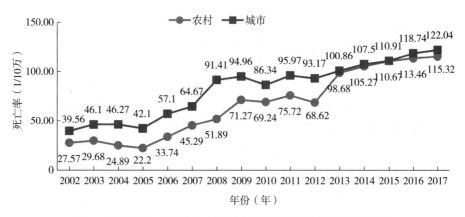

图 3－3　2002—2017 年中国城乡居民冠心病死亡率变化趋势

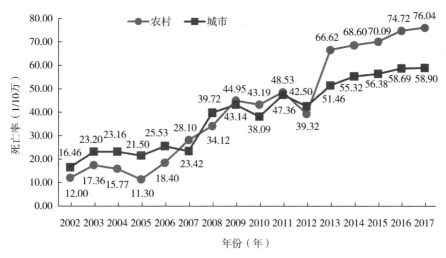

图 3－4　2002—2017 年中国城乡居民急性心肌梗死死亡率变化趋势

二、危险因素

（1）年龄、性别。冠心病多见于 40 岁以上，49 岁以后疾病进展较快，近年来发病年龄有年轻化趋势。女性发病率较低，但绝经后发病率迅速增高。

（2）血脂异常。脂质代谢异常是动脉粥样硬化最重要的危险因素。临床资料表明，动脉粥样硬化常见于高胆固醇血症。多个脂质代谢指标异常都被认为是冠心病的危险因素，目前最肯定的是低密度脂蛋白胆固醇（LDL-C）的致动脉粥样硬化作用。在临床实践中，LDL-C 是治疗的靶目标。

（3）高血压。60%～70% 的冠状动脉粥样硬化患者有高血压，高血压患者患冠心病的概率比常人增高 3 ～ 4 倍。

（4）与不吸烟者比较，吸烟者发病率和病死率增高 2 ～ 6 倍，且与每日吸烟的支数呈正比。被动吸烟也是危险因素。

（5）糖尿病和糖耐量异常。糖尿病患者发病率较非糖尿病者高出数倍，且病变进展迅速。糖尿病患者多伴有高甘油三酯血症或高胆固醇血症，如再伴有高血压，则动脉粥样硬化的发病率明显增高。

（6）肥胖。体重指数（BMI）介于 25 ～ 28 kg/m^2 之间为超重，BMI > 28 kg/m^2 者则诊断为肥胖症。肥胖也是动脉粥样硬化的危险因素，可导致血浆甘油三酯及胆固醇水平增高，常伴发高血压或糖尿病。

（7）家族史。一级亲属中男性 < 55 岁、女性 < 65 岁者发生本病，考虑存在早发冠心病家族史。

其他危险因素包括：①A 型性格者有较高的冠心病患病率，精神过度紧张者也易患病。②口服避孕药：长期口服避孕药可使血压升高、血脂异常、糖耐量异常，同时改变凝血机制，增加血栓形成机会。③饮食习惯：高热量、高动物脂肪、高胆固醇、高糖饮食易致患冠心病。

三、临床类型

近年趋向于根据发病特点和治疗原则的不同，将冠心病分为两大类：①慢性冠脉疾病，包括稳定型心绞痛、隐匿性冠心病和缺血性心肌病等；②急性冠脉综合征，包括不稳定型心绞痛、非 ST 段抬高心肌梗死和 ST 段抬高心肌梗死，也将冠心病猝死包括在内。

1. 慢性冠脉疾病

【临床表现】

1）稳定型心绞痛。

心绞痛以发作性胸痛为主要临床表现。疼痛特点为：

（1）诱因。发作常由体力劳动或情绪激动（如焦急、愤怒、过度兴奋等）所诱发，寒冷、吸烟、过度疲劳、饱食等亦可诱发。疼痛多发生于劳力或激动时，而不是劳累之后，常在相似条件下重复发生。

（2）部位。主要在胸骨体之后，可波及心前区，常放射至左肩、左臂内侧达无名指和小指，或至颈、咽或下颌部。

（3）性质。胸痛常为压迫、发闷或紧缩性，也可有烧灼感，但无针刺或刀扎样锐性痛。有些患者仅觉胸闷不适而无胸痛。发作时往往被迫停止正在进行的活动，直至症状缓解。

（4）持续时间。一般持续数分钟至 10 多分钟，多为 3 ~ 5 分钟，一般不超过半小时。

（5）缓解方式。一般在停止原来诱发症状的活动后即可缓解，舌下含服硝酸甘油等硝酸酯类药物也能在几分钟内使症状缓解。

2）隐匿性冠心病。

隐藏性冠心病没有心绞痛的临床症状，但有心肌缺血的客观证据，又称无症状性冠心病。临床可分为三种类型：①有心肌缺血的客观症状，但无心绞痛症状；②曾有过心肌梗死病史，现有心肌缺血客观证据，但无症状；③有心肌缺血发展，有时有症状，有时无症状，此类患者居多。应及时发现这类患者，可为其提供及早的治疗，预防心肌梗死或死亡发生。

3）缺血性心肌病。

缺血性心肌病属于冠心病的一种特殊类型或晚期阶段，包括充血型缺血性心肌病和限制型缺血性心肌病。

（1）充血型缺血性心肌病：心绞痛是此型患者的常见临床症状之一，但不是必备症状。随病情进展，充血性心力衰竭逐渐恶化，心绞痛发作逐渐减轻甚至消失。心力衰竭往往是缺血性心肌病发展到一定阶段必然出现的表现，常表现为劳力性呼吸困难，严重时可发展为端坐呼吸和夜间阵发性呼吸困难，伴有疲乏、虚弱等症状。晚期累及右心，可出现食欲缺乏、水肿等症状。此型患者还可出现各种类型心律失常、心腔内形成栓塞等。

（2）限制型缺血性心肌病：患者常有劳力性呼吸困难和（或）心绞痛，活动受限，也可反复发生肺水肿。

【诊断】

根据典型心绞痛等临床表现，结合年龄和存在冠心病的危险因素，除外其他原因所导致的心绞痛，一般可建立临床诊断。心绞痛发作时心电图检查可见 ST-T 段改变，症状消失后心电图改变亦逐渐恢复。未捕捉到发作时心电图者可行心电图负荷试验。而考虑诊断为缺血性心肌病需满足以下条件：①有明确的心肌坏死或心肌缺血证据；②心脏明显扩大；③心功能不全临床表现和（或）辅助检查依据。

无创性检查是诊断心肌缺血的重要客观依据。根据患者危险程度而采取不同的检查，主要依据静息、动态或负荷心电图检查，或进一步行颈动脉内 – 中膜厚度、踝肱比或冠状动脉 CT 血管造影（简称冠脉 CTA）检查。冠脉 CTA 有助于评价冠状动脉管腔狭窄程度及管壁病变性质和分布。

冠状动脉造影（CAG）为有创性检查手段，目前仍是诊断冠心病的"金标准"，一般认为管腔直径减少70%～75%或75%以上会严重影响血供。其他有创性手段包括冠脉内超声显像（IVUS）、冠脉内光学相干断层显像（OCT）、冠脉血流储备分数测定（FFR）等可以协助明确冠状动脉病变的严重程度，有助于诊断和指导介入治疗。

【治疗】

1）发作时的治疗。

（1）休息：发作时立刻休息，一般在停止活动后症状可逐渐消失。

（2）药物治疗：较重的发作，可使用作用较快的硝酸酯制剂，舌下含服起效较快，还有供喷雾吸入用的制剂。

2）缓解期的治疗。

（1）生活方式调整：宜尽量避免各种诱发因素。清淡饮食，一次进食不宜过饱；戒烟限酒；调整日常生活与工作量；减轻精神负担；保持适当的体力活动，但以不致发生疼痛症状为度；一般不需卧床休息。

（2）药物治疗：应在医生指导下使用药物，密切随访进行调整。具体包括改善缺血、减轻症状的药物和预防心肌梗死、改善预后的药物。前者有：①β受体阻滞剂，如常用的美托洛尔、比索洛尔；②硝酸酯类药，缓解期主要为口服应用，如常用的单硝酸异山梨酯；③钙通道阻滞剂，如常用的地尔硫草、硝苯地平、氨氯地平等；④其他：曲美他嗪、尼可地尔、盐酸伊伐布雷定等，中医中药等。后者有：①抗血小板药物，如常用的阿司匹林、氯吡格雷和替格瑞洛。注意胃肠道反应及出血风险。②降低LDL-C的药物，他汀类药物为首选，如常用的阿托伐他汀、瑞舒伐他汀等。使用时注意监测肝功能及肌酶等生化指标。其他降低LDL-C的药物包括依折麦布和前蛋白转化酶枯草溶菌素9（PCSK9）抑制剂。③血管紧张素转化酶抑制剂（ACEI）或血管紧张素Ⅱ受体拮抗剂（ARB），如常用的卡托普利、贝那普利、培哚普利等。不能耐受ACEI类药物者可使用ARB类药物。④β受体阻滞剂。

（3）血管重建治疗：是采用药物保守治疗还是血运重建治疗，需根据冠脉的病变解剖特征、患者的临床特征及当地医疗中心的手术经验等综合判断决定。治疗方式有：①经皮冠脉介入术（PCI）；②冠状动脉旁路移植术（CABG）。治疗方案应个体化权衡利弊，慎重选择。

2. 急性冠脉综合征（ACS）

冠心病效果评价和临床转化研究（China PEACE）发现，我国94.0%的心肌梗死患者表现为胸痛或胸部不适，其他的较常见症状为大汗（67.2%）、乏力（31.0%）、恶心（30.7%）、呼吸短促（29.1%）、肩颈部放射性疼痛（27.9%）、心悸（22.3%）及胃部不适或疼痛（12.8%）。0.2%的患者无急性症状。

中国急性心肌梗死（CAMI）注册研究也发现，持续性胸痛及大汗是我国急性心肌梗死患者最典型临床表现，66.4%的患者表现为持续性胸痛，63.7%的患者伴大汗。男性和女性无症状急性心肌梗死分别占1.2%和1.7%。约1/4的急性ST段抬高心肌梗死患者就诊时无典型胸痛症状（定义为持续时间超过20分钟，休息或含服硝酸甘油不能缓解）；无典型胸痛患者就诊时间晚，接受经皮冠脉介入术（PCI）的比例低，住院期间死亡率较高。

【临床表现】

1）不稳定型心绞痛（UAP）和非ST段抬高心肌梗死（NSTEMI）。

二者合称为非ST段抬高急性冠脉综合征。胸部不适的性质与典型的稳定型心绞痛相似，但通常程度更重，持续时间更长，可达数十分钟，胸痛在休息时也可发生。

以下临床表现有助于诊断：诱发心绞痛的体力活动阈值突然或持久降低；心绞痛发生频率、严重程度和持续时间增加；出现静息或夜间心绞痛；胸痛放射至新的部位；发作时伴有新的相关症状，如出汗、恶心、呕吐、心悸或呼吸困难。常规休息或舌下含服硝酸甘油只能暂时缓解症状，甚至不能完全缓解症状。但症状不典型者也不少见，尤其是老年女性和糖尿病患者。

2）ST段抬高心肌梗死（STEMI）。

STEMI临床表现与心肌梗死的面积大小、部位、冠状动脉侧支循环情况密切相关。50%～81.2%的患者在发病前数日有乏力、胸部不适，活动时心悸、气急、烦躁、心绞痛等前驱症状，其中以新发生心绞痛或原有心绞痛加重最为突出。心绞痛较以往频繁、程度较剧、持续较久、硝酸甘油疗效差、诱发因素不明显。同时心电图出现ST段、T波改变，如及时入院处理，可使部分患者避免发生心肌梗死。常见症状如下：

（1）疼痛。疼痛是最先出现的症状，多发于清晨，疼痛部位和性质与心绞痛相同，但诱因多不明显，且常发生于安静时，程度较重，持续时间较长，可达数小时或更长，休息和含用硝酸甘油片多不能缓解。患者常烦躁不安、出汗、恐惧、胸闷或有濒死感。少数患者无疼痛，一开始即表现为休克或急性心力衰竭。部分患者疼痛位于上腹部，部分患者疼痛放射至下颌、颈部、背部上方。

（2）全身症状。全身症状可有发热、心动过速、白细胞增高等，一般在疼痛发生 24～48 小时后出现，程度与心肌梗死范围常呈正相关。

（3）胃肠道症状。疼痛剧烈时常伴有频繁的恶心、呕吐和上腹部胀痛，肠胀气亦不少见。重症者可发生呃逆。

（4）心律失常。心律失常常见于 75%～95% 的患者，多发生于起病后 1～2 天，而以 24 小时内最多见，可伴乏力、头晕、晕厥等症状。各种心律失常中以室性心律失常最多，尤其是室性期前收缩。室颤则是 STEMI 早期，特别是入院前主要的死因。

（5）低血压和休克。疼痛期中血压下降常见，未必是休克。如疼痛缓解而收缩压仍低于 80 mmHg，有烦躁不安、面色苍白、皮肤湿冷、大汗淋漓等表现，出现神志迟钝甚至晕厥者，则为休克表现。休克多于起病后数小时至数日内发生，见于约 20% 的患者，主要为心源性，提示心肌广泛坏死（40% 以上）。

（6）心力衰竭。可在起病最初几天内发生，或在疼痛、休克好转阶段出现，发生率为 32%～48%。患者出现呼吸困难、咳嗽、发绀、烦躁等症状，严重者可发生肺水肿，随后可有颈静脉怒张、肝大、水肿等表现。

【诊断】

1）不稳定型心绞痛和非 ST 段抬高心肌梗死。

根据典型心绞痛症状、典型缺血性心电图改变及心肌损伤标志物测定，可以做出临床诊断。诊断未明确的症状不典型而病情稳定者，可在出院前做负荷心电图或负荷超声心动图、核素心肌灌注显像、冠状动脉造影等检查。冠状动脉造影仍是诊断冠心病的重要方法，对决定治疗策略有重要意义。冠状动脉造影图例见图 3-5。

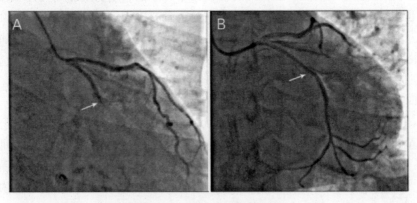

图 3-5 冠状动脉造影图例

A：冠状动脉造影示左回旋支近端闭塞（↗所示）。B：支架置入后复查冠脉造影，原血管闭塞部位及下游显影良好，提示血流通畅。

2）ST 段抬高心肌梗死。

根据典型的临床表现，特征性的心电图改变以及实验室检查发现，诊断本病并不困难。对于老年患者，突然发生严重心律失常、休克、心力衰竭而原因未明，或突然发生较重而持久的胸闷或者胸痛者，都应考虑本病的可能。宜先按急性心肌梗死来处理，并短期内进行心电图、血清心肌坏死标志物测定等的动态观察以确定诊断。

【治疗及预后】

1）不稳定型心绞痛和非 ST 段抬高心肌梗死

该型是具有潜在危险的严重疾病，须及时就医治疗。

（1）治疗包括抗缺血治疗、抗血栓治疗和根据危险度分层进行有创治疗。对于进行性缺血且对初始药物治疗反应不佳者，以及血流动力学不稳定者，应入冠心病监护病室（CCU）加强监测和治疗。治疗包括：

A. 一般治疗：卧床休息、消除紧张情绪和顾虑等。对有气促、呼吸困难等的患者，给予吸氧、监护等。

B. 药物治疗：抗心肌缺血药物治疗，抗血小板治疗，抗凝治疗，调脂治疗，ACEI 或 ARB 类药物治疗。

C. 冠状动脉血运重建术：包括 PCI 和 CABG，选择何种血运重建策略主要根据临床因素、术者经验和基础冠心病的严重程度。

（2）预后和二级预防：UAP/NSTEMI 的急性期一般 2 个月左右，在此期间发生心肌梗死或死亡的风险最高。出院后要坚持长期药物治疗，控制缺血症状、降低心肌梗死和死亡的发生风险，包括服用双联抗血小板药物至少 12个月，严格控制危险因素，进行有计划及适当的运动锻炼。帮助指导二级预防的 ABCDE 方案：①抗血小板、抗心绞痛治疗和 ACEI；②β 受体拮抗剂预防心律失常、减轻心脏负荷等，控制血压；③控制血脂和戒烟；④控制饮食和糖尿病治疗；⑤健康教育和运动。

2）ST 段抬高心肌梗死。

急性期住院病死率过去一般为 30% 左右，采用监护治疗后降至 15% 左右，采用溶栓疗法后再降至 8% 左右，住院 90 分钟内施行介入治疗后进一步降至 4% 左右。死亡多发生在心肌梗死第一周内，尤其在数小时内，发生严重心律失常、休克或心力衰竭者，病死率尤高。强调及早发现，及早住院，并加强住院前的就地处理。入院后尽快恢复心肌的血液灌注以挽救濒死的心肌，防止梗死扩大或缩小心肌缺血范围，保护和维持心脏功能，及时处理严重心律失常、泵衰竭和各种并发症，防止猝死，使患者不但能度过急性期，还能在康复后保持尽可能多的有功能的心肌。

（1）治疗包括：

A. 监护和一般治疗：卧床休息、心电监测、吸氧、建立静脉通道等。

B. 解除疼痛：吗啡或派替啶，静脉应用硝酸酯类药物，酌情选用 β 受体拮抗剂。

C. 抗血小板治疗：各种类型 ACS 均需联合应用口服抗血小板药物，给予负荷剂量后给予维持剂量。

D. 抗凝治疗：除非有用药禁忌，所有 STEMI 均应在抗血小板治疗的基础上常规联合抗凝治疗，可建立和维持梗死相关血管的通畅，并可预防深静脉血栓形成、肺动脉栓塞和心室内血栓形成。对合并心室内血栓或合并心房颤动者，需在抗血小板治疗的基础上联合华法林治疗，注意出血风险，严密监测。

E. 再灌注心肌治疗：再灌注心肌治疗是此型最重要的治疗措施之一，从起病至开通闭塞血管的时间间隔长短，对挽救濒死心肌、缩小心肌梗死范围、减轻梗死后心肌重塑等有着重要的影响。方法包括经皮冠脉介入术、溶栓疗法和紧急冠状动脉旁路移植术。

F. 应用 ACEI 和 ARB、他汀类调脂药物。

G. 抗心律失常治疗，抗心力衰竭治疗。

H. 抗休克治疗：伴有休克的患者，依据休克源性及诱因，分别进行处理，通过补充血容量、应用升压药物、应用血管扩张剂、纠正酸中毒、保护肾功能等综合手段积极干预。有条件的医院可考虑使用主动脉内球囊反搏术或左心室辅助装置进行辅助循环，争取或创造条件进行血运重建。

I. 其他治疗。

（2）康复和出院后治疗：提倡急性心肌梗死患者恢复后进行康复治疗，逐步做适当的体育锻炼，有利于体力和工作能力的增进。经 2～4 个月的活动锻炼后，酌情恢复部分工作或轻工作，以后部分患者可恢复全面工作，但应避免过重体力劳动或精神过度紧张。STEMI 二级预防可参照 UAP/NSTEMI 的 ABCDE 方案。

（吴　芳）

参考文献

［1］中国心血管健康与疾病报告编写组，中国心血管健康与疾病报告 2022 概要［J］. 中国循环杂志，2022，38（6）：583－612.

［2］ Li J，Li X，Wang Q，et al. ST-segment elevation myocardial infarction in China from 2001 to 2011（the China PEACE-Retrospective Acute Myocardial Infarction Study）：a retrospective analysis of hospital data［J］. Lancet，2015，385（9966）：441 –451.

［3］ Guan W，Venkatesh A K，Bai X，et al. Time to hospital arrival amongpatients with acute myocardial infarction in China：a report from China PEACE prospective study［J］. Eur Heart J Qual Care Clin Outcomes，2019，5（1）：63 –71.

［4］ 伏蕊，杨跃进，许海燕，等. 中国不同性别急性心肌梗死患者临床症状及诱发因素的差异分析［J］. 中国循环杂志，2014，29（12）：964 –967.

［5］ 葛均波，徐永健，王辰. 内科学［M］. 9 版. 北京：人民卫生出版社，2018.

［6］ 占育飞，刘仁光. 早期复极综合征合并急性心肌梗死一例［J］. 中国心脏起搏与心电生理杂志，2020，34（3）：307 –308.

脑 卒 中

何谈健康：

2019 年权威杂志《柳叶刀》报道，1990—2017 年间，脑卒中为中国居民十大死因之首，是第一大杀手。近年来脑卒中发病率有年轻化趋势，中年脑卒中患者所占比例越来越高。脑卒中致残率高，约70%的患者脑卒中后出现不同程度的残疾，40%的患者遗留重度残疾，给家庭和社会带来沉重负担。防治脑卒中要防治脑血管病危险因素：高血压、糖尿病、血脂异常、肥胖、吸烟、久坐、高同型半胱氨酸血症、心房颤动、卵圆孔未闭等。治疗方面，抗血小板药物如阿司匹林、氯吡格雷，调血脂药物如他汀类药物等要坚持服用。脑卒中急性期患者要尽快到医院急诊诊治，医院有脑卒中绿色通道。"时间就是大脑""关注中年人卒中风险""关注脑卒中，立即行动"。

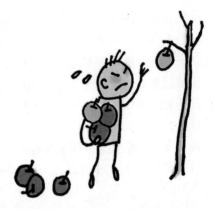

从不吃亏的人最后特别吃亏

小林漫画

脑卒中又称"中风""脑血管意外"，是急性脑血管疾病，是由于脑部血管突然阻塞或破裂导致血液不能流入大脑而引起脑组织损伤的一组疾病。脑卒中主要分为缺血性脑卒中和出血性脑卒中，前者包括短暂性脑缺血发作（TIA）和脑梗死，缺血性脑卒中占脑卒中总数的 60%～70%；后者包括蛛网膜下腔出血和脑出血。

流行病学及危害

1990—2017 年间中国居民的第一大死亡原因是脑卒中，农村居民脑卒中死亡率为 160/10 万，城市居民脑卒中死亡率为 129/10 万。《中国脑卒中防治报告 2019》显示，2018 年我国每 5 位死者中至少有 1 位死于脑卒中，脑卒中死亡率占我国居民总死亡率的 22.3%。20 岁以上居民脑卒中发病率为347/10 万，40 岁以上人群脑卒中患病率为 2.32%，1 年内脑卒中复发率为14.7%。我国脑卒中流行病特点是发病年轻化，男性高于女性，北方高南方低，中部突出，农村高于城市，缺血性脑卒中发病率增高，出血性脑卒中发病率降低。脑卒中的危害是高发病率、高死亡率、高复发率和高致残率，约70% 的患者脑卒中后出现不同程度的残疾，40% 的患者遗留重度残疾，给家庭和社会带来沉重的负担。

病因和危险因素

脑卒中不是一种因素导致的疾病，而是多因素导致的疾病，其危险因素分为可干预因素与不可干预因素。不可干预因素包括年龄、性别、种族、遗传及出生体重。可干预因素包括高血压、吸烟、糖尿病、血脂异常、心房颤动、其他心脏病、无症状颈动脉狭窄、饮食和营养、缺乏身体活动、肥胖、代谢综合征、饮酒、高同型半胱氨酸血症、口服避孕药、绝经后激素治疗、睡眠呼吸暂停综合征、血液高凝状态、药物滥用、炎症及偏头痛。

临 床 表 现

脑卒中以中老年人多见，中老年人常存在脑卒中的危险因素，突然起病。可出现颈内动脉系统损害的症状：单个肢体或一侧肢体无力，面瘫，偏身麻木，单眼一过性黑蒙或失明，偏盲，说话不流利。可出现椎 - 基底动脉系统损害的症状：眩晕、恶心、呕吐；双下肢或四肢无力；交叉性瘫痪；交叉性感觉障碍；复视，眼震；吞咽困难，饮水呛咳，构音障碍；共济失调，平衡障碍，意识障碍；听不懂别人的话等。出血及大面积梗死导致颅内压增高者出现头痛、呕吐、脑膜刺激征阳性。

筛查与诊断

短暂性脑缺血发作（TIA）的诊断：主要依靠详细询问病史，中老年人突然出现局灶性神经功能缺损症状，持续数分钟或数小时缓解，24 小时内完全恢复，头部 CT 和 MRI 正常，排除其他疾病后可以诊断。

脑梗死的诊断：中老年患者，突然出现局灶性神经功能缺损表现，有的患者在起病前有 TIA，头部 CT 早期多正常，24～48 小时内出现低密度病灶，MRI 的弥散加权成像（DWI）和灌注加权成像（PWI）可早期诊断缺血性改变。头颈 CTA、MRA、动态心电图、超声心动图可帮助明确病因。病因不同预防策略也不同，临床上广泛采用急性脑卒中治疗 Org10172 试验（TOAST）分型，其共分五个亚型：大动脉粥样硬化型、小动脉闭塞型、心源性栓塞型、其他病因型和病因不明型。

脑出血的诊断：常有长期高血压病史，活动中突然起病，出现头痛、呕吐、局灶性神经功能缺损症状、血压升高及不同程度意识障碍，头部 CT 或 MRI 显示出血灶。MRA、CTA 和 DSA 可帮助明确病因。

蛛网膜下腔出血的诊断：任何年龄的患者突发剧烈头痛、呕吐、脑膜刺激征阳性；脑卒中早期，头部 CT 显示基底池、外侧裂、脑室系统等蛛网膜下腔高密度影。如果 CT 没有发现异常，腰穿脑脊液呈均匀血性，结合临床表现可明确诊断。在起病后 1～2 周，CT 敏感性下降，MRI 可明确诊断，CTA、MRA 和 DSA 有助于病因诊断。

干预和管理

急性期治疗目的是挽救患者生命，减少残疾。当患者突然出现局灶性神经功能缺损症状时马上拨打"120"急救电话叫急救车或立即去有溶栓能力的医院看急诊，做头部 CT 排除脑出血后，急诊医生决定是否进行溶栓或桥接取栓治疗。如果是脑出血，根据出血部位及出血量选择手术或保守治疗。出现一过性症状的 TIA 患者应尽早去医院查明病因，启动相应的预防措施避免脑梗死的发生。

恢复期及慢性期的治疗目的是预防脑卒中复发，减少药物并发症，坚持康复训练。

1. 健康教育

医生与患者均要树立正确的观念，明白坚持服药的目的是预防复发，保持好的依从性。临床中常遇到患者服完出院带药后停药，或服药一段时间后因症状无改善停药，导致脑卒中再次发生。

2. 生活方式干预

建议选择地中海式饮食，适当进食坚果，而不是一味采取低脂饮食或吃素。合并高血压者限制钠的摄入量，每日不超过 6 克。每周至少进行 4 次 30 分钟以上的中等强度有氧运动。对于久坐不动的脑卒中或 TIA 患者，减少久坐时间，可坐 30 分钟后站立 3 分钟或进行少量运动。循证医学已经证明吸烟及饮酒是导致脑卒中的独立危险因素，建议戒烟戒酒。避免药物滥用，减肥。

3. 高血压的管理

坚持服用降压药，将血压降至 140/90 mmHg 以下，合并糖尿病或肾功能不全的高血压患者可进一步降低。如果患者血压降至正常水平时出现头晕，则可将血压维持在略高水平，维持 3 个月后再逐渐降压。如果有颅内动脉严重狭窄者，降低血压后出现头晕及肢体麻木无力则建议将血压维持在不出现症状的水平。建议家庭自测血压，早晚各测血压 1 次并记录，根据血压的不同数值调整降压药剂量及服药时间。

4. 血糖管理

将糖化血红蛋白控制在 < 7.0%（平均血浆葡萄糖低于 8.6 mmol/L）的水平。对于有严重低血糖发生史，预期寿命短，有严重的微血管或大血管并发症或其他严重并发症，糖尿病史长及用胰岛素和多种药物难以控制血糖的患者，可将糖化血红蛋白控制在 < 8.0%（平均血浆葡萄糖低于 10.2 mmol/L）的水平。

5. 血脂管理

对于非心源性缺血性脑卒中/TIA 患者，推荐长期使用他汀类药物预防复发，降低低密度脂蛋白胆固醇（LDL-C）的目标值为 < 70 mg/dL（1.8 mmol/L），或较基础值下降 50% 以下。服用他汀类药物达到最大治疗剂量而 LDL-C 仍无法达标的患者或服用他汀类药物有禁忌或不耐受时，可联合或换用胆固醇吸收抑制剂或其他类降脂药物如纤维酸衍生物、烟酸、依折麦布及 PCSK9 抑

制剂。他汀类药物治疗前及治疗中应定期监测肌酐、肝酶和肌酶变化。

6. 缺血性脑卒中的抗栓治疗

非心源性卒中的抗栓治疗原则是根据脑卒中的发病机制，选择抗血小板药物单药或联合治疗，我国常用阿司匹林和氯吡格雷，比较少用阿司匹林与双嘧达莫复方制剂、西洛他唑、吲哚布芬及替格瑞洛。对于 NIHSS 评分 ≤3 分及高危 TIA 患者，推荐发病后 24 小时内启动双重抗血小板治疗，阿司匹林联合氯吡格雷连续用药 21 天后改为单个抗血小板药，可有效减少 90 天缺血性脑卒中的复发。

伴房颤的缺血性卒中/TIA 患者建议长期口服抗凝药预防复发。对于非瓣膜病房颤脑卒中患者，可用华法林和新型口服抗凝药（NOACs）。由于 NOACs 的半衰期短，不需要常规监测凝血功能，疗效不劣于华法林，现常作为二级预防的首选药，但严重肾功能不全（肌酐清除率 ≤30 mL/min）的患者慎用。目前批准进入我国的 NOACs 有达比加群和利伐沙班。对于机械瓣置换术后、二尖瓣重度狭窄及终末期肾病患者，建议用华法林抗凝，由于华法林与食物和药物的相互作用多，应密切监测凝血功能，保持国际标准化比值（INR）在 2.0～3.0。对口服抗凝药有禁忌或无条件使用者推荐应用抗血小板治疗。

卵圆孔未闭相关脑栓塞，可选用抗血小板药或抗凝药预防复发。如果行卵圆孔封堵术，术后每日服氯吡格雷 75 毫克，6 个月后停药，或每日服阿司匹林 100 毫克，12 个月后停药。

7. 脑出血的预防复发

对脑出血患者进行复发风险分层评估，包括初发脑出血部位、高龄、MRI 显示微出血病灶部位及数量、正在口服抗凝药、载脂蛋白 Eε2 或 ε4 等位基因的携带者。长期血压控制目标为 130/90 mmHg。对于合并非瓣膜性房颤的脑叶出血患者避免长期服华法林抗凝治疗，而非脑叶出血者可以应用抗凝药物；两者都可以应用抗血小板单药治疗。

8. 其他

高同型半胱氨酸血症是导致脑动脉硬化及脑梗死的独立危险因素，应服

叶酸及维生素 B_6 及 B_{12} 治疗。阻塞性睡眠呼吸暂停低通气综合征患者应积极减重，进行咽喉肌康复训练，尽量保持侧卧位睡眠，如仍无改善，则应用无创机械通气治疗。频繁发作先兆偏头痛的女性患者应戒烟，停用口服避孕药。

（陶玉倩）

参考文献

[1]《中国脑卒中防治报告 2019》编写组.《中国脑卒中防治报告 2019》概要［J］. 中国脑血管病杂志，2020，17（5）：272－281.

[2] 吴江. 神经病学［M］. 北京：人民卫生出版社，2005.

[3] 中华医学会老年医学分会老年神经病学组，心源性卒中诊断中国专家共识撰写组. 心源性卒中诊断中国专家共识 2020［J］. 中华老年医学杂志，2020，39（12）：1369－1378.

[4] 张玉顺，蒋世良，朱鲜阳. 卵圆孔未闭相关卒中预防中国专家指南［J］. 心脏杂志，2021，32（1）：1－10.

[5] 王伊龙，韩尚容，曹远，等. 中国脑血管病临床管理指南（节选版）：脑血管病高危人群管理［J］. 中国卒中杂志，2019，14（7）：700－708.

慢性阻塞性肺疾病

何谈健康:

慢性阻塞性肺疾病在中国居民十大死因中排名第四。戒烟,防治感染,接种流感和肺炎疫苗,保护环境空气(包括减少职业性粉尘、厨房烟雾等),运动,肺功能康复,免疫调节等措施有助于防治慢性阻塞性肺疾病。远离城市,远离污染,到空气清新的森林疗养,对一些重度慢阻肺患者来说也许是一个简单有效的方法。"改善空气质量"。"关注慢阻肺永远不晚"。

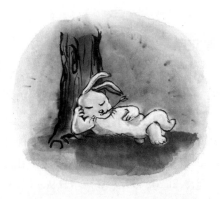

奋斗就是一天天很难
一年年越来越容易
不奋斗就是一天天很容易
一年年越来越难

慢性阻塞性肺疾病(chronic obstructive pulmonary disease,COPD,简称慢阻肺)是以持续气流受限为特征的可以预防和治疗的疾病,其气流受限多呈进行性发展,与气道和肺组织对香烟烟雾等有害气体或有害颗粒的异常慢性炎症反应有关。

流行病学及危害

慢性阻塞性肺疾病是一种严重危害人类健康的常见病、多发病,严重影响患者的生命质量,是导致死亡的重要病因,给患者及其家庭乃至社会带来沉重的经济负担。2002—2004 年一项对我国 20 245 名成年人的调查显示,40 岁以上人群慢阻肺的患病率高达 8.2%(男性 12.4%,女性 5.1%)。2018 年,"中国成人肺部健康研究"调查结果显示,我国 20 岁及以上成人慢阻肺患病率为 8.6%,40 岁以上人群慢阻肺患病率高达 13.7%。全球疾病负担调查结果显示，慢阻肺是引起慢性呼吸系统疾病的最常见原因，每10万病例中有41.9例死亡（占全因死亡总数的5.7%）。

病因和危险因素

引起慢阻肺的危险因素具有多样性的特点，可以概括为个体易感因素和环境因素共同作用。个体因素包括：遗传易感性，老年，支气管哮喘，气道反应性高，低体重指数，在妊娠、出生和青少年时期直接和间接暴露于有害因素导致肺的生长发育不良。环境因素包括：吸烟、燃料产生的大量烟雾、空气污染、职业性粉尘和化学物质的吸入、呼吸道感染和慢性支气管炎以及社会经济地位较低的人群常居环境不佳（可能与室内外空气污染、居室拥挤、营养较差等因素有关）。

临 床 表 现

1. 症状

具体症状为：①慢性咳嗽：常为最早出现的症状，咳嗽症状出现缓慢，迁延多年，以晨起和夜间阵咳为著，夜间有阵咳或排痰。当气道严重阻塞，通常仅有呼吸困难而不表现出咳嗽。②咳痰：多为咳嗽的伴随症状，一般为白色黏液或浆液性泡沫痰，常于早晨起床时剧烈阵咳，咳出较多黏液浆液样痰后症状缓解。急性发作期痰量增多，可有脓性痰。③气短或呼吸困难：早期在劳力时出现，后逐渐加重，以致在日常活动甚至休息时也感到气短。④胸闷和喘息：常见于重症或急性加重患者。⑤合并症表现：慢阻肺患者常合并心脏病、骨质疏松、骨骼肌肉疾病、肺癌、抑郁和焦虑等疾病，可出现合并症的症状。

2. 体征

慢阻肺的早期体征可不明显，随着疾病进展，胸部体检可见以下体征：①视诊：胸廓前后径增大，肋间隙增宽，剑突下胸骨下角增宽，称为桶状胸。部分患者在呼吸困难加重时采用缩唇呼吸方式和（或）前倾体位。②触诊：双侧语颤减弱，可有剑突下心脏抬举感等。③叩诊：肺部过清音，心浊音界缩小，肺下界和肝浊音界下降。④听诊：双肺呼吸音减弱，呼气延长，部分患者可闻及湿啰音和（或）干啰音。

3．辅助检查

①肺功能检查：是目前检测气流受限公认的客观指标，是慢阻肺诊断的"金标准"。吸入支气管扩张剂后一秒率（FEV_1/FVC）＜70%是判断存在持续气流受限，诊断慢阻肺的肺功能标准。在明确慢阻肺诊断的前提下，以FEV_1占预计值的百分比（%）来评价气流受限的严重程度。②胸部 X 线检查：慢阻肺早期胸片可无变化，随后可出现肺纹理增粗、紊乱等非特异性改变，也可出现肺气肿改变。③胸部 CT 检查：CT 对鉴别肺气肿类型，确定肺大疱的大小、数量，鉴别诊断及非药物治疗前评估，预测肺大疱切除或外科减容手术等的效果有一定意义。④血气分析：确定发生低氧血症、高碳酸血症及酸碱平衡紊乱，并有助提示当前病情的严重程度。⑤心电图和超声心动图：对于晚期慢阻肺以及慢阻肺急性加重的鉴别诊断，并发肺源性心脏病以及慢阻肺合并心血管系统疾病的诊断、评估和治疗具有一定的临床意义与实用价值。⑥血常规：血白细胞增高，提示细菌感染；稳定期外周血嗜酸粒细胞计数对慢阻肺药物治疗方案是否联合吸入激素有一定的指导意义。

筛查与诊断

慢阻肺的诊断主要依据危险因素暴露史、症状、体征及肺功能检查等临床资料，并排除可引起类似症状和持续气流受限的其他疾病，经综合分析后确定。肺功能检查表现为持续气流受限。持续气流受限是确诊慢阻肺的必备条件，吸入支气管舒张剂后 FEV_1/FVC＜70%即明确存在不可逆的气流受限。

干预和管理

根据《慢性阻塞性肺疾病诊治指南（2021 年修订版)》推荐，慢阻肺的管理目标主要是减轻当前症状，降低未来急性加重及死亡风险。

1．稳定期的治疗

①危险因素管理：戒烟、控制职业性或环境污染。②药物治疗：支气管舒张剂是慢阻肺的基础一线治疗药物，可改善气流受限、改善肺功能和降低

急性加重风险。主要的支气管舒张剂有三类：β_2 受体激动剂、胆碱能受体阻断剂和茶碱类药物，联合应用有协同作用。吸入性糖皮质激素（ICS）：对于稳定期患者在使用支气管舒张剂基础上是否加用 ICS，要根据症状和临床特征、急性加重风险、外周血嗜酸粒细胞数值和是否有哮喘等合并症综合考虑。祛痰药及抗氧化剂：祛痰药及抗氧化剂的应用可促进黏液溶解，有利于气道引流通畅，改善通气功能。③非药物干预：包括呼吸康复治疗、营养支持、氧疗（慢性呼吸衰竭的患者需进行长期低流量氧疗，每天超过 15 小时）、家庭无创通气（存在严重二氧化碳潴留的重度或极重度慢阻肺患者，或合并阻塞性睡眠障碍的患者）、接种流感和肺炎疫苗、内科介入治疗（如内镜下肺减容术）、外科治疗（肺移植、外科肺减容术）及心理干预。

2. 急性加重期的治疗

（1）呼吸支持：视病情严重程度选择氧疗、经鼻高流量湿化氧疗、无创机械通气或有创通气，以改善患者的低氧血症。

（2）支气管舒张剂：吸入短效 β_2 受体激动剂、胆碱能受体阻断剂。

（3）茶碱类药物不推荐作为一线的支气管舒张剂，但在 β_2 受体激动剂、抗胆碱能药物治疗 12～24 小时后，病情改善不佳时可考虑联合应用。

（4）以下情况需要使用抗菌治疗：①同时具备呼吸困难加重、痰量增加和脓性痰这 3 个主要症状；②具备脓性痰和前述另两个主要症状之一；③需要有创或无创机械通气治疗。

（5）糖皮质激素治疗：对于反复发作的中重度慢阻肺急性加重患者，合并哮喘或合并呼吸衰竭特别是二氧化碳潴留，经氧疗等短期改善不明显患者，推荐全身应用甲泼尼龙 40 mg/d，治疗 5 天。

（6）其他：积极处理并发症和合并症，如心力衰竭、心律失常、肺栓塞、肺动脉高压。

（郭禹标）

参考文献

［1］葛均波，徐永健，王辰. 内科学［M］. 9 版. 北京：人民卫生出版社，2018.

［2］AGUSTÍ A, CELLI B R, CRINER G J, et al. Global Initiative for Chronic

Obstructive Lung Disease 2023 Report：GOLD Executive Summary ［J］. Am J Respir Crit Care Med, 2023, 207 (7)：819 – 837.

［3］ ZHONG N, WANG C, YAO W, et al. Prevalence of chronic obstructive pulmonary disease in China：a large, population-based survey ［J］. Am J Respir Crit Care Med, 2007, 176 (8)：753 – 760.

［4］ WANG C, XU J, YANG L, et al. China Pulmonary Health Study Group. Prevalence and risk factors of chronic obstructive pulmonary disease in China (the China Pulmonary Health ［CPH］ study)：a national cross-sectional study ［J］. Lancet, 2018, 391 (10131)：1706 – 1717.

［5］ GBD Chronic Respiratory Disease Collaborators. Prevalence and attributable health burden of chronic respiratory diseases, 1990—2017：a systematic a-nalysis for the Global Burden of Disease Study 2017 ［J］. Lancet Respir Med, 2020, 8 (6)：585 – 596.

［6］ 中华医学会呼吸病学分会慢性阻塞性肺疾病学组, 中国医师协会呼吸医师分会慢性阻塞性肺疾病工作委员会. 慢性阻塞性肺疾病诊治指南 (2021年修订版) ［J］. 中华结核和呼吸杂志, 2021, 44 (3)：170 – 205.

支气管哮喘

何谈健康：

我国 71.2% 的哮喘患者从未被规范诊断。咳嗽变异性哮喘，因症状不典型常被误诊、漏诊。著名歌星邓丽君因哮喘发作未能及时救治而身亡。因此，哮喘诊治的规范管理很重要。"认识哮喘"，"全程管理，控制哮喘"，"让人人正常呼吸"。

支气管哮喘（asthma）简称哮喘，是由多种细胞（包括气道的炎性细胞和结构细胞）以及细胞组分参与的慢性气道炎症性疾病。气道可对多种外界刺激呈现出高反应性，或表现为广泛多变的可逆性气流受限，随着病程延长，可导致气道结构改变即气道重塑。哮喘是一种异质性疾病，具有不同的临床表型，临床症状可表现为反复发作的喘息、气急、胸闷或咳嗽等，多与接触变应原、冷空气、理化刺激、病毒性上呼吸道感染、运动等有关，多数患者可自行缓解或经治疗后缓解。根据全球和我国哮喘防治指南提供的数据，患者经过长期规范化治疗和管理，80% 以上可达到哮喘的临床控制状态。

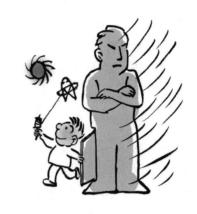

风雨里做个大人
阳光下做个孩子

小林漫画

流行病学及危害

哮喘是世界范围内成人和儿童常见的慢性呼吸道疾病之一，全球约有 3 亿哮喘患者。各国哮喘患病率为 1%～16% 不等。2019 年，由王辰院士负责的"中国成人肺部健康研究"调查结果显示，我国 20 岁及以上人群哮喘患病率为 4.2%，患病人数达到 4570 万。普遍认为儿童患病率高于青壮年，男性儿童患病率为女性儿童的 2 倍，发达国家高于发展中国家，城市高于农村，但是成人男女患病率大致相同。随着发展中国家城市化进程的加快，哮喘患病率呈逐年上升趋势。哮喘病死率在 1.6/10 万～36.7/10 万，目前全世界大约每年因哮喘死亡 350 000 人，多与哮喘未得到有效诊治、长期控制不佳或最后一次发作时治疗不及时有关，其中大部分是可预防的。"中国成人肺部健康研究"结果显示，我国 71.2% 的哮喘患者从未被规范诊断，只有 5.6% 接受了正规的治疗。目前哮喘已经成为我国主要的、需要认真面对和解决的公共卫生与医疗保健问题之一。

病因和危险因素

哮喘的发病受遗传因素和环境因素的双重影响。常见的危险因素及促发因素包括：①内源性因素：哮喘患者本身存在易感基因、过敏体质等。过敏体质是哮喘的主要危险因素，因此哮喘的患者通常合并其他过敏性疾病，如过敏性鼻炎、湿疹等。②环境因素：包括室内变应原（尘螨、家养宠物、蟑螂）、室外变应原（花粉、草粉）、职业暴露（油漆、饲料、活性染料）、食物（鱼、虾、蟹、蛋类、牛奶）、吸烟、大气污染、呼吸道感染等。③促发因素：运动、冷空气、药物（β_2 受体阻滞剂、阿司匹林）、精神及心理因素等。

临 床 表 现

1. 症状

典型哮喘表现为反复发作性的喘息，可伴有气促、胸闷或咳嗽。多与接触变应原、冷空气、理化刺激、病毒性上呼吸道感染、运动等有关，常在夜间及凌晨发作和加重。症状可在数分钟内发作，经数小时至数天，大部分患者应用支气管舒张药后可缓解或自行缓解，也有少部分不缓解而呈哮喘持续状态。严重者被迫采取坐位或呈端坐呼吸，干咳或咳大量白色泡沫痰，甚至出现发绀等。

2. 体征

发作时典型的体征是双肺可闻及广泛哮鸣音，呼气音延长。但非常严重的哮喘发作，哮鸣音反而减弱，甚至完全消失，表现为"沉默肺"，是病情危重的表现。

3. 辅助检查

（1）痰液检查：部分患者诱导痰液显微镜下可见嗜酸性粒细胞计数增高。

（2）肺功能检查：①肺通气功能检查：哮喘发作时呈现阻塞性功能障碍表现，用力肺活量（FVC）正常或下降，第一秒用力呼气量（FEV_1）、一秒率（FEV_1/FVC）以及呼气流量峰值（PEF）均下降，其中以 $FEV_1/FVC < 70\%$ 或 FEV_1 低于正常预计值的 80% 为判断气流受限的重要指标。病情迁延或反复发作，通气功能可逐渐下降。②支气管激发试验：用以测定气道反应性，吸入激发剂后 FEV_1 下降 20% 以上，判断结果为阳性，提示存在气道高反应性。③支气管舒张试验：吸入支气管舒张剂后，FEV_1 增加 12% 以上，且 FEV_1 绝对值增加 > 200 毫升判断为阳性，提示存在可逆性的气道阻塞。④PEF 及变异率测定：哮喘发作时 PEF 下降，如昼夜 PEF 变异率≥20%，提示存在可逆性的气道改变。

（3）胸部 X 线/CT 检查：哮喘发作时胸部 X 线可见两肺透亮度增加，呈过度通气状态。缓解期多无明显异常。部分患者胸部 CT 可见支气管壁增厚、黏液堵塞等。

（4）特异性变应原检测：外周血变应原特异性 IgE 升高，结合病史有助于病因诊断，血清总 IgE 对诊断价值不大，但其升高的程度可作为重症哮喘患者使用抗 IgE 抗体治疗及调整剂量的依据。

（5）动脉血气分析：严重哮喘发作时可出现缺氧，由于过度通气可使 PCO_2 下降，pH 上升，表现为呼吸性碱中毒，若病情进一步恶化，可同时出现缺氧及 CO_2 潴留，表现为呼吸性酸中毒。

（6）呼出气一氧化氮（FeNO）：FeNO 测定可以作为评估气道炎症类型和哮喘控制水平的指标，可以用于预判和评估吸入激素治疗的反应。

筛查与诊断

目前指南对哮喘筛查无明确推荐。肺功能检查在哮喘诊断、病情严重程度分级以及治疗效果评估方面具有关键作用。

诊断标准：

（1）反复发作喘息、气急、胸闷或咳嗽，多与接触变应原、冷空气、物理性及化学性刺激以及病毒性上呼吸道感染、运动等有关。

（2）发作时在双肺可闻及散在或弥漫性，以呼气相为主的哮鸣音，呼气相延长。

（3）上述症状和体征可经治疗缓解或自行缓解。

（4）除外其他疾病所引起的喘息、气急、胸闷和咳嗽。

（5）临床表现不典型者（如无明显喘息或体征），应至少具备以下一项试验阳性：①支气管激发试验或运动激发试验阳性；②支气管舒张试验阳性；③昼夜呼气流量峰值（PEF）平均每日昼夜变异率＞10%，或PEF周变异率＞20%。符合第（1）至（4）条或第（4）、第（5）条者，可以诊断为支气管哮喘。

干预和管理

虽然目前哮喘不能根治，但长期规范化治疗可使大多数患者达到良好或完全的临床控制，使用最小有效剂量药物治疗，或者不用药物，让患者与正常人一样生活、学习和工作。哮喘治疗的目标是长期控制症状，预防未来风险的发生，维持肺功能水平接近正常，避免因哮喘药物治疗导致的不良反应。（表3－10）

表3－10　非急性发作期哮喘控制水平分级

临床特征	完全控制（满足以下所有条件）	部分控制（在任何1周内出现以下1～2项特征）	未控制（在任何1周内）
白天症状	无（或≤2次/周）	＞2次/周	出现≥3项部分控制特征
活动受限	无	有	
夜间症状/憋醒	无	有	
需要使用缓解药的次数	无（或≤2次/周）	＞2次/周	
肺功能（PEF或FEV_1）	正常或≥正常预计值/本人最佳值的80%	＜正常预计值（或本人最佳值）的80%	
急性发作	无	≥每年1次	出现1次

1. 预防

哮喘被认为是一种异质性疾病，基因－环境相互作用驱动其起始和维持。最重要的基因－环境因素可能发生在生命早期甚至胎儿期。对多项研究结果进行的荟萃分析结果提示，孕期进食富含维生素 D 和维生素 E 的食物，可以降低儿童喘息的发生。多种环境因素（包括生物因素和社会因素）可能对哮喘发生起重要作用，这些环境中的危险因素集中在过敏原（包括吸入和摄入）、污染（特别是环境中的烟草烟雾和交通相关空气污染）、微生物和社会心理因素等方面。避免过敏原暴露是哮喘治疗的关键。尘螨暴露与哮喘发生的相关性已得到公认。明确引起哮喘发作的过敏原或其他非特异刺激因素，采取环境控制措施，尽可能减少暴露，是防治哮喘最有效的方法。早期确定职业性致敏因素，并防止患者进一步接触，是职业性哮喘管理的重要组成部分。

2. 治疗

根据 2020 年《全球哮喘防治倡议》及《支气管哮喘防治指南（2020 年版）》推荐，治疗哮喘的药物可分为控制性药物和缓解性药物两大类：①控制性药物是指需要长期每天使用的药物，通过抗炎作用使哮喘得到临床控制。其中包括吸入性糖皮质激素（ICS）如倍氯米松（beclomethasone，BDP）、布地奈德（budesonide）、氟替卡松（fluticasone）、莫米松（momethasone），白三烯调节剂、长效 β_2 受体激动剂（LABA）、缓释茶碱、甲磺司特、色甘酸钠等。对于重症哮喘患者，可增加附加治疗，主要为生物靶向药物，如抗 IgE 单克隆抗体、抗 IL－5 单克隆抗体和抗 IL－4 受体单克隆抗体等，其他还有大环内酯类药物等。②缓解性药物：是指按需使用的药物。这些药物通过迅速解除支气管痉挛而缓解哮喘症状，包括速效吸入和短效口服 β_2 受体激动剂（SABA）、吸入性抗胆碱能药物（SAMA）、短效茶碱和全身性激素等。

（1）哮喘的长期治疗方案（阶梯式治疗方案）分为 5 级（表 3－11），推荐用于多数哮喘患者，此外注意兼顾患者的临床表型等个体因素。哮喘患者的起始治疗及调整是以患者的哮喘控制水平为依据，整个治疗过程中必须进行持续性的监测和评估（图 3－6）。通常起始治疗后每 2～4 周需复诊，以后每 1～3 个月随访 1 次。哮喘控制维持至少 3 个月以上可以考虑降级治疗，以找到维持哮喘控制的最低有效治疗级别。

表 3 - 11　哮喘长期治疗方案

治疗方案	STEP 1	STEP 2	STEP 3	STEP 4	STEP 5
首选控制药物	—	低剂量 ICS	低剂量 ICS + LABA①	中/高剂量 ICS、LABA	加其他治疗，如噻托溴铵、抗 IgE 药物、抗 IL - 5 药物
其他可选控制药物	低剂量 ICS	白三烯受体拮抗剂（LTRA）、低剂量茶碱	中/高剂量 ICS［或低剂量 ICS + LTRA（或 + 茶碱）］	加用噻托溴铵、高剂量 ICS + LTRA（或 + 茶碱）	加用低剂量口服糖皮质激素 OCS
缓解药	按需使用 SABA		按需使用 SABA 或低剂量布地奈德 + 福莫特罗或倍氯米松 + 福莫特罗②		

注：低剂量 ICS 指每日吸入布地奈德（或其他等效 ICS）200～400 微克，中等剂量 ICS 指每日吸入布地奈德（或其他等效 ICS）400～800 微克，高剂量 ICS 指每日吸入布地奈德（或其他等效 ICS）>800～1600 微克；含茶碱和噻托溴铵方案不推荐用于 <12 岁儿童。

对于 6～11 岁儿童，STEP 3 的首选治疗是中等剂量 ICS。对于以低剂量布地奈德 + 福莫特罗或低剂量倍氯米松 + 福莫特罗作为维持缓解治疗的患者，该维持药物可作为缓解药物。

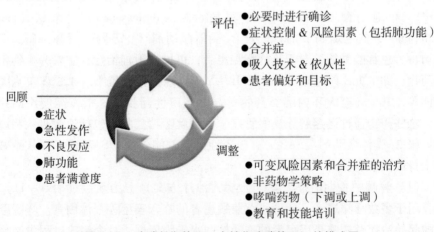

图 3 - 6　哮喘长期管理（个性化哮喘管理）的模式图

（2）哮喘急性发作的处理：哮喘发作的治疗取决于哮喘加重的严重程度以及对治疗的反应。①轻中度哮喘发作的处理：吸入 SABA，第一小时内每

20 分钟吸入 1～2 喷，若治疗反应尚可，随后可调整为每 3～4 小时吸入 2～4 喷。效果不佳者可加 SAMA 气雾剂吸入或雾化吸入、缓释茶碱、口服激素。病情持续恶化者应收入院治疗。病情好转、稳定者可以回家继续治疗。②重度至危重度急性发作：患者应该按照上述轻中度哮喘发作进行自我处理，同时尽快到医院就诊。持续雾化吸入 SABA，联合雾化吸入 SAMA、激素混悬液及静脉茶碱，尽早应用全身激素（静脉应用激素，待病情缓解后改为口服）；对有低氧血症（氧饱和度 <90%）和呼吸困难的患者可给予控制性氧疗，若临床症状和肺功能无改善甚至继续恶化，应及时给予机械通气治疗。急性发作缓解后，应该积极地寻找导致急性发作的原因，检查患者用药的依从性，重新评估和调整控制治疗方案。

　　哮喘患者的教育与管理是提高疗效、减少复发、提高患者生活质量的重要措施。哮喘教育是一个长期、持续的过程。建立医患之间的良好合作关系是实现有效的哮喘管理的首要措施。教育的目标是增加理解、增强技能、增加满意度、增强自信心、增加依从性和自我管理能力，增进健康，减少卫生保健资源使用。教育内容包括：①通过长期规范治疗能够有效控制哮喘。②了解哮喘的激发因素，结合每个人的具体情况，找出各自的促激发因素，以及避免诱因的方法。③基本了解哮喘的本质、发病机制。④基本了解哮喘长期治疗的方法。⑤药物吸入装置及使用方法。⑥学会在家中自行监测病情变化，并进行评定。测定、记录、解释哮喘日记内容，如症状评分、应用药物、最高呼气流量（PEF），哮喘控制测试（ACT）变化。⑦熟悉哮喘发作的先兆表现、哮喘发作征象和相应的处理方法，学会判断如何、何时就医。⑧哮喘防治药物基本知识，平喘药物的作用、正确用量、用法及不良反应。⑨学会自我监测结果，判定控制水平。⑩了解心理因素在哮喘发病中的作用，相信通过长期、适当、充分的治疗，完全可以有效地控制哮喘发作。

3. 预后

　　哮喘的转归和预后因人而异，与正确的治疗方案关系密切，大部分患者经过正规治疗可以实现临床上的控制。儿童哮喘经积极而规范的治疗，临床控制率可达 95%。轻症容易恢复；而病情重，气道反应性增高明显，或伴有其他过敏性疾病如过敏性鼻炎等则不易控制。长期发作而并发慢性阻塞性肺疾病（COPD）、肺源性心脏病者，预后不良。

（陈凤佳　郭禹标）

参考文献

［1］葛均波，徐永健，王辰. 内科学［M］. 9 版. 北京：人民卫生出版社，2018.

［2］STERN J, PIER J, LITONJUA A A. Asthma epidemiology and risk factors ［J］. Semin Immunopathol, 2020, 42 （1）：5 – 15.

［3］HUANG K W, YANG T, XU J Y, et al. Prevalence, risk factors, and management of asthma in China：a national cross-sectional study ［J］. The lancet, 2019, 394 （10196）：407 – 418.

［4］Ulugbek Nurmatov, Graham Devereux, Aziz Sheikh. Nutrients and foods for the primary prevention of asthma and allergy：systematic review and meta – analysis. J Allergy Clin Immunol, 2011, 127 （3）：724 – 733.

［5］中华医学会呼吸病学分会哮喘学组. 支气管哮喘防治指南（2020 年版）［J］. 中华结核和呼吸杂志，2020，43 （12）：1023 – 1048.

［6］REDDEL H K, BACHARIER L B, BATEMAN E D, et al. Global Initiative for Asthma Strategy 2021：executive summary and rationale for key changes. Eur Respir J, 2021, 59 （1）：2102730.

慢性乙型肝炎与肝硬化

何谈健康：

肝炎也是"沉默的杀手"。中国是乙肝大国。而乙肝和肝硬化又是肝癌的重要危险因素。重视接种乙肝疫苗，重视乙肝的规范管理（需要时进行抗乙肝病毒治疗）是防治乙肝肝硬化和肝癌的明智之举。"检测治疗肝炎"，创建"没有肝炎的未来"。

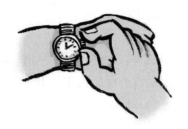

给时间时间
让过去过去
让开始开始

慢性乙型病毒性肝炎（简称慢性乙肝）是指慢性乙肝病毒检测呈阳性，病程超过半年或发病日期不明确而临床有慢性肝炎表现者。临床表现为乏力、厌食、恶心、腹胀、肝区疼痛等症状。腹部体格检查提示肝大，质地为中等硬度，有轻压痛。病情重者可伴有慢性肝病面容、蜘蛛痣、肝掌、脾大，肝功能可异常或持续异常。根据临床表现分为轻度、中度和重度。而慢性乙肝病毒携带者是指乙肝病毒检测为阳性，无慢性肝炎症状，1 年内连续随访 3 次以上血清丙氨酸氨基转移酶（ALT）和天冬氨酸氨基转移酶（AST）均无异常，且肝组织学检查正常者。

流行病学及危害

乙肝感染呈世界性流行，但不同地区乙肝感染的流行强度差异很大。据世界卫生组织报道，全球约 20 亿人曾感染乙肝，其中 3.5 亿人为慢性乙肝感染者，每年约有 100 万人死于乙肝感染所致的肝衰竭、肝硬化和原发性肝细胞癌。

根据《2022 中国卫生健康统计年鉴》发布的乙型肝炎发病情况数据，自 2013 年乙肝新发人数降至 100 万以下后，2017 年又开始出现增长趋势，突破 100 万。2018 和 2019 年基本维持在 100 万以上。2020 年，乙肝新发人数出现较大幅度下降至 90 万，但 2021 年又回升接近 98 万。乙型肝炎患者仍然是一个庞大的群体，乙型肝炎防控刻不容缓。

乙肝的传播途径

1. 母婴传播

一般认为，乙肝表面抗原携带者中大约有 1/3 来源于母婴传播。母亲体内的乙肝病毒有可能在孩子出生前或出生时就感染了孩子，使孩子一出生就成为乙肝病毒感染者。因此，母婴传播也被称为"垂直传播"。

2. 血液传播

这是乙肝最主要的传播途径，比如输入含有乙肝病毒的血浆、血清或其他血制品，通过血源性注射进行传播。

3. 医源性传播

这是指医疗活动过程中造成的乙肝病毒的传播。比如医疗器械被乙肝病毒感染后，消毒不彻底或处理不当，可以引起传播，其中血液透析的患者常常是乙肝传播的对象。

4. 性接触传播

这是指性生活过程当中，如果出现性器官的损伤，那么乙肝病毒携带者的精液或阴道分泌物中存在的乙肝病毒可进行传播，因此性传播也是乙肝传播的一个途径。

此外，世界卫生组织的官网上对乙肝传播途径有着非常明确的说法——"乙肝病毒并不通过以下渠道传播：共用餐具、母乳喂养、拥抱、接吻、握手、咳嗽、喷嚏，或在公共游泳池玩耍或进行类似行为等"。

临 床 表 现

1. 慢性乙型肝炎

其分为轻、中、重度，不同时期、不同患者的临床表现是不一样的。具体表现在以下几个方面：

（1）疲乏无力。轻度慢性肝炎患者最常见的症状是疲乏无力，这种疲乏无力和一般的劳累不一样。平时劳累了以后适当休息就会恢复，而肝炎患者的疲乏无力通过一般的休息往往很难恢复。当然，疲乏无力是一个非特异性的症状，其他疾病也可以引起这个症状，所以还要结合其他症状进一步诊断。

（2）消化道症状。症状包括食欲下降、恶心、呕吐、厌油、腹胀等，严重者甚至不能进食。轻症患者一般出现食欲下降、厌油的症状，而重症患者往往出现恶心、呕吐的症状。出现消化道症状往往提示有肝脏方面的疾病，应该到医院做进一步的检查。

（3）肝区疼痛。临床上，部分慢性乙肝患者还可以出现肝区疼痛，往往是隐隐作痛而非剧烈疼痛。通常查体还可以发现肝脏肿大或者 B 超显示肝脏肿大，特别是有些肝硬化患者到了后期，还会出现脾脏肿大。

（4）黄疸。黄疸是肝炎非常重要的症状和体征，首先出现的是小便发黄，一般尿液呈淡黄色，而颜色加深，出现深黄甚至茶黄色尿液往往预示着黄疸。黄疸加深以后，就会出现眼睛黄，再后来就出现皮肤的发黄。出现黄疸，必须要到医院检查，另外，肝炎、胆道梗阻、肿瘤等都可能因为堵塞了胆管而引起黄疸，临床上需注意区分。

（5）肝掌、蜘蛛痣。蜘蛛痣多见于手臂、面部、颈部及胸背部等上腔静脉回流的区域。肝掌即双手大小鱼际发红。由肝功能障碍，对雌激素灭活功能下降，使体内雌激素水平升高引起。中度的慢性肝炎患者或某些肝硬化的患者会出现肝掌、蜘蛛痣。

（6）出血。轻症患者可表现为牙龈出血、鼻黏膜出血、皮肤瘀斑等，重者可出现呕血、便血、皮下广泛出血等。出血程度加重往往预示着病情恶化。

此外，还有一些患者会出现肝外的一些表现，如皮疹、关节炎、肾炎、结节性动脉炎，这些肝外表现往往是免疫反应形成的一些免疫复合物所致。

2. 乙肝肝硬化

乙肝肝硬化是指由慢性乙型肝炎导致广泛的肝实质损害，肝细胞坏死，纤维组织增生，肝正常结构紊乱，质地变硬。可并发脾肿大、腹腔积液、浮肿、黄疸、食道静脉曲张、出血、肝性昏迷等。

（1）肝功能代偿期。大部分患者可无症状或症状较轻，常缺乏特异性。可有乏力、食欲减退、消化不良、恶心、呕吐、右上腹隐痛和腹泻等症状。其中以乏力和食欲减退出现较早，且较突出。上述症状多呈间歇性，因劳累或伴发病而出现，经休息后可缓解。全身状况一般无异常，体征不明显，肝脏不肿大或轻度肿大，部分患者伴脾肿大，并可出现蜘蛛痣和肝掌。肝功能检查多在正常范围内或有轻度异常。

（2）肝功能失代偿期。这期有明显的症状出现，主要有两大类：①肝功能损害所引起的血浆白蛋白降低、水肿、腹腔积液、黄疸、肝性脑病等；②门静脉梗阻及高压所产生的侧支循环形成，包括脾肿大、脾功能亢进及腹腔积液等。

筛查与诊断

根据 2022 年版中国《慢性乙型肝炎防治指南》推荐，鼓励在不涉及入托、入学和入职的健康体格检查中或就医时，进行 HBsAg、抗 – HBc 和抗 – HBs 筛查；对高危人群、孕妇、接受抗肿瘤（化学治疗或放射治疗）或免疫抑制剂或直接抗 HCV 药物治疗者、HIV 感染者，筛查 HBsAg、抗 – HBc 和抗 – HBs，对均阴性者，建议接种乙型肝炎疫苗。

乙肝的诊断要根据症状、体征、实验室检查、病理学及影像学检查等进行初步诊断，而确诊须依据血清 HBV 标志和 HBV DNA 检测结果。

1. 慢性乙肝

（1）急性 HBV 感染超过 6 个月仍 HBsAg 阳性或 HBsAg 阳性超过 6 个月。

（2）HBsAg 阳性持续时间不详，抗 HBc IgM 阴性。

（3）慢性肝病患者的体征和肝病面容，肝掌、蜘蛛痣、肝脾大等。

（4）血清 ALT 反复或持续升高，血浆白蛋白下降和（或）球蛋白升高，胆红素升高等。

（5）肝脏病理学符合慢性病毒性肝炎特点。

（6）血清 HBeAg 阳性或可检出 HBV DNA，排除其他导致血清 ALT 升高的原因。

2. 乙肝肝硬化

（1）血清 HBsAg 阳性，或有明确的慢性乙肝病史。

（2）血清白蛋白降低，或血清 ALT 或 AST 升高，或血清胆红素升高，伴有脾功能亢进［血小板和（或）白细胞减少］，或明确食管、胃底静脉曲张，或肝性脑病或腹腔积液。

（3）腹部 B 型超声、CT 或 MRI 等影像学检查有肝硬化的典型表现。

（4）肝组织学表现为弥漫性纤维化及假小叶形成。

干预和管理

1. 乙肝病毒携带者的自我管理

根据乙肝病毒携带者分类选择不同随访方式。

第一类为"慢性 HBV 携带者"（"大三阳"）：血清乙型肝炎病毒表面抗原（HBsAg）和乙型肝炎病毒 DNA（HBV DNA）阳性，乙型肝炎病毒 e 抗原（HBeAg）或乙型肝炎病毒抗体（抗 – HBe）阳性，1 年内连续随访 3 次以上，血清丙氨酸氨基转移酶（ALT）和天冬氨酸氨基转移酶（AST）均在正常范围，肝组织学检查一般无明显异常，多为免疫耐受期。

第二类为"非活动性 HBsAg 携带者"（"小三阳"）：血清 HBsAg 阳性、HBeAg 阴性、抗 – HBe 阳性或阴性，HBV DNA 检测不到（PCR 法）或低于最低检测限，1 年内连续随访 3 次以上，ALT 均在正常范围。

2. 乙肝病毒携带者自我管理措施

（1）定期随访：慢性 HBV 携带者暂时不需抗病毒治疗，但应每 3 ～ 6 个月进行生化学、病毒学、甲胎蛋白和影像学检查。对年龄 >40 岁，特别是男性或有肝细胞癌（HCC）家族史者，即使 ALT 正常或轻度升高，也强烈建议做肝组织学检查确定是否进行抗病毒治疗。非活动性 HBsAg 携带者一般不需抗病毒治疗，但应每 6 个月进行一次生化、HBV－DNA、甲胎蛋白及肝脏超声检查。

（2）切勿乱治：乙肝病毒表面抗原阳性每年的自然转阴率只有 2% 左右，所以不要轻信"转阴广告""偏方""秘方"，盲目追求表面抗原转阴，不要滥用药物，加重肝脏负担。

（3）劳逸结合，乐观向上：乙肝病毒携带者应注意劳逸结合，消除压力，绝对戒酒，合理膳食，均衡营养，忌熬夜，多食用富含优质蛋白质的食品，如牛奶、鸡蛋、鱼、精瘦肉、豆制品等。

（4）养成良好的生活及卫生习惯，注意个人卫生及公共卫生，所用剃刀等修面工具、牙刷等盥洗用品与健康人分开。防止母婴垂直传播，对 HBsAg 阳性母亲的新生儿，应在出生后 24 小时内尽早（最好在出生后 12 小时内）注射乙型肝炎免疫球蛋白（HBIG），剂量应 ≥100 IU，同时在不同部位接种 10 微克重组酵母乙型肝炎疫苗或 20 微克中国仓鼠卵母细胞（CHO）乙型肝炎疫苗，在 1 个月和 6 个月时分别接种第 2 和第 3 针乙型肝炎疫苗进行母婴阻断。

3. 肝硬化患者的自我管理

1）合理休息。肝硬化早期，患者无明显的自觉症状，可以从事一般较轻的工作，但工作量应适度，以不觉疲劳为好，保持良好的精神状态和充足的睡眠时间。肝功能改变较明显、有自觉症状时，就应休息。当自觉症状较重、肝脏功能损害明显、腹腔积液量大，或有并发症者，应严格卧床休息。

2）饮食合理，营养得当。饮食原则：高碳水化合物、高蛋白、高维生素和适量的脂肪，同时，补充微量元素，少盐、少渣、易消化，少量多餐。蛋白质供给量以 100～120 克为宜，当血氨增高或有肝性脑病倾向时，蛋白质供应量应减少，甚至禁用蛋白质。脂肪供给量应适当减少，每日 40～50 克即可。

3）心理护理。多数患者存在焦虑、恐惧、抑郁、严重情绪不安等情感障碍，部分患者感到绝望，自我封闭。入院开始，主管护士即对患者进行评估，找出存在的心理问题，通过与患者沟通、交流、心理疏导和暗示，对患者进行个体化的心理指导，用积极的暗示挖掘患者的潜力，消除患者消极等死、绝望等心理。

4）药物指导。包括常用治疗药物的毒副作用、不良反应、注意事项及禁忌证等。

5）预防并发症。

（1）感染：可发生支气管炎、肺炎、腹膜炎等感染，有些感染通过积极的预防是可以避免的。需要注意：保持清洁，病房定期通风，保持空气流通、清新；病情较重或处于活动期时尽量少去人多的地方，避免传染其他疾病，根据季节加减衣服防止受凉；保持口腔清洁，饭后刷牙，可常用盐水漱口。

（2）出血：平时不用手挖鼻，以防止黏膜出血；少吃坚硬食物，以免损伤口腔黏膜，刷牙时选用软毛牙刷，避免损伤牙龈；保持大便通畅，防止便秘；排便时避免过度用力，便秘时可服用乳果糖等药物；尽量避免较硬、粗糙、粗纤维多的饮食，吃干果和吃鱼、排骨等带有刺和骨头的食品时，尽量将刺和骨头等硬物仔细挑出；不吃对肠胃刺激性强的食物，如浓茶、咖啡，过浓的鸡汤、肉汤；不吃过烫的食物，以温凉食物为宜。

（3）水肿：往往出现在下肢，从脚部开始。保持身心的安静，根据水肿的程度，适当地休息。可用海绵垫、棉花垫等将水肿的部位适当抬高，促进水分回流，并定期更换体位，防止水肿部位受压时间过长而引起压疮。如使用利尿剂，观察尿量和水肿消胀的关系，或在每天清晨饭前、排便后测体重，了解水肿消胀的情况。限制食盐和水分的摄入。

（陈巧超）

参考文献

［1］Terrault NA，Lok ASF，McMahon BJ，et al. Update on prevention，diagnosis，and treatment of chronic hepatitis B：AASLD 2018 hepatitis B guidance［J］. Hepatology，2018（67）：1560 - 1599.

［2］中华医学会肝病学分会，中华医学会感染病学分会. 慢性乙型肝炎防治指南（2022 年版）［J］. 中华肝脏病杂志，2022，30（12）：1309 - 1331.

胃食管反流病

何谈健康：

胃食管反流病是易被漏诊或误诊的病。特别是晚上卧位时发作的咳嗽、胸闷、胸痛、气喘等需要考虑或排除胃食管反流。胃食管反流病有时表现为声嘶或夜间发作窒息感。有些胃食管反流病为内镜阴性，必要时可考虑诊断性治疗。规范药物治疗需4～8周。还需重视心理压力、久坐、肥胖等的管理。便秘可能也有影响。防治胃食管反流，晚上睡眠更安稳。

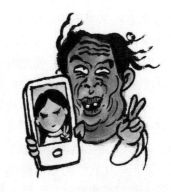

胃食管反流病（gastroesophageal reflux disease，GERD）是指胃十二指肠内容物反流至食管、口咽或呼吸道引起反酸、烧心等症状。GERD包括反流性食管炎（reflux esophagitis，RE）、非糜烂性胃食管反流病（non-erosive gastroesophageal reflux disease，NERD）、巴雷特（Barrett）食管。

流行病学及危害

GERD是临床常见病。虽然我国GERD患病率低于西方国家，但随着人口老龄化、生活方式西化，GERD在我国的患病率呈逐年上升趋势。胃食管反流病患者可能合并食道狭窄、误吸、气道疾病、Barrett食管等。

病因和危险因素

食管的防御能力下降、损害因素增加，反流至食管的胃十二指肠内容物损伤食管黏膜等因素导致胃食管反流病发生。研究显示 GERD 发病与年龄、性别、肥胖、生活方式等因素有关。GERD 随年龄的增加，发病率逐渐升高。肥胖、高脂肪饮食、吸烟、饮酒、应用非甾体抗炎药（nonsteroidal anti-inflammatory drug，NSAID）、喝浓茶、喝咖啡、社会因素、心身疾病和遗传因素等与 GERD 的发生呈正相关。

临 床 表 现

"烧心"和反流是 GERD 的典型症状。烧心是指胸骨后烧灼感。反流是指胃内容物向咽部或口腔方向流动的感觉。以上症状常在餐后 1 小时出现，卧位、弯腰或腹压增高时可加重，部分患者可在夜间入睡时出现上述症状。部分 GERD 患者仅表现为非典型症状或食管外症状。不典型症状包括胸痛、上腹痛、上腹部烧灼感、上腹胀、嗳气等症状。GERD 食管外表现有哮喘、慢性咳嗽、特发性肺纤维化、声嘶、咽喉症状和牙蚀症等。胸痛患者需先排除心脏因素后再进行 GERD 评估。

筛查与诊断

有典型的烧心和反流症状，内镜发现食管炎，排除其他原因所致食管炎后可确立 GERD 诊断。内镜检查可排除上消化道恶性肿瘤，诊断 RE、反流性狭窄和 Barrett 食管。内镜阴性，而反流检测阳性也可确立诊断。反流检测的主要参考指标为酸暴露时间百分比，也就是 24 小时内食管 pH < 4 的时间百分比。酸暴露时间百分比 > 4.2% 为异常酸反流的标准。近年来也采用食管黏膜阻抗技术，食管高分辨率测压等与 GERD 相关的检测。质子泵抑制剂（PPI）试验性治疗可作为具有典型反流症状患者简便易行的初步诊断方法。给予标准剂量 PPI，每天两次，1 ～ 2 周时间，GERD 患者服药后症状缓解，即 PPI 试验阳性。相关反流问卷可作为 GERD 诊断的辅助工具。

治　疗

　　GERD 患者的基础治疗包括减肥、戒烟、抬高床头（15～20 cm），睡前2～3 小时不宜再进食。进餐后不宜立即卧床。

　　PPI 或钾离子竞争性酸阻滞剂（P-CAB）如伏诺拉生是治疗 GERD 的首选药物。PPI 应早餐前给药，予以足量。一种抑酸剂无效可尝试换用另一种，疗程为 4～8 周。维持治疗通常包括按需治疗和长期治疗。但是长期应用PPI，胃内 pH 升高，可能导致细菌过度增长，发生艰难梭状芽孢杆菌感染的机会增加。也应重视 PPI 与其他药物的相互作用。大多数胃食管反流病患者药物治疗效果良好，但是停药后容易反复，这表明需要长期维持治疗。

　　单纯使用抑酸治疗效果欠佳时，可考虑联合使用促动力剂。制酸剂也可快速缓解反流症状。对久治不愈或反复发作的患者，也需考虑精神心理因素可能，经评估有使用指征时可考虑使用三环类抗抑郁药物和选择性 5 - 羟色胺再摄取抑制药等。

　　内镜下射频消融术可改善 GERD 患者症状，其长期疗效和并发症仍需进一步评估。对难治性胃食管反流病患者必要时可考虑抗反流手术。RE 尤其是重度食管炎的患者，治疗后应定期随访。

（元　刚）

参考文献

[1] 中华医学会，中华医学会杂志社，中华医学会消化病学分会，等. 胃食管反流病基层诊疗指南（2019 年）[J]. 中华全科医师杂志，2019，18（7）：635 - 641.

[2] 中华医学会消化病学分会. 2020 年中国胃食管反流病专家共识 [J]. 中华消化杂志，2020，40（10）：649 - 663.

慢 性 胃 炎

何谈健康：

"脾为后天之本"。脾胃受饮食、情绪、压力等因素的影响很大，对全身健康亦有重要影响，因而要顾护脾胃。要重视饮食、运动、心理、药物等综合调理。中医有个"补土派"，以李东垣为代表，特别重视脾胃的调理。中医也有大量的方剂，针对不同体质和证型。

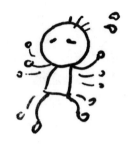

忙是治疗一切精神病的良药

慢性胃炎（chronic gastritis）是由多种病因引起的胃黏膜慢性炎症或萎缩性病变。其是由各种原因引起的胃黏膜上皮反复受到损害使黏膜发生改变，最终导致不可逆的胃固有腺体萎缩，甚至消失。慢性胃炎容易反复发作，不同程度地影响着患者生命质量。

流行病学及危害

慢性胃炎是消化系统最常见的疾病之一。多数慢性胃炎患者无典型的临床表现，因此尚无确切的患病率。研究发现慢性胃炎发病率与幽门螺杆菌（Helicobacter pylori，Hp）感染的流行病学重叠，并随年龄增长而增加。

病因和危险因素

Hp 感染是慢性胃炎最主要的病因。进食过冷、过热以及粗糙、刺激性食物等不良饮食习惯也会导致慢性胃炎。另外，自身免疫性胃炎在北欧多见，我国报道较少。慢性胃炎的其他相对常见的病因有胆汁反流，应用抗血小板药物、非甾体抗炎药（nonsteroidal anti-inflammatory drug，NSAID）等药物及酒精等。其他感染性、嗜酸性粒细胞性、淋巴细胞性、肉芽肿性胃炎和其他自身免疫性疾病累及所致的胃炎比较少见。

临 床 表 现

慢性胃炎无特异性临床表现，多数患者无明显症状。有症状的患者主要表现为上腹痛、腹胀、早饱感、嗳气等消化不良的表现。部分患者伴有焦虑、抑郁等精神心理症状，心理因素往往加重患者的临床症状。症状的严重程度与内镜所见及病理组织学分级并不完全一致。自身免疫性胃炎患者可长时间缺乏典型的临床症状，首诊时常以贫血和维生素 B_{12} 缺乏引起的神经系统症状为主。

筛查与诊断

目前指南对慢性胃炎筛查无明确推荐。慢性胃炎的诊断通常需依靠胃镜下的胃黏膜病理表现。鉴别慢性胃炎的病因及评估特定并发症需进一步完善相关检查。慢性胃炎患者必要时需行 Hp 检测。

治 疗

治疗慢性胃炎主要是针对病因，缓解临床症状。例如慢性胃炎的病因为幽门螺杆菌感染时，采用标准根除 Hp 方案进行治疗。当胃炎的病因为全身性疾病时应针对病因进行治疗。如果患者因幽门螺杆菌感染而进行 Hp 根除后需确认是否已根除。至少需在开始治疗 4 周后进行评估。可以通过无创检测方法进行评估，如尿素呼气试验或粪便抗原检测。

慢性胃炎患者的长期监测需根据内镜下发现的病变情况而定。如内镜下发现萎缩性胃炎或异型增生患者，可建议 6 个月后进行内镜随访。

质子泵抑制剂（proton pump inhibitor，PPI）是目前常用的治疗药物，它通过特异性抑制胃壁细胞表面的 H^+/K^+ – 腺苷三磷酸酶（adenosine triphos-phatase，ATPase）酶系统，抑制胃酸分泌。常用的质子泵抑制剂有奥美拉唑、兰索拉唑、雷贝拉唑、泮托拉唑、埃索美拉唑。应避免长期服用 PPI，并注意不良反应。

　　胃黏膜保护剂具有中和胃酸、保护胃黏膜等作用，有利于黏膜损伤愈合，一般分为外源性（如铝碳酸镁）和内源性（如替普瑞酮）。以上腹部动力障碍型症状为主要临床表现时，可使用促胃肠动力的药物，如莫沙必利、伊托必利等；也可以补充消化酶，如米曲菌胰酶片、复方阿嗪米特肠溶片、复方消化酶等；若伴焦虑、抑郁等精神心理因素则需进一步评估及酌情使用抗焦虑药物或抗抑郁药物；亦可采用中药治疗。

（元　刚）

参考文献

［1］中华医学会，中华医学会杂志社，中华医学会消化病学分会，等. 慢性胃炎基层诊疗指南（实践版·2019）［J］. 中华全科医师杂志，2020，19（9）：776－782.

［2］中华医学院消化病学分会. 中国慢性胃炎共识意见［J］. 胃肠病学，2013，18（1）：24－36.

便　　秘

何谈健康：

便秘受很多因素影响，如食物、久坐、情绪、疾病等；也会影响很多疾病，如血压、心脑血管病、呼吸道感染、泌尿系感染等。可以说，便秘是健康状况的晴雨表之一。便秘的管理需要包括健康生活方式在内的综合管理，如运动、精神心理调理、微生态制剂、生物反馈疗法、中医药等。常用药物有乳果糖，其本身是益生元，有益于肠道菌群健康。含有蒽醌类物质的泻药（大黄、芦荟、番泻叶等）会引起结肠黑变病，不宜长期服用。顽固性便秘可考虑是否有新技术骶神经刺激（SNS）的适应证。骶神经刺激也可用于尿失禁、大便失禁等的治疗。管理便秘，"肠治久安"。

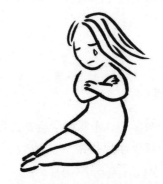

明明原谅了一个人
自己却无法快乐起来
那是因为
你忘了原谅自己

胃食管反流病、功能性消化不良、慢性胃炎、便秘等，都与情绪、压力、饮食、运动等密切相关。胃肠是情绪器官。呵护胃肠，打通"任脉"。

便秘（constipation）是临床常见症状。表现为排便困难和（或）排便次数减少、粪便干硬。排便困难包括排便费力、排出困难、排便不尽感、肛门直肠堵塞感、排便费时以及需手法等辅助排便。排便次数减少指每周排便小于 3 次。慢性便秘的病程应不小于 6 个月。便秘严重影响患者日常生活和生命质量。

流行病学及危害

我国成人慢性便秘的患病率为 4.0%～10%。随着年龄的增长，慢性便秘的患病率逐渐升高，我国老年人患病率为 15%～20%。女性患病率高于男性，北方高于南方。结直肠恶性肿瘤、肝性脑病、阿尔茨海默病等疾病的发生发展过程中，便秘发挥重要的作用。肛裂、痔疮等肛肠疾病与便秘等有着密切关系。慢性便秘患者生命质量下降，造成显著的经济和社会负担。

病因和危险因素

慢性便秘的病因包括功能性（如功能性便秘、功能性排便障碍、便秘型肠易激综合征）、器质性（如肠道疾病、内分泌和代谢性疾病、神经系统疾病、肌肉疾病）和药物性（如抗抑郁药、抗癫痫药、抗组胺药、抗精神病药、解痉药等）。功能性疾病所致便秘可分为正常传输型便秘、慢传输型便秘、排便障碍型便秘和混合型便秘。

临 床 表 现

主要表现为每周排便次数小于 3 次，排便困难，每次排便时间长，排出粪便干结如羊粪状且数量少，排便不尽感，部分患者缺乏便意、想排便但排不出、排便量少、排便费时等。我国功能性便秘患者最常见的困扰症状是空排和缺乏便意。部分患者可因用力排硬粪块而伴肛门疼痛、肛裂、痔疮和肛乳头炎。有的功能性便秘患者可扪及左下腹乙状结肠部位条索状物。

筛查与诊断

如前文中所述，临床上根据排便情况较容易诊断便秘。便血、粪便隐血试验阳性、贫血、消瘦、腹痛持续加剧、腹部包块等以及有结直肠息肉史和结直肠肿瘤家族史等为便秘患者的警报症状，需警惕。必要时进行进一步检查。年龄≥40 岁的初诊患者，建议行结肠镜检查。

慢性功能性便秘罗马Ⅳ诊断标准如下：

（1）必须包括以下 2 项或 2 项以上：

至少 25% 的排便感到费力；至少 25% 的排便为干球粪或硬粪；至少

25% 的排便有不尽感；至少 25% 的排便有肛门直肠梗阻感和（或）堵塞感；至少 25% 的排便需手法辅助，每周自排便小于 3 次。

（2）不用泻药时很少出现稀便。

（3）不符合肠易激综合征的诊断标准。

治 疗

饮食增加膳食纤维，补足水分，增加运动等改善生活方式是慢性便秘的基础治疗。便秘患者推荐采取蹲便排便姿势。慢性便秘患者需建立良好的排便习惯。容积性泻剂（如欧车前、聚卡波非钙和麦麸）和渗透性泻剂（如乳果糖、聚乙二醇等）主要用于轻、中度便秘患者。刺激性泻剂（如比沙可啶、酚酞、蒽醌类药物等）可以短期、间断使用。鸟苷酸环化酶 – C 激动剂（利那洛肽）可改善慢性便秘患者的腹痛、便秘等症状。普芦卡必利（高选择性 5 – 羟色胺 4 受体激动剂）可缩短结肠传输时间，增加患者排便次数。鲁比前列酮（氯离子通道活化剂）可以促进肠上皮分泌，增加患者自发排便次数。可采用微生态制剂调整肠道菌群。也可以采用中成药制剂或汤剂缓解慢性便秘症状。生物反馈疗法作为行为调节疗法，是功能性排便障碍患者的首选治疗方法。对于难治性便秘患者也可在常规内科治疗无效时采用骶神经刺激疗法。合并精神心理症状患者建议行社会心理评估后再进行相应治疗。

老年患者因共病、多重用药，需考虑基础疾病和药物引起的便秘的可能。妊娠期便秘患者建议改变生活方式，若无明显改善可使用容积性泻药、聚乙二醇、乳果糖等安全性好的药物。经保守治疗无效或明确有器质性疾病时，可专科就诊并在严格掌握手术适应证的情况下进行手术治疗。

（元 刚）

参考文献

[1] 中华医学会，中华医学会杂志社，中华医学会消化病学分会，等. 慢性便秘基层诊疗指南（2019）[J]. 中华全科医师杂志，2020，19（12）：1100 – 1107.

[2] 中华医学会消化病学分会胃肠动力学组，功能性胃肠病协作组. 中国慢性便秘专家共识意见（2019，广州）[J]. 中华消化杂志，2019，39（9）：577 – 598.

高尿酸血症与痛风

何谈健康：

高尿酸血症与饮食密切相关。"管住嘴，防痛风"。合并肾功能不全、泌尿系结石的患者也需要重视高尿酸血症的管理，这些患者不但要把血尿酸控制在目标范围，还要调控尿 pH 在 6～7，最好是 6.2～6.8。

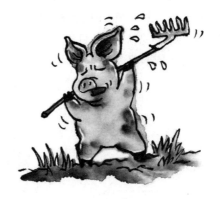

尿酸是嘌呤代谢的终末产物，主要由细胞代谢及食物中的嘌呤分解而产生。无论男性还是女性，非同日 2 次血尿酸 > 420 μmol/L，称之为高尿酸血症。过量的尿酸盐形成结晶，沉积在关节处，可导致反复发作的关节炎，痛风石引起的关节畸形，即痛风。此外，高尿酸血症还是高血压、心脑血管疾病、糖尿病以及肾病等慢性疾病的危险因素，是过早死亡的独立预测因子。

流 行 病 学

我国高尿酸血症的患病率为 5.5%～19.3%，其中男性患病率为 9.2%～26.2%，女性患病率为 0.7%～10.5%。痛风的患病率为 1%～3%，临床上多见于 40 岁以上男性及更年期后的女性，有年轻化趋势。

临床表现与诊断

大多数高尿酸血症患者没有症状，从血尿酸增高到出现临床表现的时间可为数年至数十年，也有患者终身无症状。急性痛风发作的表现有以下特点：①突发起病，多于午夜或清晨，关节疼痛明显，数小时内可出现关节红、肿、热、痛，并引起活动障碍；②最常累及第 1 跖趾关节，单侧多见（图 3－7）；③发病多呈自限性，多于 2 周内自发缓解；④少数患者痛风急性发作时血尿酸水平正常；⑤部分患者可有发热。

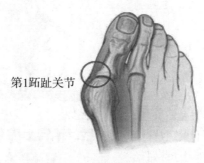

第1跖趾关节

图 3－7　第 1 跖趾关节图示

痛风石是痛风的特征性表现，为隆起于皮肤的大小不一的黄白色赘生物，表面菲薄，破溃后可挤出"豆腐渣"样物，常见于耳郭、关节周围以及鹰嘴、跟腱、髌骨滑囊等部位（图 3－8）。关节内大量沉积的痛风石是造成关节骨质破坏的重要原因。

痛风可出现关节外表现，其中，以肾脏受累最常见。主要表现为：①痛风性肾病。患者可出现夜尿增多、泡沫尿。晚期可出现肾功能不全的症状如高血压、水肿、贫血等。大量尿酸盐结晶堵塞肾小管、肾盂甚至输尿管，可引起急性肾衰竭。②尿酸结石。患者可无症状或出现肾结石相关的表现，如肾绞痛、血尿、排尿困难、肾积水、肾盂肾炎、肾周围炎等。

日常饮食下，非同日 2 次空腹血尿酸水平 >420 μmol/L 即可诊断为高尿酸血症。如出现特征性关节炎或肾脏受累的表现，应考虑痛风。关节液穿刺或痛风石活检找到尿酸盐结晶可确诊。X 线、CT 或磁共振成像对明确诊断有一定价值。

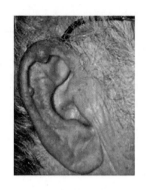
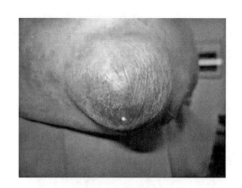
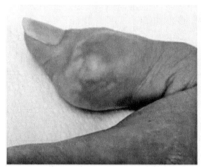
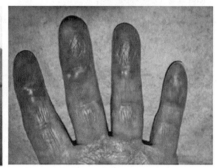

图3-8　不同部位的痛风石

治　疗

一般治疗：① 所有高尿酸血症与痛风的患者都应该保持健康的生活方式，包括控制体重、规律运动，控制饮食总热量，限制饮酒及大量摄入高嘌呤食物（如心、肝、肾等动物内脏）、高果糖食物（表3-12、表3-13），鼓励奶制品和新鲜蔬菜的摄入，多饮水（建议每日2000毫升以上）促进尿酸排泄，不推荐也不限制豆制品（如豆腐）的摄入。谨慎使用抑制尿酸排泄的药物，如噻嗪类利尿药。② 所有高尿酸血症与痛风的患者都应终身关注血尿酸水平并将其控制在 240～420 μmol/L。大部分患者需终身使用降尿酸药物；部分患者，若低剂量药物能维持尿酸长期达标且没有痛风石的发生，可尝试停药，但仍需定期监测血尿酸，维持血尿酸在目标范围内。③ 所有高尿酸血症与痛风患者都应定期筛查与监测靶器官（心、脑、肾）损害和控制相关的并发症（高血压、高血脂、高血糖等）。

表 3-12　高尿酸血症、痛风患者的饮食建议

避免摄入	有限摄入	鼓励摄入
含高嘌呤的动物脏器（小牛/小羊胰脏、肝脏、肾脏）	一份牛肉、羊肉、猪肉、含高嘌呤海鲜（沙丁鱼、贝壳类）	低脂或脱脂食物
高糖食物/饮料	一份含糖量高的果汁等饮料、甜品以及包含在酱汁中的食盐	蔬菜
过量饮酒（男性 >2 份/天，女性 >1 份/天） 痛风急性发作期或控制不佳时期，避免饮酒	酒精（尤其是啤酒、葡萄酒，烈性酒）	

引自：2012 年美国风湿病协会痛风管理指南。

表 3-13　每 100 克食物中的嘌呤含量

甲类（0～15 mg）	乙类（50～150 mg）	丙类（150～1000 mg）
除乙类以外的各种谷物、各种蔬菜、糖果、果汁类、乳类、蛋类、乳酪、茶、咖啡、巧克力、干果、红酒	肉类、熏火腿、肉汁、鱼类、麦片、面包、粗粮、贝壳类、四季豆、青豆、豌豆、菜豆、黄豆类、豆腐	动物内脏、浓肉汁、凤尾鱼、沙丁鱼、啤酒

高尿酸血症的治疗：根据 2019 年《中国高尿酸血症与痛风诊疗指南》推荐，无症状高尿酸血症的患者合并以下情况时应启动降尿酸治疗：血尿酸水平 ≥540 μmol/L，或血尿酸水平 ≥480 μmol/L 且伴有高血压、高血脂、糖尿病、肥胖、脑卒中、冠心病、心功能不全、尿酸性肾石病、肾功能损害等合并症之一。无合并症的患者，血尿酸建议控制在 <420 μmol/L；伴有合并症的患者，建议控制在 <360 μmol/L。当痛风患者血尿酸 ≥480 μmol/L 时，应启动降尿酸治疗。当血尿酸 ≥420 μmol/L 且合并下列情况中的一种时，应启动降尿酸治疗：痛风发作次数 ≥2 次/年、痛风石、慢性痛风性关节炎、肾结石、慢性肾脏病、高血压、糖尿病、血脂异常、脑卒中、缺血性心脏病、心力衰竭、发病年龄 <40 岁。痛风患者降尿酸治疗一般应在急性发作期完全

缓解后的 2～4 周开始，正在服用降尿酸药物者无须停用，以免引起血尿酸波动，导致发作时间延长或再次发作。痛风患者血尿酸的目标是 < 360 μmol/L 并终身保持。对于有痛风石、慢性关节炎、痛风频繁发作者，治疗目标是血尿酸 < 300 μmol/L，但不应低于 180 μmol/L。常用的降尿酸药物包括：①排尿酸药，如苯溴马隆；②抑制尿酸生成药物，如别嘌醇、非布司他。其中，别嘌醇可引起皮肤过敏反应及肝肾功能损伤，严重者可发生致死性剥脱性皮炎。*HLA - B * 5801* 基因阳性的患者发生不良反应的风险高，建议在服用别嘌醇治疗前进行该基因筛查，阳性者禁用。

急性痛风性关节炎治疗：秋水仙碱、非甾体抗炎药和糖皮质激素均可作为一线药物，应尽早使用。

研究显示，血尿酸 < 360 μmol/L，1 年内痛风复发率 < 14%，血尿酸 > 480 μmol/L，1 年内痛风复发率超过 50%。血尿酸长期控制在 < 360 μmol/L，不仅可以使尿酸盐结晶溶解，还可以避免新的结晶形成。有效的降尿酸治疗，还能改善痛风患者的心脏、肾脏合并症，降低死亡率。因此，对于普通人群，尤其是合并痛风危险因素的人群（如合并心脑肾脏疾病、有高尿酸血症家族史、高尿酸血症多发地区人群），建议每年至少进行 1 次血尿酸监测；已合并高尿酸的人群，建议每 3～6 月进行 1 次血尿酸监测；痛风患者，开始治疗时建议每 1～3 月进行 1 次血尿酸监测，病情稳定后每半年至 1 年进行 1 次血尿酸监测，同时注意其他痛风并发症的筛查。痛风是一种慢性和严重的疾病，可致生活质量下降，但可以有效治疗。

（劳敏曦）

参考文献

[1] 葛均波，徐永健，王辰. 内科学 ［M］. 9 版. 北京：人民卫生出版社，2018.

[2] 中华医学会内分泌学分会. 中国高尿酸血症与痛风诊疗指南（2019）［J］. 中华内分泌代谢杂志，2020，36（1）：1 - 13.

[3] SHOJI A，YAMANAKA H，KAMATANI N. A retrospective study of the relationship between serum urate level and recurrent attacks of gouty arthritis：evidence for reduction of recurrent gouty arthritis with antihyperuricemic therapy ［J］. Arthritis Rheum，2004，51（3）：321 - 325.

[4] PEREZ-RUIZ F. Treating to target：a strategy to cure gout ［J］. Rheumatol-

ogy （Oxford）, 2009, 48 （Suppl 2）: ii9 - ii14.

[5] KHANNA D, FITZGERALD J D, KHANNA P P, et al. 2012 American College of Rheumatology guidelines for management of gout. Part 1: systematic nonpharmacologic and pharmacologic therapeutic approaches to hyperuricemia [J]. Arthritis Care Res （Hoboken）, 2012, 64 （10）: 1431 - 1446.

睡眠呼吸暂停综合征

何谈健康：

睡眠呼吸暂停综合征是容易被忽略的疾病。头晕、头痛、乏力、高血压、记忆下降、睡眠障碍、白天打盹等都可能与它有关，常增加心脑血管风险，甚至猝死风险。打鼾（打呼噜）严重的患者一定要做睡眠呼吸监测。血红蛋白太高（160 g/L 以上）也提示可能存在夜间缺氧，即睡眠呼吸暂停，要进一步检查明确。"管理打呼噜，保护心血管"，"管理打呼噜，一夜无梦响"。

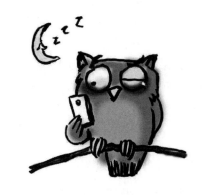

你总说的活得太累
不就因为太晚才睡

睡眠呼吸暂停是指各种原因导致睡眠状态下反复出现呼吸暂停和（或）低通气、高碳酸血症、睡眠中断，从而使机体发生一系列病理生理改变的临床综合征。主要包括阻塞性睡眠呼吸暂停低通气综合征、中枢性睡眠呼吸暂停低通气综合征、睡眠低通气综合征等，临床上以阻塞性睡眠呼吸暂停低通气综合征（obstructive sleep apnea hypopnea syndrome，OSAHS）最为常见。

流行病学及危害

国内外资料显示，OSAHS 在成年人中发病率为 4%～7%，男性发病率高于女性，发病率随年龄增高而增加。目前认为 OSAHS 是全身多种疾患的独立危险因素，可导致高血压、冠心病、糖尿病和脑血管疾病等并发症及交通事故，甚至出现夜间猝死。因此 OSAHS 是一种有潜在致死性的睡眠呼吸疾病。

病因和危险因素

OSAHS 的直接发病机制是上气道的狭窄和阻塞，但其发病机制并非简单的气道阻塞，还包括上气道塌陷，并伴有呼吸中枢神经调节因素障碍。引起上气道狭窄和阻塞的病因和危险因素有很多，包括：男性；肥胖及颈围增粗；阻塞性睡眠呼吸暂停综合征家族史；上气道解剖异常，如扁桃体及腺样体肥大、鼻中隔偏曲、下颌后移、小下颌等；长期大量饮酒及服用镇静药物；内分泌疾病，如甲状腺功能减退及肢端肥大症等；遗传体质和遗传疾病也明显影响该病的发生和发展，如特富彻·柯林斯综合征、唐氏综合征、阿佩尔综合征、软骨发育不全等。

临 床 表 现

夜间睡眠过程中反复出现的呼吸暂停及觉醒使睡眠断断续续，睡眠质量差，晨起头痛，日间嗜睡明显，记忆力下降；严重者可出现心理、智力、行为异常等（表 3 – 14）。近年来人们逐渐意识到本病是一个全身性疾病，因为反复发作的夜间低氧和高碳酸血症，可导致多种靶器官损害，即引发心脑肺血管合并症等，包括高血压、冠心病、心律失常、2 型糖尿病、脑卒中、痴呆症、癫痫、呼吸衰竭、夜间哮喘及肺心病等。

表 3 – 14　阻塞性睡眠呼吸暂停综合征的临床症状

白天临床症状	夜间临床症状
白天嗜睡	打鼾
疲劳、睡觉不解乏	配偶发现患者睡眠时呼吸间歇
记忆力减退、工作能力下降、学习成绩下降	睡眠时异常动作
激动易怒	失眠易醒、多梦、噩梦
早晨头痛、头晕、口干	多尿、遗尿
阳痿、性欲减退	夜间出汗
与嗜睡有关的意外事故	憋气、胸痛、心慌
—	胃食管反流

筛查与诊断

　　针对具有高危因素以及有临床症状的患者，应详细地询问睡眠病史并进行体格检查，以帮助评估 OSAHS 对患者的影响及严重程度，具体临床诊断流程如图 3－9 所示。

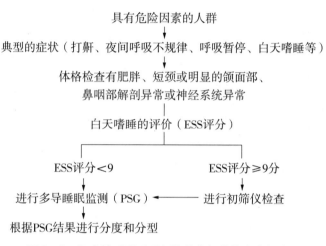

图 3－9　阻塞性睡眠呼吸暂停综合征的临床诊断流程

　　（1）具有以下情况的患者是 OSAHS 高危人群：肥胖、难治性高血压、充血性心力衰竭、心房颤动、夜间心律失常、脑卒中、肺动脉高压。

　　（2）睡眠病史的内容包括打鼾的情况、可观察到的呼吸暂停、夜间窒息或憋气发作、不能解释的白天嗜睡［可应用 Epworth 嗜睡量表（Epworth sleepiness scale，ESS）进行评估，见表 3－15］、睡眠时间、夜尿情况、白天头痛、易醒失眠、记忆力减退、注意力和白天警觉性下降、性功能障碍等。

表 3 – 15　艾普沃斯（Epworth）嗜睡量表

以下情况有无嗜睡发生	从不（0）	很少（1）	有时（2）	经常（3）
坐着阅读时				
看电视时				
在公共场所坐着不动时				
长时间坐车中间不休息（超过1小时）				
坐着与人谈话时				
饭后休息时（未饮酒）				
开车等红绿灯				
下车静卧休息时				

注：评分≥9分考虑存在日间嗜睡。

（3）体格检查包括可以导致上述危险因素的心、肺和神经系统的异常，需要特别注意 BMI、颈短、上气道狭窄的程度以及可能导致上气道解剖异常的体征。

（4）多导睡眠监测（PSG）或便携式睡眠监测（PM）：呼吸暂停低通气指数（AHI）≥5 次/小时，以阻塞型事件为主即可诊断成人 OSAHS。

根据 AHI 和夜间最低血氧饱和度（SO_2），将 OSAHS 分为轻、中、重度，其中以 AHI 作为主要判断标准，夜间最低 SO_2 作为参考。（表 3 – 16）

表 3 – 16　成人阻塞性睡眠呼吸暂停病情严重程度分度

程度	呼吸暂停低通气指数（次/小时）	最低血氧饱和度（%）
轻度	5～15	85～90
中度	15～30	80～85
重度	>30	<80

干预和管理

由于 OSAHS 是一种系统性疾病，因此治疗 OSAHS 的目的绝非仅仅是消除鼾声和日间嗜睡，最重要的是降低 OSAHS 的相关合并症发生率和病死率，最终改善和提高患者生命质量。目前临床常用的治疗手段包括一般治疗、病因治疗、无创气道正压通气治疗、手术治疗等，治疗策略的制定应合理地选择治疗措施，强调治疗规范化和个体化。

（1）一般治疗。有效控制体重和减肥，戒烟酒，睡前勿饱食，慎用镇静催眠药物及其他可引起或加重 OSAHS 的药物，适当进行运动，尽可能采取侧卧位睡眠等。

（2）病因治疗。纠正引起 OSAHS 或使之加重的基础疾病，如对甲状腺功能减退者可补充甲状腺素；肢端肥大症者可手术切除垂体瘤或服用生长抑素；鼻塞者可使用萘甲唑啉或麻黄碱滴鼻等。

（3）无创气道正压通气治疗。适应证包括：AHI≥15 次/小时的 OSAHS 患者，无论有无日间症状均应给予治疗；AHI 为 5～15 次/小时，伴有明显临床症状，合并心脑肺血管疾病者；OSAHS 围手术期治疗；经过手术或其他治疗（如腭垂腭咽成形术、口腔矫正器治疗等）后仍存在阻塞性睡眠呼吸暂停者；OSAHS 合并慢性阻塞性肺疾病。肺大疱、气胸或纵隔气肿、低血压、反复鼻出血、脑脊液漏、颅脑外伤、青光眼患者应视为无创气道正压通气治疗的禁忌证。

无创气道正压通气治疗必须在专业医疗人员的指导下实施（图 3-10），首夜指导性压力调控是必须的，把患者在任何体位（尤其仰卧位）、任何睡眠期［尤其是快速眼动睡眠期（REM 期）］鼾声消失，血氧饱和度均高于 90% 时的最低压力确定为处方压力，压力达 18～20 cmH$_2$O 时血氧饱和度仍低于 90% 者应同时给予氧疗。根据患者的病情以及耐受性选择呼吸机工作模式：持续气道正压通气（continuous positive airway pressure，CPAP）、自动气道正压通气或双水平气道正压通气。

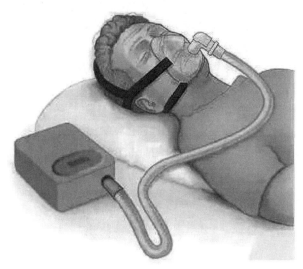

图 3-10　在呼吸睡眠医学中心接受压力滴定的阻塞性睡眠呼吸暂停综合征患者

（4）口腔矫治器治疗。睡眠时佩戴口腔矫治器可以抬高软腭，牵引舌主动或被动向前，以及下颌前移，达到扩大口咽及下咽部的效果。适用于单纯鼾症及轻中度的 OSAHS 患者，特别是有下颌后缩者。对于不能耐受 CPAP、不能手术或手术效果不佳者可以试用，也可作为 CPAP 治疗的补充或替代治疗措施。

（5）外科治疗。手术治疗的目的在于减轻和消除气道阻塞，防止气道软组织塌陷。选择何种手术方法要根据气道阻塞部位、严重程度、是否有病态肥胖及全身情况来决定。手术方法包括腭垂腭咽成形术、舌根部手术、正颌手术、射频软组织微创成形术等。这些主要是切除扁桃体部分软腭后缘、腭垂，以扩大咽腔，或是使其组织形成瘢痕以增加气道张力等。对于个别伴有严重呼吸衰竭的患者可进行紧急气管造口术。

（6）药物治疗。目前尚无疗效确切的药物可以使用。

（7）合并症的治疗。对于并发症及合并症应给予相应治疗。

（张　菁）

参考文献

［1］钟南山，刘又宁. 呼吸病学［M］. 2 版. 北京：人民卫生出版社，2012.

［2］LABARCA G，DREYSE J，DRAKE L，et al. Efficacy of continuous positive airway pressure（CPAP）in the prevention of cardiovascular events in patients with obstructive sleep apnea：systematic review and meta-analysis［J］. Sleep Med Rev，2020，52：101312.

［3］中华医学会，中华医学会杂志社，中华医学会全科医学分会，等. 成人阻塞性睡眠呼吸暂停基层诊疗指南（2018 年）［J］. 中华全科医师杂志，2019，18（1）：21 - 29.

［4］HUDGEL D W，PATEL S R，AHASIC A M，et al. The role of weight management in the treatment of adult obstructive sleep apnea. An official american Thoracic Society clinical practice guideline. Am J Respir Crit Care Med，2018，198（6）：e70 - e87.

失　眠

何谈健康：

现代人生活节奏快，压力大，失眠发生率高。失眠的认知行为治疗是失眠治疗的基础。安眠药可在需要的时候间断服用。使用中医药调理有时也会起到很好的效果。顽固性失眠患者还可尝试星状神经节阻滞术。该方法在其他头颈肩及上肢自主神经相关疾病如疼痛等的治疗中亦可能有一定效果。

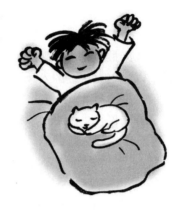

睡前原谅一切
醒来便是新生

小林漫画

失眠认知行为治疗（CBT I）的定义：一种或多种认知治疗策略相结合，包括睡眠调节教育，加上刺激控制疗法和睡眠限制疗法。CBT I 还经常包括睡眠卫生教育、放松训练和其他抗觉醒方法。在整个治疗过程中（通常为 4～8 个疗程），要求患者通过睡眠日记收集信息来进行治疗。

刺激控制疗法是一套指令，旨在：①消除床/卧室与清醒之间的联系，恢复床/卧室与睡眠的联系；②保持规律的起床时间。刺激控制指令是：①只在有睡意时才上床睡觉；②当无法入睡时就起床；③床/卧室仅用于睡眠和性交（禁止在床上看书、看电视等）；④每天早上定时起床；⑤不要在白天打盹。

睡眠限制疗法：一种旨在增强睡意和巩固睡眠的方法，此方法是限制患者的卧床时间与睡眠时间相等，通常根据每日的睡眠日记进行估计。卧床时间最初限制在平均睡眠时间内，然后根据睡眠效率增加或减少睡眠时间，直到达到足够的睡眠时间和整体睡眠满意度。

放松训练：旨在减少身体紧张（可采取腹式呼吸、渐进性肌肉放松、自生训练）和减少可能会使睡眠问题迁延不愈的认知唤醒（可引导想象训练、冥想）的结构化训练。

其实，人体对睡眠有很好的自我调节机制，要对自己有信心。焦虑无助于睡眠，越焦虑越失眠。重视解决工作和生活中的问题，也要学会接受和放弃。

"科学管理睡眠"，"睡出健康来"。

概　　念

失眠是临床最常见的睡眠问题。

失眠指以频繁而持续的入睡困难和（或）睡眠维持困难并导致睡眠不满意为特征的睡眠障碍。

失眠可分为慢性失眠障碍、短期失眠障碍及其他类型的失眠障碍。

流 行 病 学

2006 年中国睡眠研究会的研究提示，中国内地成人失眠率高达 57%。自然病程为持续性、波动性，有一定自然缓解性。儿童和青少年失眠持续率约为 15%，中年女性和男性失眠率分别为 42.7% 和 28.2%。

危 险 因 素

失眠的危险因素包括：①年龄，年龄越大失眠率越高；②性别，成年失眠女性较男性多；③既往史，有失眠历史者发作率更高；④遗传，有失眠家族史者的发病率为无家族史者的 3 倍；⑤应激和生活事件；⑥个性特征，如神经质、焦虑、完美主义等；⑦对环境的事件反应性；⑧精神障碍；⑨躯体疾病。

诊　　断

根据病程分为短期失眠（病程 <3 个月）和慢性失眠（≥3 个月）。失眠的诊断标准见表 3 - 17。

表 3 - 17 失眠的诊断

失眠诊断标准	短期失眠	慢性失眠
1. 存在以下一种或多种睡眠异常症状： （1）入睡困难； （2）睡眠维持困难； （3）比期望的起床时间早醒来； （4）在适当的时间点不肯上床睡觉； （5）没有父母或照顾者干预难以入睡	符合第 1、第 2、第 3、第 6 项标准，但病程不足 3 个月和（或）相关症状出现的频率未达到每周 3 次	同时符合第 1 至 6 项标准
2. 存在以下一种或多种与失眠相关症状： （1）疲劳或萎靡不振； （2）注意力、专注力或记忆力下降； （3）社交、家庭、职业或学业等功能损害； （4）情绪不稳或易激惹； （5）日间瞌睡； （6）行为问题； （7）动力、精力或工作主动性下降； （8）易犯错误或易出事故； （9）对自己的睡眠质量非常关切或不满意		
3. 睡眠异常不能完全由不合适的实际或环境解释		
4. 睡眠异常和相关日间症状至少每周 3 次		
5. 睡眠异常和相关日间症状持续至少 3 个月		
6. 睡眠困难和相关日间症状不能被其他睡眠障碍更好地解释		

评　估

大体评估：①主诉，就诊希望解决的睡眠问题；②睡前状况；③睡眠 - 觉醒节律；④夜间症状；⑤日间活动和功能；⑥其他病史；⑦体格检查、实验室和精神检查；⑧家族史。

主观测评：①睡眠日记，以每天 24 小时为单元，记录每小时活动和睡眠情况，连续记录 2 周（至少 1 周）；②量表评估，常用量表包括匹兹堡睡眠质量指数（PSQI）、睡眠障碍评定量表（SDRS）、艾普沃斯嗜睡量表（ESS）等。

客观测评：①多导睡眠监测（PSG）；②多次睡眠潜伏期试验；③体动监测。

治疗适应证：

（1）慢性失眠障碍：需要进行规范化治疗。

（2）短期失眠障碍：往往可以找到相关的诱发因素，去除诱因可使部分患者睡眠恢复正常，但仍有一部分患者会转化为慢性失眠症。由于失眠具有慢性化、复发性的特点，所以对于短期失眠症患者需要积极进行治疗。

治　疗

失眠的治疗包括心理治疗、药物治疗、物理治疗、中医治疗和综合治疗。

1. 心理治疗

心理和行为治疗是首选的失眠症治疗方法，最常用的是认知行为治疗（CBTI）。CBTI 的疗效优于药物疗法。

2. 药物治疗

药物治疗原则包括以下 5 个方面：

（1）在病因治疗、心理治疗（认知行为疗法）和睡眠健康教育的基础上，酌情给予催眠药物。

（2）用药剂量应遵循个体化原则，小剂量开始给药，一旦达到有效剂量后不轻易调整药物剂量。

（3）给药原则：按需、间断、足量。每周服药 3～5 天，而不是连续每晚用药。

（4）疗程：应根据患者睡眠情况来调整用药剂量和维持时间。短于 4 周的药物干预可选择连续治疗；超过 4 周的药物干预需要每个月定期评估；必要时变更治疗方案，或者采用间歇治疗。

（5）特殊人群：儿童、孕妇、哺乳期妇女、肝肾功能损害患者、重度睡眠呼吸暂停综合征患者、重症肌无力患者不宜服用催眠药物进行治疗。

治疗失眠的药物种类及不良反应见表 3 - 18。

表 3 - 18　治疗失眠药物的种类及不良反应

类别	代表药物	不良反应	注意事项
苯二氮䓬类（BZDs）	艾司唑仑、氟西泮、夸西泮、替马西泮和三唑仑、阿普唑仑、劳拉西泮和地西泮	日间困倦、头昏，肌张力减低、跌倒、认知功能减退等"宿醉"现象。持续使用 BZDs 一段时间后，在停药时可能会出现戒断症状及反跳性失眠	肝肾功能损害、重症肌无力、中重度阻塞性睡眠呼吸暂停综合征以及重度通气功能障碍患者禁用 BZDs
非苯二氮䓬类	吡唑坦、右佐匹克隆和佐匹克隆	产生药物依赖的风险较传统 BZDs 低。吡唑坦：共济失调、精神紊乱。佐匹克隆：嗜睡、精神错乱、酒醉感、戒断现象	有可能会在突然停药后发生一过性的反跳性失眠；肌无力、呼吸功能不全、睡眠呼吸暂停综合征者禁用佐匹克隆、吡唑坦
褪黑素受体激动剂	雷美替胺、阿戈美拉汀	疲乏、头晕、恶心、呕吐、失眠恶化、幻觉	没有药物依赖性，不会产生戒断症状。雷美替胺严禁与氟伏沙明联用
食欲素受体拮抗剂	苏沃雷生	残余的镇静作用	发作性睡病禁用
抗抑郁药	多塞平、米氮平、氟伏沙明、曲唑酮	口干、便秘、直立性低血压	适用于焦虑/抑郁伴失眠的患者；多塞平用于老年人时剂量减半

3. 物理治疗

物理治疗包括光照疗法、生物反馈疗法、电疗法等。

4. 中医治疗

中医治疗包括针灸、电针、中药的使用。

（苏　凡）

常见焦虑、抑郁障碍

何谈健康：

焦虑普遍存在，也是我们进步的动力。焦虑使人进步，但人不能杞人忧天。患者健康问卷（PHQ-9）、广泛性焦虑量表（GAD-7）、90项症状自评量表（SCL-90）均是常用的自我评估量表。有心理困惑时及时咨询医生。心理咨询和心理支持是治疗的基础，但有时药物治疗是必须的且疗效明显。我们不开心，可能是因为我们需要补充一点"营养"——药物。

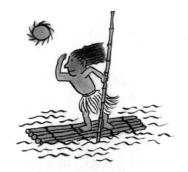

去见你想见的人
去做你想做的事
趁阳光正好
趁微风不躁
趁你未老

小林漫画

最简单的2个量表：①评估焦虑的GAD-2："问题：1. 感到焦虑、紧张或烦躁；2. 不能停止或无法控制担忧"。②评估抑郁的PHQ-2："问题：1. 做事提不起劲或没有兴趣；2. 感到心情低落、沮丧或绝望"。2个量表均是评估在过去2周里的情况，"没有"症状为0分，"有几天"有为1分，"一半以上时间"有为2分，"几乎天天"有为3分，任何一题得2～3分，均需关注。

迷走神经刺激术（VNS）治疗抑郁症可能有效，有植入式的和无创的。VNS还对难治性癫痫、失眠等疾病可能有效。

心身疾病和焦虑抑郁密切相关，涉及全身各系统很多疾病，包括偏头痛、哮喘、十二指肠溃疡等，说明心理因素在疾病发生中具有重要作用。

叙事医学是一门新兴学科，2000年由Rita Charon提出，是"由叙事能力所实践的医学"，其充分挖掘个体的叙事能力，在很大程度上整合了医学的专业性与普适性，为科学与人文之间的交流开辟了通道。"叙事医学，尊重疾病的故事"，弥补了现代医学的不足。

人生难得，每个人都是一个奇迹，每个人都独一无二，每个人的故事都精彩，因此，请讲出您的故事。医生需要叙事，个人也需要叙事。"讲好人生故事，实现人生圆满"。"讲好家庭故事，实现家庭幸福"。

广泛性焦虑症

一、概述

焦虑症又称焦虑障碍或焦虑性疾病，是以焦虑为主要临床相的精神障碍。广泛性焦虑症（general anxiety disorder，GAD）是最常见的焦虑障碍，是一种对日常生活事件或想法持续担忧和焦虑，并有显著的自主神经症状、肌肉紧张及运动不安的综合征，患者往往能够认识到这些担忧是过度的和不恰当的，但不能控制，因难以忍受而感到痛苦。

二、流行病学及危害

GAD 在成人的终身患病率为 4.1%～6.6%，在普通人群的患病率在 1.9%～5.1% 之间，在老年人中患病率为 10.2%，通常起病于儿童期或少年期，到成年期就诊。GAD 有性别差异，女性患者是男性患者的 2 倍。2019 年发布的中国精神卫生调查结果显示，我国广泛性焦虑症的年患病率为 0.2%，终身患病率为 0.3%。GAD 是一种慢性疾病，病程至少 6 个月，有资料显示患者在明确诊断前已经有 10 年病症者并不少见。部分患者可自行缓解，但多表现为反复发作，患者在整个病程中可出现人格改变、社会功能下降。GAD 常合并其他情感障碍或焦虑障碍，即共病现象，共病给广泛性焦虑症的诊断和治疗造成很大困难。

三、病因及危险因素

广泛性焦虑症病因及危险因素尚不完全明确。研究发现广泛性焦虑症有明显家族聚集性，遗传率为 30%～40%。另外广泛性焦虑症与生物节律、下丘脑－垂体－肾上腺轴及神经递质平衡失调等生物因素相关。在心理因素上，焦虑性人格特征和童年经历通常被认为是广泛性焦虑症的素质因素。在某些环境刺激下，特别是有威胁性的事件，如人际关系问题、躯体疾病以及工作问题，因恐惧而形成了一种条件反射——焦虑情绪。应激事件持续存在以及自身的认知特点可以导致广泛性焦虑症的慢性化和顽固化。

四、临床表现

广泛性焦虑症起病缓慢，部分患者可自行缓解，但多表现为反复发作，反复发作或恶化可出现人格改变、社会功能下降。广泛性焦虑症主要表现为精神症状、躯体症状以及其他症状。

1. 精神症状

持续、泛化、过度的担忧是焦虑的主要特征。表现为对生活中可能发生的、难以预料的危险或不幸事件经常担心，但担心程度与现实或处境不相称。有些患者不能明确担心的对象或内容，表现为提心吊胆、惶恐不安。部分患者表现为对外界刺激敏感，出现惊跳反应，难以入睡、睡中易惊醒，注意力难以集中等。

2. 躯体症状

主要表现为运动性不安、肌肉紧张及自主神经功能紊乱。运动性不安主要表现为搓手顿足，不停地来回走动，无目的小动作增多等。肌肉紧张表现为主观上一组或多组肌肉不舒服的紧张感，也可出现肌肉酸痛、紧张性头痛、肢体震颤等表现。自主神经功能紊乱可以涉及多个系统，如心悸、心前区不适，胸闷、呼吸困难，头晕头痛，面部潮红、出汗或苍白，口干、吞咽梗阻感，胃部不适、腹痛、腹泻或便秘，尿频，阳痿、月经紊乱、性欲缺乏等。

3. 其他症状

广泛性焦虑症与其他焦虑障碍有较高的共病率，约 1/4 的患者伴有惊恐障碍，有的患者伴有社交焦虑障碍。约 2/3 的患者合并抑郁，合并抑郁的患者自杀风险增高，在中老年人中多见。部分患者还会伴有强迫、恐惧症。许多患者常合并酒精和物质依赖，还有些患者合并躯体疾病，如高血压、糖尿病、消化性溃疡等。

五、筛查与诊断

对于广泛性焦虑症患者的筛查，常需了解患者现病史，完善体格检查及辅助检查，常常还需结合量表进行评估，包括汉密尔顿焦虑量表（HAMA）、焦虑自评量表（SAS）及广泛性焦虑症量表（GAD-7）等。

诊断要点如下：

至少6个月内的大部分时间存在焦虑的表现，其诊断要点包括以下3点：

（1）过度的焦虑和担忧：过分担心未来、感到紧张不安等。

（2）运动性紧张：坐卧不宁、紧张性头痛、颤抖等。

（3）自主神经活动亢进：出汗、心动过速、口干、头晕等。

同时还需要排除躯体疾病导致的继发性焦虑、药物引起的戒断反应以及其他精神性疾病伴发的焦虑。

六、干预与管理

广泛性焦虑症是一种慢性、高复发性精神障碍，首次发病后至少有50%的患者会有第2次发作，治疗倡导全病程治疗，包括急性期治疗、巩固期治疗和维持期治疗。急性期治疗主要是缓解或消除焦虑症状及伴随症状，药物治疗效率与时间呈线性关系，焦虑症状改善50%的平均治疗时间为2～4周；巩固期治疗，患者在此期间病情易波动，复燃风险大，一般至少2～6个月；维持期治疗，主要是防止复发，一般至少12个月，维持期治疗结束后，病情稳定，可以缓慢减少药物剂量，直至终止治疗。

药物治疗：选择性5-羟色胺再摄取抑制药（SSRI）和去甲肾上腺素再摄取抑制剂（SNRI）对广泛性焦虑有效，药物不良反应少，被推荐为一线治疗药物，如帕罗西汀、文拉法辛、度洛西汀、艾司西酞普兰等。而三环类抗抑郁药、抗惊厥药、非典型抗精神病药虽然有抗焦虑作用，但因为不良反应、耐受性及安全性问题，被列为二线治疗药物。苯二氮䓬类药物起效快，治疗初期与SSRI/SNRI联合使用，维持2～4周，然后缓慢减少苯二氮䓬类药物剂量，以免长期使用产生依赖。

丁螺环酮、坦度螺酮是5-HT$_{1A}$受体部分激动剂，因无依赖性也常用于广泛性焦虑症的治疗，但起效较慢。氟哌噻吨、美利曲辛对焦虑也有效，但不宜长期使用，老年人使用可能诱发帕金森综合征。

心理治疗：通过健康教育，患者在焦虑发作时对焦虑体验有正确的认知，可有效避免进一步加重焦虑情绪。此外，认知行为治疗也能显著改善广泛性焦虑症症状，对患者全面评估后，帮助患者改变不良认知并进行认知重建。

物理治疗包括重复经颅磁刺激、针灸治疗，对广泛性焦虑症可能有效。在疾病管理上，广泛性焦虑症的治疗不仅需要精神科医生的专业指导，还需要社区卫生人员和社会工作者的帮助。对于广泛性焦虑症的患者来说，需加强社会活动，培养自己的兴趣爱好。此外，社会加强对患者的心理健康科普，倡导健康的生活方式以及缓解患者的工作生活压力等，对广泛性焦虑症患者的治疗与康复至关重要。

惊 恐 障 碍

惊恐障碍（panic disorder，PD）又称急性焦虑障碍，是指以突然发作的、不可预测的、反复出现的、强烈的惊恐体验为主的一种焦虑障碍，常伴明显的濒死感或失控感，时间可为 5～20 分钟，并伴有强烈的心脏和神经系统症状。

一、流行病学及危害

2019 年发布的中国健康与营养调查（CHNS）结果显示，我国惊恐障碍的年患病率为 0.3%，终身患病率为 0.5%，女性患者为男性患者的 2～3 倍。惊恐障碍起病呈双峰模式，第一个高峰出现在青少年晚期或成年早期，第二个高峰在 45～54 岁，儿童时期发生的惊恐障碍往往不易被发现或表现出与教育相关的回避行为。惊恐障碍是一种慢性复发性及致残率较高的疾病，患者常有明显的社会功能损害，其精神健康与日常功能明显低于患有其他严重慢性躯体疾病如糖尿病、关节炎的患者。相对于未曾患过惊恐障碍的人，惊恐障碍患者参加工作的可能性低，甚至可能永久失去工作能力。惊恐障碍与其他精神疾病的共病率较高，如抑郁障碍，这些患者自杀意念和自杀企图的风险是患有其他精神疾病患者的 2 倍。

二、病因及危险因素

惊恐障碍的病因及危险因素尚不清楚，涉及的因素包括遗传、生化、脑功能、心理等方面。从家系和双生子研究推断惊恐障碍的遗传度为 40% 左右。研究发现，给惊恐障碍患者吸入 5% 的 CO_2 和静脉输入乳酸钠或碳酸氢钠可诱发惊恐发作；左前扣带回背侧损伤也可以导致惊恐发作。研究认为惊恐障碍与生活中创伤性事件形成相关，但多数患者不能找到相关的创伤性事件。

三、临床表现

惊恐障碍的特点是发作的突然性和不可预测性，随即缓解，发作间歇期有预期焦虑。

1. 惊恐发作

突如其来的惊恐体验，如紧张、害怕、恐惧感，伴有濒死感、失控感、大难临头感。并伴有严重的自主神经功能紊乱症状，如胸闷、心动过速、呼吸困难或过度换气、头痛头晕、四肢麻木和感觉异常、全身发抖或无力等。惊恐发作通常急骤，可持续 5～20 分钟，很少超过 1 小时，但终止迅速。发作期间意识清楚，保持高度警觉。

2. 预期焦虑

发作后的间歇期仍担心再发，但此时多表现为虚弱无力，需要数小时到数天恢复正常。

3. 回避行为

60% 的患者担心再次发作得不到帮助而产生不幸后果，出现回避行为。如回避工作、学习场所，部分患者不敢单独出门、排队、乘坐交通工具或不敢到人多热闹的场所，又称为场所恐惧症。

部分患者可在数周内完全缓解，病程超过 6 个月者容易进入慢性病程，惊恐障碍的患者常伴有抑郁障碍，使惊恐障碍预后变差。不伴场所恐惧的患者治疗效果较好，伴场所恐惧症的患者复发率高，预后不佳。

四、筛查与诊断

惊恐障碍患者的筛查同样需要了解现病史、完善精神检查及实验室检查。常用的评定量表包括焦虑自评量表（SAA），惊恐障碍严重度量表（PDSS）、惊恐相关症状量表（PASS）及汉密尔顿焦虑量表（HAMA）等。

五、诊断

（1）患者主要表现为惊恐发作，伴有自主神经功能紊乱相关症状。符合以下症状中的 4 个或更多，症状在 10 分钟内达到高峰：①心悸、心慌或心跳加速；②出汗；③颤抖或哆嗦；④感到气短或窒息；⑤哽咽感；⑥胸痛或胸部不适；⑦恶心或腹部不适；⑧感到眩晕、站不稳，头重脚轻或头昏；⑨现实解体（感到不真实）或人格解体（与自己脱离开）；⑩害怕失去控制或发疯；⑪害怕即将死去；⑫感觉异常（麻木或刺痛感）；⑬寒战或潮热。

（2）在至少 1 次的惊恐发作后 1 个月之内存在：①持续担心再次发作；②担心发作的后果和可能的不良影响；③与发作相关的行为改变。

（3）排除其他临床问题，如躯体疾病和药物导致的惊恐发作。

六、干预与管理

惊恐障碍的治疗目标是降低惊恐发作的发生频率和严重度，缓解预期焦虑和回避性行为，最大限度地降低共病率，减少病残率和自杀率，提高患者生存质量。

治疗包括药物治疗和心理治疗。

治疗药物包括抗抑郁药、抗焦虑药和其他辅助用药。急性期治疗需要 8～12 周，后可转入巩固期和维持期治疗，时间至少 1 年。

抗抑郁药：选择性 5-羟色胺再摄取抑制药（SSRI）和去甲肾上腺素再摄取抑制剂（SNRI）是治疗惊恐障碍最常用的药物，包括文拉法辛、帕罗西汀、度洛西汀、艾司西酞普兰、舍曲林等。抗抑郁药通常需要 2～3 周起效，无滥用和依赖倾向。三环类抗抑郁药如氯米帕明对治疗惊恐障碍也有效，但不良反应较多，需要从小剂量开始，避免过量导致中毒。

抗焦虑药包括苯二氮䓬类药物和 $5-HT_{1A}$ 受体部分激动剂，如劳拉西泮、阿普唑仑、氯硝西泮、丁螺环酮、坦度螺酮等。临床上常用苯二氮䓬类药物，抗焦虑作用起效快，早期联合抗抑郁药治疗惊恐障碍，可以减轻抗抑郁药的早期不良反应，但4～6周后可能出现耐受，可缓慢停用苯二氮䓬类药物。5－HT$_{1A}$受体部分激动剂通常起效较慢。

心理治疗：认知行为治疗为有效的治疗惊恐障碍的心理治疗方法。其内容包括心理教育、错误认知矫正、内感性暴露及呼吸控制等。

惊恐障碍是一种慢性复发性疾病，需要全病程治疗，需要在药物治疗的同时进行心理治疗，提高心理素质。此外，还需加强体育锻炼、规律生活、缓解压力。

抑 郁 障 碍

抑郁障碍是指多种原因引起的以显著而持久的心境低落为主要临床特征的一类心境障碍。其临床核心表现为心境低落与兴趣缺失，但与处境不相称。在整个抑郁临床相中，出现轻躁狂或躁狂发作表现，又称双相抑郁。抑郁障碍患者，也常常伴有焦虑、幻觉或者妄想等精神病性症状。

1. 流行病学及危害

据世界卫生组织统计，全球约有3.5亿抑郁障碍患者，平均每20人中有1人曾患或目前患有抑郁障碍。大多数国家抑郁障碍的终身患病率在8%～12%之间，其中美国为16.9%，日本为3%左右。2014年《自然》杂志报道，中国的抑郁症患病率为3.02%。2019年中国精神卫生调查（CM-HS）的数据提示，大陆地区抑郁障碍的终身患病率为6.8%。抑郁障碍起病年龄多为20～30岁，女性患者约为男性患者的2倍。90%的患者表现为中度或重度抑郁，严重影响患者日常功能活动。尽管抑郁症状缓解后，患者可以恢复到病前的功能水平，但仍有20%～35%的患者残留症状和有社会功能的影响。自杀是抑郁障碍最为严重的后果之一，研究证实，抑郁障碍患者的自杀率为4%～10.6%。并且抑郁障碍很少独存在，常常与焦虑障碍、精神活性物质使用障碍、人格障碍和冲动控制障碍等共病。抑郁障碍给患者造成了沉重的生理负担和经济负担。在疾病负担方面，23%的健康生命损失是因为脑部疾病，约占所有疾病负担的1/3，其中抑郁障碍是主要的失能因素；在经济负担方面，耀金国等报道2004年山东某地区抑郁障碍年人均总经济花费为11 587.82元。

2. 病因和危险因素

抑郁障碍病因及危险因素尚不明确，可能与生物、心理和社会因素相关。在生物因素上，目前认为抑郁障碍表现为多基因遗传方式，不遵循孟德尔遗传定律。研究提示，抑郁症患者的一级亲属，患抑郁障碍的危险性为一般人群的 2～10 倍，遗传度为 31%～42%。抑郁障碍患者的神经递质功能如去甲肾上腺素能、多巴胺能以及 5－羟色胺能神经递质系统失调和内分泌功能如下丘脑－垂体－肾上腺轴功能异常发挥着一定作用。在心理、社会因素上，应激性生活事件是抑郁障碍的重要危险因素，特别是负性生活事件，如丧偶、婚姻不和谐、失业、严重躯体疾病、家庭成员患重病或突然病故等。经济状况差、长期的不良处境如家庭关系破裂、失业、贫困等也易致患本病。如果存在其他不良因素，这些因素可以形成叠加致病作用。

3. 临床表现

抑郁障碍的临床表现为核心症状、心理症状群与躯体症状群，在具体的症状归类上，有些症状常常相互重叠。

核心症状包括：心境低落、兴趣减退和快感缺失。心境低落是患者自我感受或他人观察到情绪低落和抑郁悲观情绪，患者可表现为终日长吁短叹、忧心忡忡，也可表现为眉头紧锁、愁眉苦脸的抑郁面容。低落的心境大部分时间都存在，一般不随环境改变而好转。兴趣减退是指对过去喜爱的活动或事物丧失兴趣或兴趣下降明显，不愿意做事情或做事情提不起劲。快感缺失是指患者无法从日常生活工作的活动中体验到乐趣。不同患者可能同时出现 3 种症状，也可能只表现为其中一两种症状。

心理症状群可表现为思维迟缓，自我感觉反应迟钝，行为迟缓，注意力下降，主动言语减少，生活懒散、被动，不与他人交流，患者认知往往是负性、扭曲的，认为自己有缺陷甚至无价值，对未来缺乏信心，感到没有希望甚至是悲观绝望。但有些患者也会表现为动作行为和言语活动的显著增加，反复思考一些没有意义、缺乏条理的事情，表现得紧张、烦躁以及坐立不安。许多患者会认为自己犯下了无法饶恕的罪行，即使是微不足道的过失，也会产生深深的内疚甚至罪恶感。严重抑郁障碍的患者常常伴有消极自杀的观念和行为，感到活着没有意义，反复出现与死亡相关的念头，甚至详细地策划自杀；部分患者还会认为自己的亲人活着也非常痛苦，帮助亲人死亡是帮他们解脱，会选择杀死亲人后再自杀。抑郁症状常常也与焦虑共存，严重的抑郁障碍患者也可出现幻觉或妄想等精神病性症状。多数抑郁障碍的患者自知力是完整的，可主动求治，但严重的抑郁障碍患者缺乏对自己当前状态的正确认识。

躯体症状可以是表现为入睡困难、多梦、早醒的睡眠障碍，也常常表现为食欲下降、精力下降和性功能障碍。有些患者也表现为头晕、头痛、心慌、出汗、尿频尿急等自主神经功能紊乱相关症状。

4. 筛查与诊断

抑郁障碍患者的筛查主要是根据现病史、体格检查、实验室检查以及详细的精神检查，其中量表筛查最为常见。量表可以分为他评量表和自评量表，他评量表常见汉密尔顿抑郁量表（HAMD）和蒙哥马利－艾森贝格抑郁评定量表（MADRS），自评量表包括患者健康问卷（PHQ－9）、贝克忧郁量表（BDI）及抑郁症状快速自评量表（QIDS－SR）等。

对抑郁发作的诊断，要求病程持续至少2周，存在具有临床意义的痛苦或社会功能的受损。

诊断要点：

核心症状：①心境低落；②兴趣和愉快感丧失；③导致疲劳增加和活动减少的精力降低。附加症状：①注意力降低；②自我评价和自信降低；③自罪观念和无价值感；④认为前途暗淡，悲观；⑤自伤或自杀的观念或行为；⑥睡眠障碍；⑦食欲下降。根据国际疾病分类第11版（ICD－11）的分类标准，抑郁障碍按照严重程度可分为轻度抑郁、中度抑郁、重度抑郁以及伴有精神病性症状抑郁，根据发作次数可分为单次抑郁障碍、复发性抑郁障碍。

轻度抑郁：存在至少2条核心症状和至少2条附加症状，患者日常工作和社交活动存在一定困难，患者的社会功能轻度受影响。

中度抑郁：存在至少2条核心症状和至少3条附加症状，患者日常工作和社交活动相当困难。

重度抑郁：存在3条核心症状和至少4条附加症状，患者日常工作和社交活动严重受损。

伴有精神病性症状：在中度、重度抑郁的基础上，伴有妄想、幻觉或抑郁性木僵等症状。妄想多与自罪、贫穷或灾难的观念相关，幻觉多为听幻觉和嗅幻觉。

单次抑郁障碍：表现为1次抑郁发作，既往无抑郁发作史。

复发性抑郁障碍：表现为至少出现 2 次以上的抑郁发作，2 次发作间隔至少数个月，没有显著的心境紊乱。

5. 干预与管理

抑郁障碍的治疗目标在于尽可能早期诊断，早期规范治疗，最大限度减少病残率和自杀率。抑郁障碍的治疗包括药物治疗、心理治疗和物理治疗等。

抗抑郁药物治疗是治疗抑郁障碍的主要治疗方法，首选第二代抗抑郁药，包括选择性 5 - 羟色胺再摄取抑制药（SSRI）、选择性 5 - 羟色胺和去甲肾上腺素再摄取抑制剂（SNRI）、去甲肾上腺素和特异性 5 - 羟色胺能抗抑郁药（NaSSA）、去甲肾上腺素和多巴胺再摄取抑制剂（NDRI）及 5 - 羟色胺受体拮抗剂/再摄取抑制剂等。传统的抗抑郁药物，如三环类抗抑郁药、单胺氧化酶抑制剂和四环类抗抑郁药，作为二线推荐药物。药物治疗需要足够剂量、全病程治疗。全病程治疗包括急性期治疗、巩固期治疗和维持期治疗，急性期治疗需要 8 ～ 12 周，巩固期治疗需要 4 ～ 19 周，分别以控制症状和防止病情复燃为主；维持期治疗可以有效地降低抑郁症的复燃率，一般至少需要 2 ～ 3 年。

心理治疗种类多，常用支持性心理治疗、动力学心理治疗、认知行为疗法、人际心理治疗和婚姻家庭治疗等。物理治疗包括改良电休克治疗、重复经颅磁刺激、迷走神经刺激和深部脑刺激。

经过抗抑郁治疗，大部分患者的症状可以缓解或显著减轻，仍有约 15% 的患者无法达到临床治愈。

对抑郁障碍患者的管理主要包括建立和维持友好的治疗联盟，对患者和家属进行与抑郁症相关的健康教育，明确患者是否需要住院治疗，商议选择恰当的治疗与干预措施。

（李金标　崔立谦）

参考文献

［1］郝伟，陆林. 精神病学［M］. 8 版. 北京：人民卫生出版社，2018.

［2］张明园，舒良. 中国焦虑障碍防治指南［M］. 北京：人民卫生出版社，2010.

［3］ HUANG Y, WANG Y, WANG H, et al. Prevalence of mental disorders in China：a cross-sectional epidemiological study ［J］. Lancet psychiatry, 2019, 6 (3)：211 –224.

［4］ 国家卫生健康委员会. 精神障碍诊疗规范 (2020 年版) ［M］. 北京：人民卫生出版社, 2020.

［5］ 李凌江, 马辛. 中国抑郁障碍防治指南 ［M］. 北京：中华医学电子音像出版社, 2015.

［6］ 肖茜, 张道龙. ICD – 11 与 DSM – 5 关于抑郁障碍诊断标准的异同 ［J］. 四川精神卫生, 2019, 32 (6)：543 –547.

［7］ WHO. ICD – 11 for mortality and morbidity statistics/depressive disorders ［EB/OL］. ［2019 – 04 – 01］. https：//icd11. pumch. cn/Browse/Linearization.

颈椎病和腰椎病

何谈健康：

颈椎病和腰椎病与不良姿势密切相关，可以说是一个简单的"暴力"损伤疾病，因而矫正不良姿势在颈腰椎病的治疗中占有重要地位，要坐直，要抬头。康复理疗每次半小时或 1 小时，而不良姿势则每天维持几小时甚至 10 多个小时，病怎么会好呢？即使做了手术，姿势不正确的话还是会复发，手术就白做了。"挺直腰杆""抬头挺胸做人"很重要！锻炼核心肌群可保护脊柱。普拉提是受欢迎的有效的运动。颈腰椎病年轻化趋势很明显，要引起家长重视。保护脊柱，打通"督脉"。

对腰椎手术失败综合征患者，脊髓电刺激疗法（SCS）是一种有效的治疗手段。SCS 还对一些慢性疼痛如带状疱疹后神经痛等也有很好的疗效。

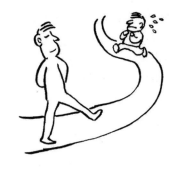

人与人之间
差距最小是智商
差距最大是努力

小林漫画

定　义

颈椎病和腰椎病是以椎间盘退变为基础的疾病。颈椎病是由于颈椎长期劳损、骨质增生或椎间盘脱出、韧带增厚，致使颈脊髓、神经根、椎动脉受压，交感神经受到刺激，出现一系列功能障碍的临床综合征。腰椎病指的是腰椎椎间盘突出，腰椎管、椎间孔、椎间隙狭窄，腰椎椎体滑脱、关节不稳以及腰椎周围软组织的急性及慢性损伤等一系列疾病群。

流 行 病 学

颈椎病和腰椎病为常见病，随着生活方式的改变，长期低头、伏案工作的人群增多，近年来颈椎病和腰椎病的患病率不断上升，且发病年龄有年轻化的趋势。颈椎病和腰椎病的发生与患者职业紧密相关，如会计、办公室人员、打字员、长时间用笔记本电脑人群、低头玩手机人群的发病率明显高于其他人群。

病因和危险因素

退行性病变是导致颈椎病和腰椎病的主要原因。随着年龄增长以及颈椎和腰椎长期超负荷使用、慢性劳损，甚至外伤，修复能力降低，患者出现颈椎和腰椎各结构及机能的退变。其中，椎间盘的退变是颈椎和腰椎各结构退变的首发因素。部分患者在青春期发育过程中，椎弓发育扁平，导致椎管矢状径小于正常值。在此基础上，轻微的退行性变即可出现脊髓压迫症状，诱发颈椎病。同时也有部分患者是由于年纪增大，椎间盘的退行性变改变骨质，造成颈椎病或腰椎病。患者长期进行超过肩颈所能耐受的各种活动，产生累积性损伤。因退行性病变不同于明显的外伤，故常被忽视，但其对颈椎病的发生、发展、治疗及预后等都有着直接关系。慢性劳损主要包括以下三种情况：

（1）不良的睡眠体位：诸如枕头过高、过低等不良的睡眠体位，使颈椎处于非生理性姿势状态，加重椎间盘组织的负荷从而加速退变过程。

（2）不当的工作、生活姿势：长期低头伏案工作或低头玩手机，在屈颈状态下椎间盘的内压力大大高于正常体位，使椎间盘退变进程大大加快。

（3）过量的体育锻炼和过度的颈部运动。

诱发因素则包含突然撞击，如乘车时未系好安全带，急刹车时因颈部肌肉松弛而损伤颈椎。夏日空调等冷风对着颈部直吹，导致颈椎受寒。

临床表现和分型

颈椎病患者症状较为复杂，一般可出现颈背疼痛、僵硬、四肢麻木无力伴不灵活、头晕、恶心、呕吐等症状，严重时甚至可表现为视物模糊、心动过速及吞咽困难等症状。腰椎病的常见临床表现为腰痛、腰部活动受限以及下肢疼痛、麻木，间歇性跛行等临床症状。

颈椎病的分型包括以下 7 种：

（1）神经根型颈椎病：主要病变为椎间孔变窄导致颈神经根受压。

（2）脊髓型颈椎病：此型最危险，主要病变为颈椎病变导致脊髓受压、炎症、水肿等。

（3）交感型颈椎病：主要病变为颈椎病变刺激颈椎周围的交感神经末梢。

（4）椎动脉型颈椎病：由于骨刺压迫椎动脉或血管变异导致供血不足。

（5）颈型颈椎病：此型最为常见，由于受凉或长期不良姿势导致颈椎局部不适。

（6）食管型颈椎病：由颈椎病变压迫食管所致。

（7）混合型颈椎病。

根据常见病因，腰椎病可分为以下几种类型：

（1）腰椎间盘突出症：腰椎间盘突出症指腰椎间盘退变后纤维环破裂，突出（或脱垂）的髓核组织压迫周围神经组织引起的一系列症状。

（2）腰椎管狭窄症：腰椎管狭窄症是由于椎管发生骨性或纤维性狭窄，压迫脊髓、马尾神经或神经根引起的。此外，骨纤维组织增生、腰椎移位等，可导致管腔内径相对狭窄，引起神经及血管受压出现临床症状。

（3）腰椎滑脱：腰椎滑脱是指先天性发育不良、创伤、劳损等原因造成相邻椎体骨性连接异常而发生的上、下位椎体部分或全部滑移。

（4）腰椎侧凸：腰椎侧凸指的是先天性脊柱发育异常及后天性退变导致腰椎的一个或数个节段在冠状面上偏离身体中线向侧方弯曲，形成一个带有弧度的腰椎畸形。

（5）腰肌劳损：腰肌劳损指的是腰部肌肉及其附着点的慢性积劳性损伤，常伴有局部无菌性炎症。其与长期维持腰椎不良姿势关系密切。

（6）椎间盘源性下腰痛：椎间盘源性腰痛指的是椎间盘内紊乱如退变、纤维环内裂症、椎间盘炎等刺激椎间盘内疼痛感受器引起的慢性腰痛。

治疗和预防调摄

目前治疗颈椎病和腰椎病的方法很多，首先是保守治疗，方法有颈椎制动，如针灸、牵引、推拿、理疗、龙氏手法、锤正疗法、药物治疗等。绝大部分颈椎病和腰椎病患者通过保守治疗可以得到很好的疗效，只有当保守治疗无效时，才考虑手术治疗。

日常生活习惯对颈椎病和腰椎病的预防和保健也尤为重要，需注意以下几点：

（1）在坐姿上，要尽可能保持自然端坐位，调节桌、椅之间的高度比例，避免头颈部过度后仰或前倾、前屈，使头、颈、肩、胸保持正常生理曲线。在工作一段时间后，一般在30分钟左右，让头颈部向另一方向转动，进行相反方向转动时宜轻柔、缓慢，在短时间内重复数次，以达到该方向的最大运动范围为佳。

（2）避免看书、看电视时倚着沙发，或半躺半靠在床头；体育活动之前，应进行较充分的准备活动，防止颈椎及其他部位的外伤。冬季应注意颈椎腰椎保暖。

（3）慢性腰椎病患者应尽可能避免久坐，伏案工作时应可能保持腰椎的自然生理弧度，注意间隔休息。急性期应卧床休息，减少椎间盘承受的压力。

（4）仰卧位时，颈部应枕在枕头上，不能悬空，使头部保持略后仰，高度依据个人情况而定，一般为10～12 cm。这样，枕头的支点与颈背部弧度相适应，才能衬托颈曲，以保持正常的生理曲线状态。（图3-11）侧卧位时，仍应将颈部置于枕头中间凹陷处，使枕头的支点位于颈侧部的中央处，整个枕头的高度应使枕头与肩同高。（图3-12）

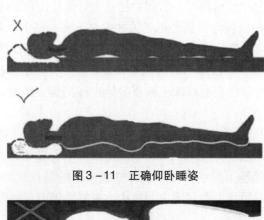

图3-11　正确仰卧睡姿

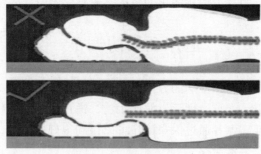

图3-12　正确侧卧睡姿

（5）在颈椎症状改善时应适当进行颈椎操锻炼，动作要求和缓，避免颈椎快速活动；要量力而行，适可而止，不要过度锻炼损伤肌肉韧带，锻炼方案要个体化，应在专业医生的指导下进行，随意锻炼反而可能造成颈椎损伤。

功 能 训 练

1. 颈部功能训练

（1）"米"字功："米"字书写可以锻炼颈部 8 个方向的肌肉，动作简单易行，即头部分别向 8 个方向运动。在做每个动作前下颌部应适当回收后顶，避免头部前倾；运动过程中颈部肌肉绷紧，且每做完一个动作头部必须回到正中位置才能做下一个动作，每一个动作幅度尽量大，可重复练习。加强版：在"米"字功的每个动作后都加上与运动方向相反的力，做对抗动作。

（2）颈部抗阻训练：抬头挺胸，目视前方，使头、颈、肩、胸保持正常生理曲线，双手交叉，掌心置于后颈部，颈椎向后用力，双手向前，行相抗姿势，10 秒 1 次，1 组 15 次，每日可做 3 组。

2. 腰部功能训练

（1）飞燕式。患者俯卧于床上，以腹部为支点，身体向后反弓挺起。头尽量向后仰，四肢伸直后尽量向后抬起。（图 3 - 13）

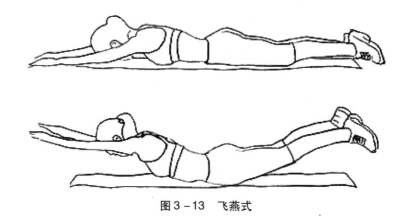

图 3 - 13　飞燕式

（2）拱桥式。分为"三点"式拱桥与"五点"式拱桥，前者练习难度较大。"三点"式的练习方法是：患者仰卧于床上，屈髋屈膝与床面呈 90°，后以双脚掌及头为支点，身体向上拱起如拱桥状。（图3-14）"五点"式练习方法类似"三点"式，身体拱起时以双脚掌、双手肘尖及头等5个点为支撑点做拱桥。

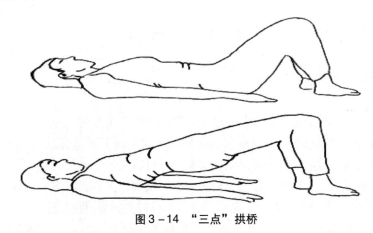

图3-14　"三点"拱桥

（3）屈膝转腰式。患者仰卧于床上，双手张开与躯干呈90°，掌心朝下，屈髋屈膝，双下肢做左右旋转动作。（图3-15）

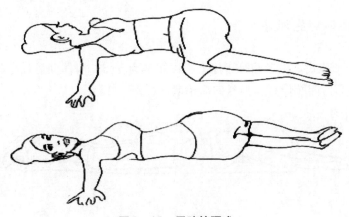

图3-15　屈膝转腰式

（陈树清）

参考文献

[1] 刘钟华，赵长伟，闻辉. 中医骨伤科学［M］. 北京：科学出版社，2016.

[2] 岳寿伟. 颈椎病非手术治疗［M］. 北京：人民军医出版社，2008.

第四章 健康体检

何谈健康：

健康体检是健康管理的重要组成部分。一般每年1次，根据需要也可半年1次，个别人检查个别项目可能需要更频密。体检应该做什么项目，指南有相关推荐，但根据个人需求，选择的空间也很大。2014年中华医学会健康管理学分会和中华健康管理学杂志编委会联合发表《健康体检基本项目专家共识》，把体检项目分为必选项目和备选项目，可供大家参考。2018年美国家庭医生学会（AAFP）发表 *The Adult Well-Male Examination*，对初级保健成年男性健康体检项目做了推荐。而美国老年医学会对老年人的健康体检推荐则定期更新。我们应科学体检，循证体检。

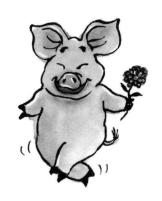

生活必然烦恼不断
而你的责任是创造快乐

小林漫画

定期健康体检

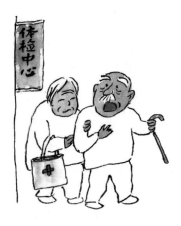

随着我国居民生活水平不断提高，与代谢和生活方式相关的高血压、糖尿病等慢性疾病患者也越来越多，且我国近年来肿瘤发病率及总死亡率还在不断攀升，多数患者发现时已属中晚期，花费多而治疗效果不佳。居民对健康和健康生活的高要求和慢性病高发但治疗控制效果不佳的矛盾日益突出，凸显出定期健康体检的必要性。常规体检一般包括各科体格检查、实验室检验和影像学检查等项目。建议结合个体危险因素水平、疾病家族史、个人史等进行合理的体检安排。

一、检验项目

1. 血常规（五分类）

（1）白细胞计数：急性感染、组织损伤、大出血、急性中毒等可使白细胞增多。病毒感染、再生障碍性贫血、自身免疫性疾病、脾功能亢进，某些药物（如磺胺类、氯霉素等）可使白细胞减少。

（2）红细胞、血红蛋白：严重慢性心肺疾病、高原地区居民，可使红细胞增多，贫血可使红细胞及血红蛋白减少。

（3）平均红细胞体积、平均红细胞血红蛋白含量、平均红细胞血红蛋白浓度：这三个指标用于判断贫血的类型。

（4）血小板：血小板在机体的止血和凝血功能中起重要作用。血小板增多见于骨髓增殖性疾病、原发性血小板增多症等。原发性血小板减少性紫癜、血栓性血小板减少性紫癜、再生障碍性贫血、自身免疫性疾病、脾功能亢进，某些药物（如奎尼丁、解热止痛类药物、磺胺类药物）等可使血小板减少。

2. 尿常规检查

尿常规检查包括尿蛋白、尿红细胞、尿隐血、尿白细胞、尿糖、尿酮、尿胆原、尿晶体等细项的检测。其主要用于泌尿系统疾病的诊断与疗效观察，也用于观察高血压、糖尿病等全身代谢性疾病对肾脏功能的影响。

3. 尿微量白蛋白检测

尿微量白蛋白测定反映早期肾病、肾损伤情况。病理性增高见于糖尿病肾病、高血压、妊娠子痫前期等。尿微量白蛋白检测可作为全身性或局部炎症反应的肾功能指标，如尿路感染等原因引起的肾脏早期病变；也可作为急性胰腺炎并发症的预测指标；服用对肾功能有影响的药物者也可检测尿微量白蛋白，便于早期观察肾功能情况，及早采取措施。

4. 粪便检查

粪便检查包括潜血、红细胞、白细胞等细项的检测，用以了解消化道有无炎症、出血、寄生虫感染等情况，有消化道出血时要注意排查肿瘤。

5. 生化指标

（1）总蛋白（TP）［包括白蛋白（ALB）、球蛋白（GLB）］：肝脏合成功能指标，急慢性肝病，营养或吸收不良等可使其减少或白蛋白/球蛋白比例倒置。

（2）丙氨酸转氨酶（ALT）：提示肝损伤的敏感指标。

（3）天冬氨酸转氨酶（AST）：提示肝损伤的敏感指标。

（4）γ-谷氨酰转移酶（GGT）：酗酒会引起 GGT 明显升高；患原发性肝癌、胰腺癌、乏特氏壶腹癌时，GGT 活性也会明显升高。

（5）碱性磷酸酶（ALP）：主要用于骨骼和肝胆系统疾病的诊断，尤其是黄疸的鉴别诊断，各种肝炎、阻塞性黄疸，儿童发育期可升高。

（6）胆红素［包括总胆红素（TBil）、直接胆红素（DBil）、间接胆红素（IBil）］：用于黄疸的诊断与类型鉴别。

（7）肌酐（Scr）：反映肾小球滤过率即肾功能的常用指标。

（8）胱抑素 C（Cys C）：不依赖任何外来因素，如性别、年龄、饮食的影响，是反映肾小球滤过率的敏感指标。

（9）血尿素氮（BUN）：评估肾功能受损的指标。但消化道出血、甲状腺功能亢进、烧伤等情况时尿素氮也升高。

（10）空腹血糖（GLU）：空腹血糖在 6.0 mmol/L 以下是正常水平，超过 7 mmol/L 且无症状者应复测以评估糖尿病或血糖异常的可能。

（11）尿酸：尿酸为嘌呤的终末代谢产物。男性血尿酸浓度大于 7 mg/dL（420 μmol/L），女性血尿酸浓度大于 6 mg/dL（360 μmol/L）可诊断为高尿酸血症。高尿酸血症和尿中尿酸过于饱和，使尿酸盐沉积到肾小管管腔或间质中，导致急性炎性反应，引起痛风性关节炎或肾损害。

（12）同型半胱氨酸（Hcy）：是饮食中摄取的蛋氨酸和半胱氨酸代谢过程中重要的中间产物，代谢过程受亚甲基四氢叶酸还原酶（MTHFR）的调控。血同型半胱氨酸增多促进动脉粥样硬化性疾病的进展。Hcy > 15 μmol/L 为血同型半胱氨酸升高。

（13）钠（Na）：指血清中钠离子浓度。血清钠正常范围为 135～145 mmol/L，血清钠的测定有助于识别低钠血症、高钠血症，多种疾病可影响血清钠的水平。

（14）钾（K）：指血清中钾离子浓度。血清钾正常范围为 3.5～5.3 mmol/L，血清钾的测定有助于识别低钾血症和高钾血症，多种疾病可影响血清钾的水平。严重高血钾会引起致命性心搏骤停，是临床检验危急值指标，应及早识别、尽快处理。

（15）超敏 C 反应蛋白（hs-CRP）：hs-CRP 是采用超敏检测技术检测到的低浓度 C 反应蛋白，是评估体内低水平炎症状态的灵敏指标。血清 hs-CRP 水平与动脉粥样硬化性疾病的发生发展、严重程度及预后密切相关。

（16）总胆固醇（TC）：总胆固醇升高容易引起动脉粥样硬化性心脑血管疾病，如冠心病、心肌梗死、脑卒中等。

（17）甘油三酯（TG）：TG 升高常是冠心病的独立危险因子，低 TG 血症多见于营养不良等。

（18）高密度脂蛋白胆固醇（HDL-C）：具有预防动脉粥样硬化的保护作用。HDL-C 越高，患动脉粥样硬化性心血管疾病的风险越小。

（19）低密度脂蛋白胆固醇（LDL-C）：是冠心病的危险因素，LDL-C 越低，患动脉粥样硬化性心血管疾病的风险越小。

（20）脂蛋白a［Lp（a）］：Lp（a）增高是动脉粥样硬化性心血管疾病的一个独立危险因素。

6. 免疫学检测项目

（1）甲状腺功能测定：反映甲状腺功能的指标有促甲状腺素（TSH）、游离三碘甲状腺原氨酸（FT_3）、游离四碘甲腺原氨酸（FT_4）、三碘甲状腺原氨酸（TT_3）和四碘甲腺原氨酸（TT_4）。通常 TSH 降低、FT_3/TT_3 和 FT_4/TT_4 升高提示甲状腺功能亢进，反之提示甲状腺功能减退。甲状腺功能亢进常见于格雷夫斯病、胫前黏液性水肿、甲状腺高功能腺瘤、服用过量甲状腺素片等；甲状腺功能减退常见于桥本氏甲状腺炎、亚急性甲状腺炎、甲状腺术后或碘－131 治疗后。

（2）抗甲状腺自身抗体：包括甲状腺球蛋白抗体（TgAb）、甲状腺过氧化物酶抗体（TPO－Ab）。阳性常见于桥本氏甲状腺炎、格雷夫斯病、自身免疫性结缔组织病等。

（3）糖化血红蛋白（HbA1c）：反映近 8～12 周的平均血糖水平，可用于评估糖尿病干预效果。2020 年《中国乙型糖尿病防治指南》已将 HbA1c ≥ 6.5% 作为糖尿病的诊断指标之一。

（4）甲胎蛋白（AFP）：临床上主要作为原发性肝癌的血清标志物，用于原发性肝癌的诊断及疗效判断。其升高也见于慢性活动性肝炎、肝硬化、睾丸癌、卵巢癌、胰腺癌等疾病。持续性 AFP >400 μg/L 且排除慢性活动性肝炎、肝硬化、睾丸癌、卵巢癌以及妊娠等，应高度怀疑肝癌。

（5）癌胚抗原（CEA）：升高常见于大肠癌、胰腺癌、胃癌、乳腺癌、甲状腺髓样癌、肝癌、肺癌、卵巢癌等肿瘤性疾病。但大量吸烟、妊娠和心血管疾病、糖尿病、肠道憩室炎、直肠息肉、结肠炎、胰腺炎、肝硬化、肝炎、肺部疾病等亦有部分患者血清 CEA 会升高。CEA 在肿瘤的诊断与鉴别诊断、疗效判断和预后评估等方面有重要意义。

（6）糖类抗原 125（CA125）：升高常见于卵巢癌、输卵管腺癌、子宫内膜癌、宫颈癌、胰腺癌、肠癌、乳腺癌和肺癌等肿瘤性疾病，也见于子宫内膜异位症、盆腔炎、卵巢囊肿、胰腺炎、肝炎、肝硬化等良性疾病。相较于肿瘤性疾病，CA125 在以上良性疾病中多呈轻度升高，且阳性率较低。

（7）糖类抗原 199（CA199）：升高常见于胰腺癌、肝胆系肿瘤、胃癌、结直肠癌等肿瘤性疾病，也可以在慢性胰腺炎、胆石症、肝硬化、肾功能不全和糖尿病等疾病中有一过性、轻度升高。

（8）鳞癌相关抗原（SCC）：升高可见于宫颈癌、肺鳞癌、食管癌、胃癌、卵巢癌、头颈部鳞癌等肿瘤性疾病，也见于天疱疮、银屑病等炎症性疾病。

（9）异常凝血酶原（DCP 或 PIVKA－Ⅱ）：升高见于肝细胞癌，即使在 AFP 阴性的肝细胞癌中也有部分表现为 PIVKA－Ⅱ升高。轻度升高还见于慢性肝炎和维生素 K 缺乏等。

（10）糖类抗原 153（CA153）：升高见于乳腺癌，对乳腺癌的疗效观察、预后判断，复发和转移的诊断有重要价值。升高也见于肺癌、结肠癌、胰腺癌、卵巢癌、子宫颈癌、原发性肝癌等肿瘤性疾病患者，在部分肝脏、胃肠道、乳腺、卵巢等的非肿瘤性疾病患者中也可表现为轻度升高。

（11）糖类抗原 724（CA724）：在胃癌患者常有较高表达，升高也见于部分卵巢黏液性囊腺癌、胆道系统肿瘤、结直肠癌、胰腺癌和非小细胞肺癌等。仅有该指标轻度升高不能肯定患癌，应动态监测其变化。

（12）糖类抗原 242（CA242）：在胰腺癌和结肠癌患者中有较高表达，也见于胆囊癌和其他消化系统恶性肿瘤。部分良性疾病如阻塞性黄疸、肝损伤时也有可能轻度升高。

（13）前列腺特异性抗原（PSA）：常用指标是游离前列腺特异性抗原（f－PSA）和总前列腺特异性抗原（t－PSA）。血 f－PSA 和 t－PSA 均升高，f－PSA/t－PSA 降低，提示前列腺癌可能性较高。血 t－PSA 和 f－PSA 轻度升高也见于前列腺炎、前列腺肥大、肾炎、前列腺息肉等泌尿生殖系统良性疾病。

（14）细胞角蛋白 19 片段（CYFRA21－1）：被认为是肺癌尤其是非小细胞肺癌的肿瘤标记物，但在少部分膀胱癌、乳腺癌、消化系统肿瘤患者中也有轻度升高。部分肝功能损害、肾功能损害的患者也可以有一过性轻度升高。

（15）胃泌素释放肽前体（ProGRP）：被认为是小细胞肺癌的肿瘤标志物，对小细胞肺癌的敏感性和特异性均比较高。鉴于另一个小细胞肺癌的肿瘤标志物神经元特异性烯醇化酶（NSE）检测受溶血因素影响较大，ProGRP 近年来被快速应用于对小细胞肺癌的辅助诊断、治疗监测和预后评估。

二、影像学检查

1. 胸部 X 线检查

检查的内容包括胸腔脏器及肋骨、胸廓及胸椎体等。可以观察胸廓有无畸形、肋骨和椎体有无骨折，骨关节有无错位等。可以了解心腔大小，心腔有无异常，肺纹理是否清晰，有无肺大疱存在，气管支气管走形是否正常，有无占位性病变存在，结核病灶的位置和大小，肺门淋巴结、纵隔及周围大血管的情况，胸膜及肋膈角是否正常，有无心包积液和胸腔积液，是否可以根据阴影大小判断积液量等。胸部 X 线用于体检主要是排查肺部及支气管病变，近年来随着肺肿瘤发病率增加，更多高危人群选择使用低剂量胸部 CT 筛查肺癌。

2. 超声检查

基于超声的物理性质，超声适用于多个实性脏器如肝脏、胆囊、胰腺、脾脏、肾脏等的检查，尤其适用于乳腺、甲状腺、体表包块等浅表脏器和病灶的检查。对心脏及大中血管也有很好的检查效果，超声心动图及颈部大血管检查、下肢动静脉超声检查、腹主动脉超声检查等在体检中应用广泛。妇科超声检查也已成熟应用于体检。常见的超声异常及病变如下：

（1）脂肪肝：多见于酗酒、糖脂代谢紊乱、肝炎后，脂肪肝可引发肝细胞损伤、肝纤维化，轻度脂肪肝要去除诱因，中度以上需要专科治疗。

（2）肝囊肿：常见的肝脏良性病变。小的囊肿，定期复查随访；当囊肿较大或出现压迫症状、造成肝损害时可到肝胆外科或超声介入科诊疗，给予及时处置。

（3）肝海绵状血管瘤：一种良性肿瘤，其发生及生长与血中雌激素水平有关，一般不影响肝功能。血管瘤较小可定期复查随访；血管瘤大于 5 cm、位于肝边缘、生长快、有压迫症状或破裂可能者，可到肝胆外科或超声介入科诊疗行手术或微创治疗。

（4）胆囊息肉：病理类型可为胆固醇性息肉、炎性息肉、腺肌增生等非肿瘤性息肉；极少数病理为胆囊腺瘤和腺癌等肿瘤性息肉，需积极行外科手术治疗。多数无症状胆囊息肉可定期复查随访，但合并以下危险因素者建议到肝胆外科诊疗：年龄超过 50 岁，单发病变，息肉逐渐增大，合并胆囊结石等。

（5）胆囊结石：超声诊断胆囊结石的准确性接近 100%。多数无症状小结石不需积极手术，可定期复查随访。如结石较大直径≥3 cm，或伴有胆囊息肉 >1 cm，或合并胆囊壁增厚，或胆囊壁钙化或瓷性胆囊等应考虑到肝胆外科行手术治疗。

（6）肾结石：是常见的泌尿系结石类型，易引发血尿、肾绞痛等。一般结石小于 0.6 cm 可自行排出，而 1 cm 以上结石多不易自行排出，应到泌尿外科行碎石或手术取石治疗。日常应注意多饮水，每日饮水量应在 2000 毫升以上。草酸盐肾结石者日常应限制浓茶、菠菜、芦笋等高草酸食物输入；尿酸结石患者日常应避免高嘌呤饮食如动物内脏、海鲜等；高钙摄入者应减少钙食物的摄入，如牛奶、豆制品、坚果类等。

（7）肾囊肿：是一种良性病变，小囊肿无症状，定期复查随访；囊肿 >5 cm 时有破裂危险，应到超声介入科行抽液及硬化治疗。

（8）前列腺增生：可引发进行性排尿困难、夜尿增多、尿潴留等。无明显症状暂不需要特殊治疗；如伴发排尿困难等不适可行泌尿外科治疗，以药物干预缓解症状，必要时考虑手术治疗。

（9）甲状腺结节：近年来多数超声科在实际应用中使用了类似于乳腺 BI-RADS 分类的 TI-RADS 分类系统，对甲状腺结节进行恶性风险分级。TI-RADS 分类将甲状腺结节分为 0 ～ 6 类。其中 3 类以下的结节恶性率 <5%，可 6 ～ 12 个月超声随访复查 1 次。4 类以上的结节恶性率 >5%，应针对性处理。其中 4A 类结节恶性率为 5% ～ 10%，应密切（3 ～ 6 个月 1 次）超声随访复查；4B 类结节恶性率为 10%～50%，建议行专科诊疗，必要时行超声引导下细针穿刺活检；4C 类以上结节应尽快行专科诊疗进一步明确结节性质。2017 年美国放射学会（ACR）发布了 ACR 的 TI-RADS 分级系统，依据该系统将甲状腺结节分为 5 个级别，随级别增长恶性风险升高。其中 TR3 级恶性风险 <5%，如结节 ≥2.5 cm 建议行细针穿刺活检；结节 <2.5 cm 可定期随访。TR4 级恶性风险为 5%～20%，如结节 ≥1.5 cm 建议行细针穿刺活检；结节 <1.5 cm 可定期随访。TR5 级恶性风险大于 20%，如结节 ≥1 cm 建议行细针穿刺活检；结节 <1 cm 仍可定期随访。

（10）乳腺囊性增生：超声表现为双侧乳腺组织回声粗杂，乳管均匀性扩张，血流正常，无局灶性病变，双侧腋窝无异常肿大淋巴结。乳腺囊性增生是乳腺实质的良性增生，是女性常见超声异常，无不适可定期超声复查。部分患者伴有与月经周期相关的疼痛不适，可行乳腺专科诊疗。

（11）乳腺结节：美国放射学会推荐的"乳腺影像报告和数据系统（简称为 BI-RADS）"将乳腺结节分为 6 类。其中 BI-RADS 0 类被认为是单一影像学不能判断乳腺结节的性质或乳腺有无病变，需要结合其他影像学进行评估；BI-RADS 1 类是指未发现异常病变；BI-RADS 2 类是指病变基本可排除恶性，可 6～12 月随访复查 1 次；BI-RADS 3 类是指病变良性可行性大，恶性率 <2%，可 3～6 个月随访复查 1 次；BI-RADS 4 类以上恶性率超过 2%，需进一步检查明确。4 类又分为 4A、4B 和 4C 类，4A 类结节恶性可能性为 2%～10%；4B 类结节恶性可能性为 10%～50%；4C 类结节恶性可能性为 50%～94%。BI-RADS 5 类指结节具备典型恶性征象，高度怀疑恶性，恶性可能性超过 95%。BI-RADS 6 类指病理已经明确的恶性结节，再行影像学检查时即定义为此类结节。

（12）任何脏器如发现有可疑占位性病变，都应及时接受专科诊疗，行进一步检查明确。

（13）颈部大血管超声检查：常规检查双侧颈总动脉、颈内动脉、颈外动脉、椎动脉、锁骨下动脉和无名动脉（也称头臂干）。测量动脉的内中膜（IMT）厚度，IMT >1.0 mm 为动脉内中膜增厚。当 IMT >1.5 mm，凸出于血管腔内，或局限性内膜增厚高于周边 IMT 的 50%，即动脉粥样硬化斑块形成。斑块增大可引起不同程度的血管腔狭窄。依据血管腔狭窄程度，颈内动脉狭窄和闭塞性病变程度分类为四级：轻度狭窄（<50%），中度狭窄（50%～69%），重度狭窄（70%～99%）及血管闭塞。一般轻中度狭窄对于远端血管灌注无明显影响，应干预导致动脉粥样硬化加速的危险因素；如超声提示血管重度狭窄或闭塞，应到血管外科或脑血管科就诊。

3. 心电图

（1）正常心电轴的范围为 −30°～ +90°之间；心电轴左偏：电轴位于 −30°～ −90°范围内为心电轴左偏，轻度左偏可见于正常人，一般无临床意义。明显左偏多见于左心室肥大、左前分支阻滞。心电轴右偏：+30°～ +180°范围内为心电轴右偏。轻度右偏可见于正常人，明显右偏多见于右心室肥大、左后分支阻滞。单纯的心脏逆钟向或顺钟向转位多见于正常人。

（2）窦性心律不齐：多见于青少年，一般无临床意义。

（3）窦性心动过缓：窦性心律且心率 <60 次/分。若 <50 次/分并伴有头晕、胸闷，甚至是晕厥等症状，应到心血管内科就诊，行进一步检查及必要的干预治疗。

（4）窦性心动过速：窦性心律且心率 >100 次/分。常见于运动后、精神紧张、发热、甲亢、贫血、心肌炎等生理状态或疾病，持续性窦性心动过速应到心血管内科就诊排查病因。

（5）偶发早搏：偶发早搏多为生理性，多由情绪激动、饱餐、过劳、上呼吸道感染、饮浓茶、咖啡等引发，大多无临床意义。

（6）频发的或多源性早搏多为病理性，常见于心肌炎、高血压性心脏病、冠心病等病理性疾病，应到心血管内科进一步诊疗。

（7）右束支传导阻滞：指心脏激动沿右束支传导发生障碍。可发生在各种器质性心脏病，也可见于健康人。

（8）左束支传导阻滞：指心脏激动沿左束支传导发生障碍。多见于器质性心脏病如冠心病。

（9）预激综合征：指在正常心脏电传导途径之外，还存在附加的传导组织和路径，从而在心电图上表现出异常。如未发生过心动过速多不需要特殊治疗；如出现室上性心动过速或快速性心房扑动或颤动应到心血管内科诊疗，多数患者可通过射频消融治疗得以治愈。

（10）一度房室传导阻滞：表现为传导延长，但无传导中断，所以多数一度房室传导阻滞无临床不适，仅在体检时发现。如不伴有症状，可随访复查，必要时到心血管内科诊疗，进一步排除病因。

（11）二度房室传导阻滞：表现为传导延长伴部分传导中断，包括莫式Ⅰ型和莫式Ⅱ型。如阻滞程度达到 3∶1 或以上，称为高度房室传导阻滞，多伴有头晕、胸闷、晕厥等心脑血管供血不足的症状，应及时到心血管内科治疗。

（12）三度房室传导阻滞：表现为所有来自心房的传导不能传导至心室，多伴有严重的心室率过缓，常见于急性心肌炎、急性心肌梗死或心脏疾病术后损伤等严重心脏疾病，临床常表现为晕厥，一经发现应紧急就诊。

（13）心房颤动（房颤）和心房扑动（房扑）：房颤是成人最常见的持续性心律失常，随年龄增长，患病率升高，60岁以上人群中房颤患病率可高达6%以上。多数房颤和房扑发生于器质性心脏病患者，如瓣膜性心脏病、冠心病、高血压心脏改变、心肌病等；也有部分患者房颤源于某些急性原因，如过量饮酒、急性心肌炎、外科手术及甲状腺功能亢进，以及服用某些药物等。房扑和房颤患者的脑卒中发生风险明显升高，应及时到心血管内科治疗。近年射频消融技术有长足发展，更多患者可能通过射频消融恢复窦性心律，降低了脑卒中风险，避免长期服用药物。

（14）如出现心室颤动、窦性停搏、室性心动过速、三度或高度房室传导阻滞等的心电图特征应紧急就医。

4. 内镜检查

体检常用内镜检查主要指胃镜及肠镜检查，适用于早癌筛查，以及有相关危险因素或平素有不适者进行食管、胃、十二指肠和全结肠及直肠的检查。

胃镜特别适合于上消化道肿瘤高风险人群的筛查，包括年龄在40～69岁之间且具有以下因素之一者：幽门螺杆菌感染且有上消化道症状者，喜好高盐、烟熏食品者，既往患胃息肉、萎缩性胃炎、胃溃疡、反流性食管炎等上消化道疾病者，有食管癌、胃癌家族史者，原因不明的贫血者，来自食管癌、胃癌高发区或长期居住者，便潜血阳性者等。胃镜常见异常检出结果包括浅表性胃炎、糜烂性胃炎、出血性胃炎、萎缩性胃炎、胃溃疡、胃黏膜下隆起、可疑胃癌等。常见食管病变包括黏膜糜烂、黏膜斑块、结节、巴雷特食管、可疑食管癌等。

肠镜特别适合于肠癌高风险人群的筛查，包括年龄在40～74岁之间且具有以下因素之一者：饮食习惯不良者（长期进食脂肪餐或摄入红肉），有结直肠癌肿瘤家族史者，患慢性结肠炎者，患结肠息肉者，便潜血阳性者等。肠镜常见异常检出结果包括腺瘤性息肉、炎性息肉、增生性息肉、炎症性肠病、绒毛状腺瘤性息肉、可疑肠癌等。直径≥1 cm的腺瘤、绒毛状腺瘤或伴高级别上皮内肿瘤的息肉应在治疗后1年内再次复查肠镜。

5. CT 和磁共振成像（MRI）检查

CT：用 X 线束对人体检查部位一定厚度的层面进行扫描。CT 图像是真正的断层图像，它显示的是人体某个断层的组织密度分布图，图像清晰，密度分辨率高，无断层以外组织结构干扰。但因有一定的辐射，一般只在医师认为需要时进行检查。近年来，低剂量 CT 用于高危人群的肺癌筛查已得到广泛应用。冠状动脉 CT 用于心血管病高风险人群的冠脉斑块负荷及管腔狭窄程度评估，近年来也检出了较多有临床意义的肌桥，解释了部分胸闷患者的病因。

MRI：通过对静磁场中的人体施加某种特定频率的射频脉冲，使人体组织中的氢质子受到激励而发生磁共振现象，当终止射频脉冲后，质子会在弛豫过程中感应出现信号。人体正常与病变组织的弛豫时间相对固定，而且有一定差别。所以，常能据此明确诊断许多疾病。MRI 无 X 线的电离辐射，但检查价格高，一般只在医师认为需要时进行检查。通常 MRI 检查时间相对较长，部分检查者可能有幽闭恐惧症，应给予充分的解释说明。近年来 MRI 用于体检中明晰颈腰椎病变及脑血管病变已较为常见。

6. 正电子发射计算机体层显像（PET/CT）检查

PET/CT 临床应用主要体现在 3 个方面：一是肿瘤疾病的早期诊断，转移病灶探查、疗效评价和复发监测等；二是心血管疾病的诊断与研究；三是神经精神疾病的早期诊断。

（1）PET/CT 与肿瘤显像。PET/CT 是一种安全可靠的肿瘤诊断影像检查，主要用于肿瘤的定性与定位诊断，肿瘤的良、恶性鉴别诊断，肿瘤的临床分期及再分期，在临床上治疗方案的制订，疗效的评价，转移灶的寻找与复发的监测、肿瘤放疗靶区勾画等方面。对于肿瘤标志物增高或发现转移灶，而 CT、MRI 及内窥镜等临床常规检查未发现原发灶的患者更具有优势。

（2）PET/CT 与心肌代谢显像。配有 64 层高速螺旋 CT 的 PET/CT 可以通过一次扫描获得精确的心脏解剖及功能图像，可实现一站式诊断。PET/CT 提供的融合图像可以明显提高临床诊断冠心病的特异性和灵敏度，准确反映心肌梗死部位的范围、程度，存活心肌状况和心功能情况。

（3）PET/CT 与神经精神疾病。PET/CT 可用于各种脑疾病（如癫痫、帕金森病、阿尔茨海默病等）的定位、定性诊断；脑肿瘤的诊断、疗效评价和预后判断；脑肿瘤复发与坏死灶的鉴别诊断；脑功能研究，如监测退行性脑病的功能障碍。

（王　妍）

参考文献

［1］张凯. 防癌体检规范专家共识［M］. 北京：人民卫生出版社，2018.

［2］吴在德，吴肇汉，等. 外科学［J］. 7 版. 北京：人民卫生出版社，2008.

［3］TESSLER F N, MIDDLETON W D, GRANT E G, et al. ACR thyroid imaging, reporting and data system（TI-RADS）：White Paper of the ACR TI-RADS Committee［J］. J Am Coll Radiol, 2017, 14（5）：587 –595.

［4］张小玲，刘明娟. 美国放射学院（ACR）乳腺影像报告和数据系统（BI –RADS）简介及实例分析［J］. 影像诊断与介入放射学，2010，19（5）：261 –266.

妇科健康体检

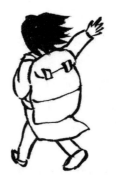

如果足够勇敢说再见
生活便会奖励你一个新的开始

　　随着人们生活水平和健康意识的逐渐提高，人们越来越重视自身的健康状态。而且，在信息互通的时代，人们获取的健康资讯越来越多，越来越快。关于自己的家庭成员、亲属、同事、朋友或者是明星名人，经常会有不同的消息传到耳边，譬如"某某某得了什么病，看来看去都看不好""谁谁谁得了什么癌，还很年轻，真是可惜"。加上新型冠状病毒感染疫情的暴发与常态化，让人们不再认为疾病距离自己很远，而是近在咫尺。

　　因此，除了进行日常的健康活动（如瑜伽、健身操、广场舞等）以及参加各种各样的运动之外，人们还需要通过科学的方法了解自身健康的状态。本节将仔细描述各项妇科健康体检的内容、时间间隔和意义，以及通过体检项目筛查出来的常见病、多发病的管理。

一、妇科健康体检的内容

1. 盆腔检查

盆腔检查，又称为妇科检查。妇科检查作为妇科医生最常用的检查之一，也是妇科健康体检当中最基本和最简单的检查。

（1）检查目的：直观了解外阴、阴道、宫颈、子宫和附件的情况，发现常见的女性器质性的病变以及生殖道的异常。

（2）检查方法：被检查者自行排尿后，取膀胱截石位，臀部置于检查台缘，两手平放于身旁，使腹肌松弛。检查者在检查前告知被检查者可能引起的不适，检查动作轻柔。

外阴部检查：观察外阴发育及阴毛分布和浓稀情况，注意大阴唇、小阴唇及会阴部位有无皮炎、溃疡、赘生物及色素改变。同时检查阴蒂、尿道口及处女膜的情况。必要时嘱被检查者向下屏气用力，观察有无阴道前后壁膨出、子宫脱垂或压力性尿失禁。

阴道检查：使用阴道窥器暴露阴道，观察阴道内的分泌物情况，有无阴道壁囊肿、赘生物、阴道隔等情况，可同时取阴道分泌物检查。

宫颈的检查：观察宫颈的大小、颜色、外口的形状，注意有无柱状上皮异位、息肉或赘生物等，可同时进行宫颈的细胞学检查。

双合诊检查：检查者采用双手触诊配合的方法，了解子宫的大小、位置、质地和活动度，了解双侧附件区有无包块；如果经阴道窥检已经发现宫颈或阴道的病变，通过双合诊检查可以了解宫旁组织和韧带有无病灶受累及侵犯的范围。

（3）检查的注意事项：检查的时间，一般为月经干净后 3 ～ 7 天，或非月经期。如果为异常阴道流血，应行妇科检查，检查时应先消毒外阴，并使用无菌器械和手套，以防感染。检查前需要排空膀胱。检查前一定要询问被检查者有无性生活史，如果没有性生活史，严禁使用阴道窥器检查及经阴道的双合诊检查，应行直肠－腹部双合诊。男医师进行妇科检查，需同时有其他女性医务人员在场，以减轻患者紧张心理和避免产生误会。

2. 妇科超声检查

通过妇科超声检查（即我们常说的 B 超检查，或盆腔超声检查）可以更加客观地评估女性生殖系统有无存在器质性的病变，或者是一些既往已经存在的病变的进展情况，是最常用的妇科影像学检查。有性生活史的女性一般进行经阴道超声检查，无性生活史的女性一般进行经直肠超声检查或者经腹部超声检查（需憋尿）。

妇科超声检查可以了解以下情况：①阴道有无肿物、囊肿等；②宫颈有无赘生物、肿瘤、宫颈管息肉、剖宫产瘢痕憩室；③子宫有无肌瘤、腺肌症、子宫内膜息肉、子宫内膜肿瘤等；④附件区有无卵巢和输卵管的肿瘤、囊肿、子宫内膜异位症等。此外，还要留意有无生殖道畸形的情况，譬如阴道斜隔、双子宫双宫颈、单角子宫、残角子宫等。如存在生殖道畸形，必要时还需要进一步行双肾输尿管彩超检查了解有无泌尿系统发育异常，以及进行染色体检查，了解有无染色体异常。

3. 生殖道分泌物检查

生殖道分泌物包括阴道分泌物检查和宫颈分泌物检查。但是普通的妇科体检中的生殖道分泌物检查往往是指阴道分泌物检查，即我们常说的白带检查。检查内容包括清洁度，颜色，性状，白细胞数量，乳酸菌数量，酸碱度，有无合并细菌感染、真菌感染、滴虫感染等。根据白细胞、乳酸杆菌数量以及酸碱度的情况将白带清洁度分为 I 到 IV 度，再根据是否有滴虫、霉菌、线索细胞诊断阴道炎类型，也可根据阴道 pH 值、过氧化氢、白细胞酯酶、唾液酸酶等进行阴道炎症分型。

4. 宫颈防癌筛查

宫颈防癌筛查往往是指宫颈的脱落细胞学筛查和人乳头瘤病毒（HPV）检测。宫颈脱落细胞学检查是通过宫颈脱落细胞的形态和细胞的显微镜下特点进行宫颈病变和宫颈癌的初步筛查手段；HPV 检测则可早期发现 HPV 感染，并且可以检测出感染的型别。两种方法的联合筛查，已经成为宫颈防癌筛查的最重要手段。这个部分将会在后面的章节更详细地介绍。

5. 乳腺筛查

很多被检查者都认为，乳腺检查也是妇科检查的内容之一。因此，很多体检单位也将乳腺筛查放在妇科的常规检查项目当中。其实，乳腺科很早就已经成为一个独立的专科，由专门的乳腺科医生对乳腺疾病进行筛查和防治。常用的筛查手段有乳腺的体格检查、乳腺钼靶检查、乳腺彩超检查。这部分将会在后面的章节进一步详述。

二、妇科健康体检项目的时间间隔

一般来说，以上的妇科健康体检项目检查时间间隔以 1 年为宜。但是，需要根据被检查者的不同情况而决定。如果既往检查已经发现器质性的病变，但是不需要手术处理或者目前正在使用药物保守治疗（譬如子宫肌瘤、卵巢囊肿等），复查间隔可以缩短至半年，甚至是 3 个月。但是也有一些项目的时间间隔可以适当延长，譬如宫颈的防癌筛查。美国癌症协会推荐：年龄小于 25 岁无须筛查；25 ～ 65 岁，可以每 5 年进行 1 次 HPV 检测，或者每 5 年进行 1 次宫颈脱落细胞学检查＋HPV 联合检测或每 3 年进行 1 次宫颈脱落细胞学检查；超过 65 岁，无阳性筛查记录者，可停止筛查。如果筛查结果有异常，则筛查的间隔也可以根据不同的情况进行调整。

三、通过体检项目筛查出来的常见病、多发病的管理

通过上述体检项目，可筛查出妇科的常见病、多发病，如细菌性阴道炎、霉菌性阴道炎、宫颈上皮内病变、宫颈息肉、子宫内膜息肉、子宫肌瘤、子宫腺肌病、卵巢囊肿（如卵巢巧克力囊肿）、卵巢良恶性肿瘤等。所有筛查出来的阳性结果，最好由专业的妇科医生进行解析和进一步检查和处理。阴道炎症可用药对症处理；宫颈病变遵循"三阶梯"诊断程序，可进一步行阴道镜检查或宫颈活检，根据结果决定是否需要进行下一步治疗；子宫和卵巢的病变，则需由医生结合患者的症状、病史、体征综合判断，再决定下一步的处理方案。

（梁炎春　何　勉）

参考文献

［1］ BHATLA N, SINGHAL S. Primary HPV screening for cervical cancer ［J］. Best Pract Res Clin Obstet Gynaecol, 2020, 65: 98 – 108.

［2］ EUN T J, PERKINS R B. Screening for Cervical Cancer ［J］. Med Clin North Am, 2020, 104 (6): 1063 – 1078.

［3］ FONTHAM E T H, WOLF A M D, CHURCH T R. Cervical cancer screening for individuals at average risk: 2020 guideline update from the American Cancer Society ［J］. CA Cancer J Clin, 2020, 70 (5): 321 – 346.

眼科健康体检

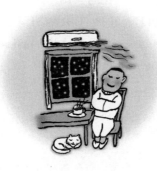

上帝关了一扇门
然后把窗户也关上了
上帝这是要给你开暖气

　　眼睛是心灵的窗户，人类自外界感知的80%以上的信息是由眼睛获得的，拥有一双健康的眼睛非常重要。另外，高血压、糖尿病等全身疾病早期也会在眼部有特征性的表现。每年定期眼部体检，不仅对眼病的防治有重要意义，同时也是监测全身疾病的好方法。过去眼科体检没有得到应有的重视，常规眼科体检只是简单查查视力，但规范的眼部体检应该更全面和精准，包括问诊、视力检查、色觉检查、电脑验光仪检测、眼压检查、裂隙灯检查、眼底检查以及其他必要的眼科专科辅助检查等。

　　眼科体检常规内容：

1. 视力

　　视力检查包括远视力和近视力检查，是评价视功能的重要主观检查。通常需要检测裸眼视力，有屈光不正者需要检查矫正视力或者经过医学验光配镜后的最佳矫正视力。

2. 眼压

一般体检使用非接触式眼压计测量眼压，排除青光眼等可能导致眼内压升高的疾病。必要时采用压平式眼压计获得更为准确的眼压值。

3. 色觉

采用标准色觉检查图谱进行检查，评估是否存在色弱及色盲。

4. 眼肌检查

评估眼位、眼肌运动功能、是否存在斜视。

5. 外眼检查

手电筒或裂隙灯下观察眼睑、泪器及眼眶是否存在异常。

6. 眼前节检查

使用裂隙灯检查眼表、结膜、巩膜、角膜、前房、虹膜、晶状体及前部玻璃体等眼前节结构，评估是否存在眼表及角膜疾病、葡萄膜炎、白内障等眼前节疾病。

7. 玻璃体检查

利用直接或间接检眼镜或裂隙灯前置镜评估是否存在玻璃体疾病。屈光间质不清，无法观察时可借助眼部 B 超等辅助检查了解玻璃体及视网膜情况。

8. 眼底检查

利用直接或间接检眼镜或裂隙灯前置镜还可以评估是否存在视网膜、视神经疾病，如糖尿病视网膜病变，年龄相关性黄斑变性、高血压视网膜病变、青光眼等常见疾病。如存在问题，需行进一步检查评估，如光学相干断层扫描（OCT），眼底荧光造影或光学相干断层扫描血流成像（OCTA），视野、视觉电生理检查〔视觉诱发电位（VEP）、视网膜电图（ERG）、眼电图（EOG）〕等。

不同年龄段可能出现不同的眼部疾病，如果不进行专业的眼部体检，容易漏诊，到察觉到视力下降时往往已为时过晚，因此眼部体检在不同的年龄段都非常重要。

在婴幼儿期，先天性眼病及遗传性眼病的筛查非常重要，尤其是对于有家族史或围产期有高危致病因素的婴幼儿如早产儿、低体重儿等，应及时进行眼部体检或筛查。早产儿视网膜病变是目前儿童盲的首要原因，如果不及时发现和治疗会给家庭和社会造成沉重负担，因此，高危儿的视网膜病变筛查（流程见图4-1）十分重要。流行病学调查显示，小儿视力障碍疾病的发病率和可治愈率与早发现、早治疗有密切关系。因此，看似健康的婴幼儿，也应进行眼病筛查并定期眼部体检。小儿1岁时由专业眼科医生进行眼部检查被认为是最合理的普查方式。

---

1. 出生孕周和出生体重的筛查标准：
(1) 对出生体重＜2000克，或出生孕周＜32周的早产儿和低体重儿，进行眼底病变筛查，随诊直至周边视网膜血管化。
(2) 对患有严重疾病或有明确较长时间吸氧史，儿科医师认为比较高危的患者可适当扩大筛查范围。
2. 筛查起始时间：首次检查应在生后4～6周或矫正胎龄31～32周开始。
3. 干预时间：确诊阈值病变或Ⅰ型阈值前病变后，应尽可能在72小时内接受治疗，无治疗条件要迅速转诊。
4. 筛查人员要求：检查由有足够经验和相关知识的眼科医师进行。
5. 筛查方法：检查时要适当散大瞳孔，推荐使用间接检眼镜进行检查，也可用广角眼底照相机筛查。检查可以联合巩膜压迫法进行，至少检查2次。
6. 筛查间隔期：
(1) Ⅰ区无ROP，1期或2期ROP每周检查1次。
(2) Ⅰ区退行ROP，可以1～2周检查1次。
(3) Ⅱ区2期或3期病变，可以每周检查1次。
(4) Ⅱ区1期病变，可以1～2周检查1次。
(5) Ⅱ区1期或无ROP，或Ⅲ区1期、2期，可以2～3周随诊1次。
7. 终止检查的条件：满足以下条件之一即可终止随诊。
(1) 视网膜血管化（鼻侧已达锯齿缘，颞侧距锯齿缘1个视乳头直径）。
(2) 矫正胎龄45周，无阈值前病变或阈值病变，视网膜血管已发育到Ⅲ区。
(3) 视网膜病变退行。

图4-1 早产儿视网膜病变（retinopathy of prematurity, ROP）筛查表

在学龄前期与学龄期阶段的儿童、青少年已经能够理解及配合许多眼科检查，如视力、眼位及双眼视功能检查等。这段时间是视功能的重要的可塑阶段，通过定期普查，可及早发现视力不良并进行干预，如矫正屈光不正及斜弱视，可帮助孩子获得更好的视力。儿童青少年近视防控很重要，定期进行眼部检查并在医生的指导下合理用眼对于预防近视非常重要，同时对已经近视的孩子定期检查、科学地干预，可以控制、延缓近视的发展，对眼睛的健康发育起到积极作用。通常建议学龄前期与学龄期阶段的儿童、青少年至少半年或1年进行1次眼部检查。

对于中青年人群，主要针对有眼部疾病遗传因素及全身高危因素的人群定期进行眼部检查，如有青光眼、视网膜色素变性、高度近视视网膜病变、视网膜脱离家族史者等，除常规眼科检查外，还应做相应的特殊检查如三面镜检查，光学相干断层扫描检查，视野、视觉电生理检查等。中高度近视患者必须定期检查眼底，以便早期发现视网膜变性、小裂孔，可及早治疗，防患于未然。

在中老年期，与年龄相关的眼部病变，如白内障、年龄相关性黄斑变性等眼病的发病率随着年龄增长而明显增加。因此早期检查，早发现和早治疗是治疗病变、保持有用视力最有效的手段。此外，随着年龄的增长，高血压、糖尿病等全身疾病发生率增加，它们引起的视网膜病变可严重影响视力甚至导致失明，发现早期病变、定期随访非常重要（糖尿病视网膜病变随访时间表见图4-2），早期治疗效果好、费用低，等到晚期则效果差、难度大。眼底检查不仅可以观察全身系统疾病在眼底的特征性改变，还可以推测除全身微血管病变的程度，预警心脑血管疾病，因此中老年人定期眼科检查必不可少。

眼科体检注意事项：检查前，无论您是进行每年的例行检查还是进行青光眼、糖尿病视网膜病变等常规眼病随访检查，检查前一天要休息好，不能熬夜，切记不能喝酒，它会使血管扩张，眼睛发红。检查时可告知医生近来服用的药物及眼镜度数。检查过程中，医生有可能需要点眼药水来扩大瞳孔，以便更好地进行眼底检查。瞳孔扩大后会出现视物模糊的情况，不用紧张，通常6小时后可逐渐恢复正常，扩瞳检查时最好有亲友陪同。

让我们定期眼部检查，拥有明亮双眸、健康人生。

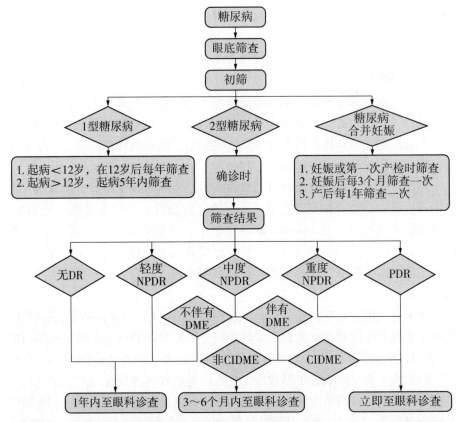

图4-2 糖尿病视网膜病变（diabetic retinopathy，DR）随访时间表

注：增生型糖尿病视网膜病变（proliferative diabetic retinopathy，PDR）；非增生期糖尿病视网膜病变（non-proliferative diabetic retinopathy，NPDR）；糖尿病性黄斑水肿（diabetic macular edema，DME）；累及中央凹的糖尿病性黄斑水肿（ctenter-involved diabetic macular edema，CIDME）。

（万鹏霞）

参考文献

［1］张国明，李娜，张福燕. 早产儿视网膜病变和足月新生儿眼病筛查指南［J］. 眼科新进展，2014，34（2）：101-107.

［2］中华医学会眼科学分会眼视光学组，中国医师协会眼科医师分会眼视光学专业委员会. 儿童青少年近视普查工作流程专家共识（2019）［J］.

中华眼视光学与视觉科学杂志，2019，21（1）：1－4.

［3］CHEUNG N，MITCHELL P，WONG T Y. Diabetic retinopathy［J］. Lancet，2010，376（9735）：124－136.

耳鼻咽喉健康体检

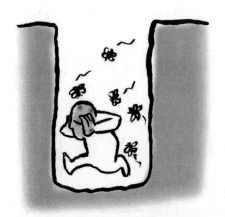

生活会放弃你
但不会放过你

　　随着科学技术和社会经济的不断发展，居民的生活质量得到了显著的提高，各种生活需求也发生了重大的改变，从解决温饱问题的生理需求逐渐向安全、健康和社交需求转变。耳鼻咽喉几乎涵盖了呼吸、语音、听力、平衡、嗅觉、吞咽及消化等众多重要生理功能，无论哪一生理功能出现问题都将会严重影响个人的生活质量和需求。因此，耳鼻喉科家庭健康管理在大健康发展时代显得尤为重要。本节将从3个部分来简单介绍耳鼻喉科定期检查的相关内容。

一、专科检查

1. 耳科检查

1）常规检查。

（1）外耳及鼓膜检查。检查耳前后有无红肿、耳郭形状是否异常、外耳道是否有新生物或异常分泌物、鼓膜是否完整等。主要用于筛查先天性耳郭畸形、耳郭囊肿、先天性耳前瘘管、外耳道耵聍栓塞、外耳道炎、外耳道肿物和慢性化脓性中耳炎。

（2）音叉试验。用于初步判断耳聋，鉴别传导性聋或感音神经性聋。

2）特殊检查。

（1）耳内窥镜检查。耳内窥镜是借助放大成像系统进一步检查外耳道及中耳解剖结构，明确外耳道狭窄程度、鼓膜是否穿孔、中耳是否存在胆脂瘤及其他中耳肿瘤性疾病等。

（2）听力学特殊检查包括纯音听阈测试法、耳声发射检测法、声导抗测试法和电反应测听法等，有助于进一步明确耳聋的类型、中耳的病变情况和相关疾病的鉴别诊断，如突发性聋、梅尼埃病和听神经瘤等。另外还有前庭功能检查和眼震检查，可作为中枢性、周围性和眼性眩晕的鉴别诊断。

2. 鼻科检查

1）常规检查。

前鼻镜检查。检查有无鼻前庭或鼻腔新生物，有无鼻腔异常分泌物，鼻中隔是否偏曲，鼻甲是否肥大，等等，主要用于筛查鼻前庭囊肿、各种类型的鼻炎、鼻中隔偏曲、鼻息肉、鼻腔肿物及鼻窦炎等。

2）特殊检查。

（1）鼻腔内窥镜检查。鼻腔内窥镜是硬性内镜，带有光线充足的冷光源，通过镜像放大，能够深入鼻腔清晰地观察到从前到后的解剖结构。大多数鼻腔肿物及鼻咽部肿物均可通过鼻腔内窥镜检查明确肿物的位置、形状、大小和范围，并可通过取活体组织病理检查（活检）明确诊断。

（2）过敏原检查。查找过敏原的方法主要包括皮肤试验、血液检查（特异性 IgE）和鼻黏膜激发试验等，用于筛查引起过敏性鼻炎的主要致敏原。

3. 咽科检查

1）常规检查。

咽科常规检查项目主要是口咽部检查和间接鼻咽镜检查，观察腺样体大小，鼻咽部有无新生物，舌腭弓、腭咽弓、悬雍垂及扁桃体是否肥大，有无新生物，等等。主要筛查的疾病包括腺样体肥大、鼾症、慢性咽炎、慢性扁桃体炎、扁桃体肿物和会厌及舌根部肿物及鼻咽部肿物（鼻咽癌）等。

2）特殊检查。

EB病毒检查（通过抽血检查即可）是鼻咽癌早期筛查的主要指标之一。

4. 喉科检查

1）常规检查。

喉部检查项目主要是间接喉镜检查。观察会厌抬举情况，舌根、会厌舌面、劈裂、喉前庭、室带及声带有无新生物，室带及声带的活动情况及梨状窝有无狭窄、积液和新生物情况。主要筛查的疾病包括会厌肿物、慢性喉炎、声带小结、声带息肉、声带麻痹、声带肿物、室带肿物和梨状窝肿物等。

2）特殊检查。

电子纤维喉镜及窄带成像技术（NBI）。电子纤维喉镜通过放大成像系统能够对喉咽部及喉部解剖结构进行精细检查，同时再加上NBI能够完成对早期喉癌和下咽癌的筛查工作，最终仍需根据活检结果明确诊断。

二、耳鼻喉慢病的定期检查

1. 慢性化脓性中耳炎

健康体检中往往以静止期慢性化脓性中耳炎为主，此期患者以患耳鼓膜穿孔和传导性听力损失为主。对于无意修补鼓膜者，可随年度健康体检完善耳内窥镜检查和相关听力学检查以明确中耳及听力病变情况。

2. 鼾症

鼾症是阻塞性睡眠呼吸暂停低通气综合征的俗称。在健康人群中的认识度较差，常常认为打鼾是一种常见的生活现象，甚至误认为是"睡得香"的表现。鼾症除了出现夜间睡眠打鼾的症状之外，还有呼吸暂停、白天嗜睡、记忆力减退、精神萎靡、性功能减退和夜尿增多等症状，同时还可诱发脑卒中、肺心病、高血压、糖尿病、心律失常、心力衰竭等多器官、多系统功能损害，甚至出现睡眠中猝死。鼾症可通过便携式睡眠监测仪进行早期筛查，或通过多导睡眠监测（PSG）进行临床确诊。接受临床干预的患者应在干预后第 3 个月和第 6 个月复查 PSG，以评估疗效，病情稳定后随年度健康体检完善 PSG 检查即可。

三、耳鼻喉肿瘤的定期筛查

1. 鼻腔肿瘤及鼻咽癌

对于无明显病因的情况下出现单侧持续性鼻塞或涕中带血，甚至出现间断性鼻出血的情况应警惕早期鼻腔肿瘤及鼻咽癌，可通过前鼻镜和鼻腔内窥镜检查明确肿瘤情况，必要时可进行活检以明确诊断。另外，EB 病毒抗体＋DNA 检测可作为一种早期筛查鼻咽癌的手段。EB 病毒抗体＋DNA 检测筛查结果为阳性的高危人群最终确诊为鼻咽癌主要集中在第 1 个随访年，因此在第 1 年可每半年复查 1 次。随后随每次年度健康体检复查 1 次即可。

2. 喉癌

持续性声音嘶哑是喉癌的典型症状，除此之外还有咽喉异物感、持续性咳嗽和痰中带血等症状，需与慢性咽喉炎相鉴别。一般可通过间接喉镜检查完成初步筛查，如发现喉部新生物可完善电子纤维喉镜＋NBI，必要时进行活检以明确诊断。如各项检查结果均未提示肿瘤存在，复查时间与年度健康体检一致即可，同时应清淡饮食，戒烟戒酒，避免油烟，作息规律，适当参加户外体育活动，避免过度用声。

（雷文斌）

参考文献

［1］中华医学会耳鼻咽喉头颈外科学分会耳科学组，中华耳鼻咽喉头颈外科杂志编委会耳科组. 中耳炎临床分类和手术分型指南（2012）［J］. 中华耳鼻咽喉头颈外科杂志，2013，48（2）：5.

［2］中华医学会，中华医学会杂志社，中华医学会全科医学分会，等. 成人阻塞性睡眠呼吸暂停基层诊疗指南（2018 年）［J］. 中华全科医学杂志，2019，18（1）：21 – 29.

［3］连仕锋，季明芳，吴标华，等. EB 病毒血清学筛查鼻咽癌高、中危人群的随访研究［J］. 中华预防医学杂志，2015，49（1）：26 – 30.

口腔健康体检

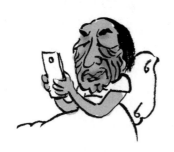

不要仗着自己丑
就随便熬夜

小林漫画

　　口腔健康是全身健康的重要组成部分。口腔健康不仅让人能享受美味佳肴，还能使人口齿清爽，减少和避免"病毒感染"和冠心病、糖尿病等病症的发生。

　　牙齿没有异常的感觉并不等于口腔健康，因此，每年体检时不要忘记检查口腔。注重口腔"体检"，必要时进行 X 线检查，以发现可能存在的牙齿隐匿龋坏、牙周问题甚至口腔肿瘤等问题，并做到早发现、早诊断、早治疗。如果等到牙齿有遇冷热刺激疼痛、刷牙出血等状况出现，牙齿牙龈的问题可能已经比较严重了，甚至需要进行根管治疗、牙周系统治疗等相对复杂的治疗。

　　那么，口腔检查有哪些内容呢？口腔常规检查内容包括：是否有龋齿；是否有牙石，牙周健康情况；智齿情况；有无废用牙齿需要拔除；牙齿缺失情况；是否需要畸形矫正；口腔黏膜有无异常。那么详细的口腔体检项目及内容有什么呢？我们按照口腔各专科的具体情况给大家介绍。

　　口腔科主要分为颌面外科、牙体牙髓科、牙周科、修复科及黏膜科等。口腔科的体检需要全面检查这些专科内容。颌面外科主要检查有无多生牙、是否有智齿阻生、有无颞下颌关节疾病、有没有外伤、是否有颌面畸形或肿瘤等问题，其中口腔全景片可以协助检查有无囊肿；牙体牙髓科则关注有无龋齿、有无牙体缺损、有无牙折裂等牙体异常；牙周科包含了口腔卫生情况及健康宣教，检查有无牙结石、牙龈是否红肿或牙龈萎缩、有没有牙周袋、有无牙槽骨吸收等；修复科关注患者有无牙齿缺失、有无咬合异常及修复体等问题；口腔黏膜科需要检查口内、口角、舌体及唇黏膜有无溃疡、糜烂、裂纹，有没有白斑；另外还有正畸科检查有无牙颌畸形（牙列拥挤、开颌、反颌等）。

　　除了口腔各专科的内容，我们还要注意儿童、老人、孕妇等特殊人群的口腔体检。儿童口腔检查最好从第一颗乳牙萌出后 6 个月内开始，也就是在 1 周岁内开始，每半年 1 次。除了检查有无龋齿、牙龈及口腔软组织健康状况等常规项目，牙齿萌出情况、牙齿发育情况、牙列及咬合情况等亦为重点，在检查过程中还可适时做有效的口腔综合干预（如涂氟、窝沟封闭）。老年人口腔往往多种口腔疾病同时存在，且自我修复能力减弱。口腔检查应每半年进行 1 次，主要检查是否有牙根面龋、牙周病、口腔黏膜病、口腔癌等。需要特别关注的是，孕妇的口腔健康极其重要，不仅关系到自身健康，还会影响到胎儿健康。孕期由于体内激素改变、免疫力降低等因素影响，容易引起牙齿、牙龈的病变，如果在怀孕期间发生口腔急症，不仅治疗不便还有风险。所以，计划怀孕的女性应把孕前口腔检查视为与按时足量吃叶酸等同等重要的事情来做。如有口腔问题应及早治疗，妥善处理，消除健康隐患，千万不要带着口腔疾病怀孕。

　　另外，口腔科还有一系列辅助检查。除了大家耳熟能详的 X 线检查如小牙片及口腔全景片，近年越来越普及牙科 CT 即 CBCT，可以帮助医生更加立体准确地发现牙齿及颌骨的问题。如果是怀疑有颌面部的肿物则需要进行头颈部的 CT 或者 MRI 检查。

　　口腔体检内容并不复杂，重在坚持定期进行检查，每半年或 1 年进行 1 次口腔检查。重视我们的生活细节习惯也很重要：一是每次进食后用清水漱口；二是坚持有效的刷牙；三是适量使用含氟牙膏刷牙；四是戒烟、限酒，减少对口腔局部的不良刺激。这些是确保口腔健康的有效途径，保护我们的口腔健康应该从生活细节做起。

（陈　珊　冯崇锦）

参考文献

［1］李媛，张绍伟，王胜. 遵义市 31381 例体检者口腔健康状况分析 ［J］. 现代医药卫生，2016，32（7）：1001－1003.

［2］苗芳，张昀，张卫平，等. 中老年特定人群口腔体检牙周疾病相关因素分析 ［J］. 口腔医学研究，2019，35（3）：271－273.

［3］黎清云. 荆门市妇幼体检者口腔健康状况分析 ［J］. 世界最新医学信息文摘，2016，16（56）：154.

［4］赵群，陈勇. 爱护六龄齿，保护儿童口腔健康 ［J］. 家庭医学，2021，3：36－37.

［5］张纲. 口腔体检，勿忘半年一次 ［J］. 家庭医药，2016，11：19.

第五章　心脑血管体检

何谈健康：

　　心脏是发动机，大脑是指挥部。心脑血管体检是重点。目前心脑血管疾病仍是我国头号死因。高血压、糖尿病、血脂异常、高同型半胱氨酸血症、吸烟、肥胖、久坐等是重要危险因素。颈动脉超声可了解颈动脉硬化，从而"管窥"全身动脉硬化情况。心脏超声可了解心脏结构和功能。动态心电图、运动试验、冠状动脉CT等可评估和诊断重要疾病冠心病。颅脑磁共振血管成像（MRA）可了解脑动脉硬化、有没有脑动脉瘤和血管畸形（脑卒中的隐形杀手）等。

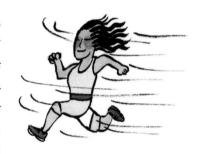

生活让人沉闷窒息
但只要你跑起来
就会有风

小林漫画

心血管体检

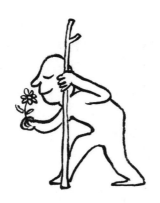

路还很长
不要忘记善良

小林漫画

一、心血管系统解剖和生理

1. 心脏

　　心脏是一个中空器官，分左心房、右心房和左心室、右心室四个腔。全身及心脏本身的静脉血汇入右心房，经三尖瓣口流入右心室，静脉血经肺动脉进入肺循环进行气体交换后形成动脉血，再经肺静脉汇入左心房，经二尖瓣口流入左心室，最后射入主动脉，进入全身循环系统，进行从动脉血到静脉血的循环供应过程。

　　心脏包括心脏传导系统、冠状动脉系统和心肌系统。心脏传导系统产生动作电位并传导，具有自律性和兴奋性，维持心脏正常起搏和舒缩状态。冠状动脉系统供应心脏本身血液，分为左、右冠状动脉。心肌系统除肌肉本身的收缩性及兴奋性外，尚有自律性及传导性。

2. 大血管

全身血管分为动脉、静脉和毛细血管，构成封闭式管道。人体正常动脉起自左心室，随循环逐渐形成大、中、小动脉分支。篇幅所限，本篇将重点介绍临床常用的大动脉相关检查。

二、心血管病流行现状概要

《中国心血管健康与疾病报告 2019》指出，随着社会经济的发展，国民生活方式发生了深刻的变化，尤其是人口老龄化及城镇化进程的加速，中国心血管病危险因素流行趋势明显，心血管病患病率及死亡率仍处于上升阶段。据推算，国内心血管病现患人数为 3.30 亿。目前，心血管病死亡占城乡居民总死亡原因的首位，其中农村心血管病死亡占总心血管病死亡的 45.91%，城市心血管病死亡占总心血管病死亡的 43.56%。

中国心血管病负担日渐加重，心血管病已成为重大的公共卫生问题，防治心血管病刻不容缓。为此，为降低日益加重的心血管病的疾病负担，我们一方面仍强调提高医疗水平，改善医疗质量，加强对心血管危险因素的控制；另一方面也必须大力开展健康知识普及，强调每个人是自己健康的第一责任人，积极控制行为危险因素，如避免不健康饮食、规律身体活动等。近年来，国家加大在心血管疾病预防与康复方面的投入，提倡防大于治，早期发现并规范治疗，其效果不言而喻。

三、常用的心血管检查类型

1. 无创性检查

【心电图检查】
1）体表心电图。
静息心电图可提供心电活动的基线状态，发现与症状相关的心电图动态改变有助于诊断。具体分析请参考本书"定期体检 - 心电图"部分，本篇不再赘述。

【问】：心电图出现 ST-T 改变，通常代表什么意思？

【答】：首先需要明确是否由于心肌缺血所致。心肌缺血的患者往往会出现 ST 段压低，出现 T 波低平或倒置，需要进一步完善一些相关的检查明确诊断，如可以完善运动平板试验评估在活动状态时是否会出现 ST-T 进一步加深改变。

而一些心肌病患者，也有可能会出现 ST-T 改变，可以完善心脏超声检查，明确有无心脏结构的异常，根据彩超的结果进行相应的处理。

当然，如果出现了心电图 ST-T 的改变，也需要动态观察，一部分患者心电图会有动态的演变，并不能通过一次心电图结果来判断 ST – T 的改变是由于某种疾病所致。

2）动态心电图。

可连续记录 24 ～ 72 小时的心电信号，提高对非持续性心律失常及短暂心肌缺血发作的检出率。最新的设备如植入式循环记录器可连续记录更长时间（最长 3 年）的心电图活动，对晕厥风险的评估等有重要参考价值。

3）运动负荷试验。

是目前诊断稳定性冠心病常用的一种辅助手段，通过运动负荷增加心肌做功，增加心肌耗氧量，达到诱发心肌缺血，从而出现缺血性心电图改变的试验方法。包括运动平板试验、卧位或立位踏车试验（采用 Bruce 方案的踏车试验）。平板运动试验是最常用的运动负荷试验检查方式，临床常以运动时达到的心率进行运动量分级：极量目标心率 = 220 – 年龄；次极量心率等于极量心率的 85% ～ 90%，或 190 – 年龄（±10）；低负荷量心率为极量心率的 60% ～ 70%。将 1 个或 1 个以上导联 ST 段压低曲线在达到运动峰值时保持水平或向下倾斜 1 mm 及以上（J 点后 60 ～ 80 毫秒处）定义为缺血性心电图的诊断终点。非心电图指标如运动负荷过程中血压下降常常提示冠状动脉病变或左冠状动脉严重病变。

注意事项：①患者可进行体力运动且至少可达到中强度要求。②超声检出心脏结构异常（如重度主动脉瓣狭窄）或心肌病（如肥厚型梗阻性心肌病）的患者不适合接受该试验。③存在完全性左束支传导阻滞、起搏心律、室性心律和沃 – 帕 – 怀综合征的情况下，运动心电图负荷试验没有诊断价值。④左心室肥厚、室内传导阻滞、心房颤动及应用地高辛药物治疗时易出现假阳性结果。⑤改善心肌缺血及减慢心率的药物可导致运动负荷和心脏做功无法达到预期标准，造成假阴性结果，但可评价疗效。

平板运动试验具有经济、简便、实用、相对安全、无创性及可重复性等优点，诊断冠心病的敏感度为 23%～100%（平均 68%）、特异度为 17%～100%（平均 77%）。但平板运动试验不能直接反映冠状动脉病变情况，分析 60 岁以上老年患者的平板运动试验结果应考虑运动时间减少，运动耐量降低的影响。平板运动试验对女性患者的诊断敏感度及特异度均较低。心肺运动试验可显著提高诊断敏感度，目前已在临床开展。

【心脏超声检查】

1）经胸超声心动图（TTE）。

心脏内、外科常见疾病的超声检查的常规工作主要依靠经胸超声心动图。

（1）M 型超声心动图：它把心脏各层的解剖结构回声以运动曲线的形式予以展示，有助于深入分析心脏活动。目前主要用于检测主动脉根部、二尖瓣和左心室的功能活动。

（2）二维超声心电图：它是各种心脏超声技术中最重要和最基本的方法，也是临床上应用最广泛的检查，能实时显示心脏的结构和运动状态。常用切面包括胸骨旁左室长轴切面、胸骨旁主动脉短轴切面、心尖四腔切面等。

（3）多普勒超声心电图：包括彩色多普勒血流显像和频谱多普勒，可分析血流发生的时间、方向、流速以及血流性质。在二维超声基础上应用多普勒技术可以很好地观察心脏各瓣膜的功能。近年来，组织多普勒超声心电图技术快速进步，日益成为评价心脏收缩、舒张功能以及左心室充盈血流动力学的主要定量手段。

目前临床上，主流的心脏超声检查多以上述（1）—（3）项综合进行。

【问】：什么时候需要做心脏超声检查？

【答】：A. 当有类似心脏病的症状（如胸闷、心慌、乏力等）或被发现有心脏杂音，医生怀疑患者有心脏病时，有必要做个心脏超声检查以了解心脏结构和功能有无异常，为明确诊断提供依据或线索。

B. 有高血压、高血脂及心脏病家族史的中老年人建议定期体检，进行心脏超声及其他相关检查。因为不少患者症状不典型，需要进行心脏超声检查以了解这些疾病对心脏的损伤程度等情况，为临床治疗方案确立等提供帮助。

C. 在心脏病（如冠心病、心肌病、高血压心脏改变等）治疗的过程中，患者需要根据病情定期或不定期地接受心脏超声检查，便于临床进行疗效判断及调整治疗方案等工作，并准确评价患者病情和预后。

2）负荷超声心动图。

负荷试验的基本原理是使心肌耗氧量增大到冠状动脉血流储备不足以满足心肌的需要，诱发心肌缺血，心肌收缩力出现异常，此时采用超声心动图即可检出室壁节段性或整体运动异常。当负荷终止后，心肌耗氧量逐渐减低，室壁运动异常持续时间可因人而异。负荷超声心动图可观察负荷状态下局部心肌节段的室壁运动和增厚率情况、左心室形态、心腔内径、心室收缩功能。结合心脏声学造影既可观察室壁运动又可评估心肌灌注，可提高负荷超声心动图诊断冠心病的敏感度和特异度，这早已被临床试验所验证。

由于负荷试验的类型较多，因此需了解负荷试验的适应证、禁忌证以及选择负荷试验类型的原则。运动负荷超声心动图能够更准确地模拟生理环境，在合理的条件下优先选择运动负荷试验。对于不能运动的患者，可采用药物负荷试验，常用药物主要有多巴酚丁胺、血管扩张剂。观察室壁运动宜选择多巴酚丁胺负荷超声心动图，而血管扩张剂负荷超声心动图更适用于评估心肌灌注。无论何种检查类型，均应在医生的判断和监测下进行。

静息及负荷状态下室壁运动均正常则为试验阴性。达到目标心率（极量心率的85%）时出现新发室壁运动障碍或原有室壁运动障碍加重为试验阳性。患者如出现显著心律失常、低血压或严重高血压无法耐受时需终止负荷试验。负荷超声心动图技术具有便捷、无创及可床旁操作等优点，且检查过程中不需要静脉注射含放射性核素的心肌灌注显像剂和含碘成分的对比剂，无辐射损害；缺点是受患者声窗影响较大，过度肥胖及慢性肺病患者可严重影响观察质量。

3）心脏声学造影。

将含有微小气泡的溶液经血管注入体内，把对比剂微气泡作为载体，对特定的靶器官进行造影，使靶器官显影，从而为临床诊断提供重要依据。右心系统声学造影在发绀型先天性心脏病的诊断上仍具有重要价值。而左心系统与冠状动脉声学造影则有助于确定心肌灌注面积，了解冠状动脉血液状态及储备能力，判定存活心肌，了解侧支循环情况及评价血运重建的效果。而应用声学造影剂检测负荷诱发的心肌灌注异常是临床还需深入研究的领域。

4）实时三维超声。

可以更好地对心脏大小、形状及功能进行定量，尤其是为手术计划中的异常病变进行定位，还可指导某些心导管操作包括右心室心肌活检等。

【动态血压监测】

与常规血压测量相较，动态血压可测量一个人日常生活状态下的血压，既可测量轻、中度体力活动状态下的血压，也可测量睡眠过程中的血压，因而可更准确、更全面地反映一个人的血压整体情况，发现"隐蔽性高血压"，包括单纯夜间高血压。动态血压监测由血压测量仪自动完成，因而还可避免"白大衣现象"。如进行一个昼夜 24 小时的动态血压监测，还可了解血压的变化趋势，包括血压在夜间的下降情况，在晨起时的升高情况，以及一个昼夜中血压的总体变异情况。因此，动态血压监测是高血压管理不可或缺的检测手段，用于高血压的识别与诊断；用于评估心脑血管风险；用于评估降压治疗的效果。临床作为检查评估手段开展的主要是无创的动态血压监测。

临床应用中应注意以下几个方面的问题。第一，监测需 24 小时，监测之前需设置血压计，监测完成后要读取监测结果，这些都需要专业技术人员，因此时间与人力成本都较高。第二，动态血压监测测量血压的次数较多，夜间也会进行测量，可能会有不适感，影响部分患者的睡眠，影响患者的接受度。在应用前应向患者进行充分的解释说明。第三，动态血压监测结果的评估与判断是一个专业问题，需要专业技术支持。建立在互联网、无线通信及云计算基础上的技术平台，有效解决了这一问题。我国也已成功开发了动态血压网络技术支持系统，为在包括基层及辅助医疗机构在内的各类机构广泛开展动态血压监测创造了技术条件。

【胸部 X 线检查】

X 线能显示出心脏大血管的大小、形态、位置和轮廓，能观察心脏和毗邻器官的关系和肺内血管的变化。对合并心力衰竭、室壁瘤或肺部疾病的患者可提供有价值的诊断信息。

【心脏 CT】

冠状动脉 CT 血管成像（CCTA）是目前可清晰显示冠状动脉解剖结构的无创影像技术，检查灵敏度高，极好的阴性预测值是其独特优势。CCTA 除了能评价冠状动脉管腔狭窄程度，还可以定量评价斑块，初步判断斑块易损性，对于疑诊冠心病者具有重要的临床诊断价值。钙化积分扫描可以对冠状动脉钙化病变进行量化，钙化积分可以反映斑块负荷，对冠心病的诊断和患者危险分层的评价具有重要价值。

CCTA 适应证：主要用于冠心病验前概率（PTP）为中度风险或低-中度风险（PTP 分层为 15%～50%）的患者。有不典型胸痛、临床疑诊冠心病而心电图或心肌灌注显像不能明确诊断者也适合做该检查。部分无法耐受负荷心脏影像检查的患者也可选用 CCTA 进行替代检查。目前认为，CCTA 可观察 3 mm 以上的冠状动脉支架通畅性，也可观察是否存在支架完全闭塞、支架周边再狭窄、支架断裂等。另外对于非心脏手术患者疑似冠心病的术前筛查和评估也有较好的临床价值。

CCTA 禁忌证：①碘对比剂过敏；②肾功能不全［肌酐清除率＜60

mL/（min·1.73 m²）］；③严重心功能不全；④未经治疗的甲状腺功能亢进症；⑤妊娠期妇女。上述禁忌证并非绝对，需要由心血管医生充分考虑患者的个体化因素，采取必要预防和救治措施，尽可能降低检查相关并发症。

CCTA 检查时的心率和心律控制同等重要，最好是将心率控制在 70 次/分以下，目前仅部分高端 CT 设备可以对心房颤动、早搏等心律失常患者进行成像。CCTA 检查具有无创、便捷、扫描速度快及空间分辨率高等优点，并可一次采集完成肺血管、冠状动脉和心脏以及升主动脉和降主动脉的扫描。不足之处在于：①存在电离辐射和碘对比剂潜在损伤；②CCTA 可以评价管腔狭窄，但容易受到钙化晕状伪影的影响，钙化病变会导致高估管腔狭窄程度，造成诊断假阳性，严重钙化会使狭窄程度无法评价；③CCTA 使用碘对比剂，会出现过敏反应甚至是休克状态，还会出现肾功能受损的不良反应，目前并不推荐进行碘对比剂的过敏皮试检查；④CCTA 对冠状动脉功能的评价还有待完善。

【问】：CCTA 的报告显示血管中度狭窄，说明什么？

【答】：CCTA 的结果可以分为五类：

（1）未见明显狭窄及斑块，这说明冠脉血管没有动脉粥样硬化表现，这是最好的结果。

（2）可见粥样硬化斑块，狭窄 <20%，这是早期粥样硬化改变，不会导致心肌缺血改变，但提醒我们需要用药控制动脉粥样硬化进程。

（3）管腔轻度狭窄，狭窄程度为 20%～50%，一般也不会引起心肌缺血的各种症状，也不建议行冠脉造影检查，需要规范的药物治疗。

（4）管腔中度狭窄，狭窄程度为 50%～70%，这属于临界病变，可能会引起心肌缺血的各种症状，一般建议可行运动平板试验、负荷心肌核素或心肌灌注 MRI 等功能学检查，明确是否存在心肌缺血，也可以直接进行冠脉造影检查，明确冠脉狭窄情况，术中可以同时进行压力导丝或血管内超声等更精确的检查，往往 CT 发现中度狭窄是最难以判断处理的。

（5）重度管腔狭窄，狭窄程度 ≥70%，这是严重冠心病的标志，一般建议患者行冠脉造影检查，也可寻找心肌缺血的证据，这其中还包括冠脉完全闭塞性病变（狭窄程度为 100%），提示支架手术可能难度大。

【心脏磁共振成像】

心脏磁共振成像是评价患者心脏结构和功能的"金标准"。通过电影能够可靠地显示心脏大小和室壁运动异常；通过负荷－静息心肌灌注成像能够探测心肌缺血，并且可以区分心内膜下心肌缺血；通过对比剂延迟强化能够识别心肌坏死和纤维化。

心脏磁共振成像无电离辐射，可以任意方位（矢、冠、轴等）成像，不受患者体型的限制，具备较高的时间和空间分辨力及软组织对比度。一次检查可以提供包括结构、功能与组织学于一体的大量信息，因此总的成像时间较长，通常约需 40 分钟。现阶段尚无法实现临床应用冠状动脉成像。

幽闭恐惧症和体内有铁磁性金属植入物患者无法接受磁共振检查；一些弱磁场或非铁磁性物体（如冠状动脉支架）不是检查的禁忌证，但可能产生热效应和伪影，建议检查前阅读产品说明书。近年来基于心肌定量参数成像（T1 mapping and T2 mapping）检测心肌病变（弥漫心肌纤维化和水肿等）、心肌缺血和心肌梗死也开始在临床科研工作中应用。

【心脏核医学】

基本原理：正常或有功能的心肌细胞可以选择性摄取某些显像药物，摄取量与该部位冠状动脉灌注血流量呈正比，也与局部心肌细胞的功能或活性密切相关，可以定量分析心肌灌注、心肌存活和心脏功能。显像技术包括心血池显像、心肌灌注显像、心肌代谢显像等。常用的成像技术包括单光子发射计算机体层显像（SPECT/CT）和正电子发射计算机体层显像（PET/CT）。与 SPECT 相比较，PET/CT 特异性、敏感性更高。临床上常用的显像剂包括 ^{99m}Tc-MIBI、^{201}TI 和 ^{18}FDG 等。

心肌灌注显像是利用 SPECT 或 PET/CT 技术准确评估心肌血流灌注情况及心肌细胞活性的成像方式。可以用于评价心肌缺血/梗死的部位、范围和程度，结合心肌代谢显像可以准确评估心肌存活部位、范围和程度。心电图门控显像技术，"一站式"获取心肌血流灌注情况的同时，可以获得左心室整体收缩及舒张功能参数，左心室各心肌节段的室壁运动、增厚率以及机械收缩同步性。PET/CT 心肌灌注显像可以绝对定量测定心肌血流量和血流储备功能，可以早期诊断冠心病，对微血管疾病患者、均衡性的三支病变患者及肥胖患者具有绝对优势。心肌灌注显像检查有少量辐射（20mCi^{99m}Tc－MI-BI）有效剂量 5.8 mSv，但不会对人体造成损害。

（二）侵入性检查

【经食管超声心动图检查（TEE）】

由于食管位置接近心脏，TEE 提高了心脏结构尤其是后方心内结构，如房间隔、左侧心瓣膜及左侧心腔病变（如左心房血栓）的可视性和分辨率。TEE 扩展了经胸超声心动图的检查范围，可作为经胸超声心动图的有益补充。

应用范围：①心律失常。射频消融术前明确是否存在左心耳血栓。②经胸超声难以显示的部位，如上腔静脉、左右肺静脉及胸降主动脉、左右冠状动脉主干的显示。因 TEE 为侵入性检查，对急性肺栓塞患者进行 TEE 检查存在一定的风险。因此，在实际操作前需权衡利弊。③瓣膜病变。TEE 对提高主动脉瓣叶病变、钙化，瓣上或瓣下病变，感染性心内膜炎的瓣膜赘生物、瓣膜穿孔、瓣周脓肿、瘘管形成等病变的检出率，显示心脏人工瓣膜功能异常的原因和人工瓣瓣周的病理改变方面均有较大优势。④先天性心脏病。对于房间隔缺损、卵圆孔未闭，不但诊断特异性高，且能为心导管手术封堵器材大小的选择提供参考。

TEE 检查属于侵入性检查，但相对安全。TEE 可在患者清醒或基础麻醉状态下进行，相对而言，清醒状态下患者的血压、心率更接近于生理状态，并可配合检查者做 Valsalva、咳嗽等动作，检查结束后亦无须监护。缺点在于清醒状态下检查患者较痛苦，并可由于精神紧张、恶心不适，导致血压升高、心率加快。对于部分难以耐受的患者，可在基础麻醉状态下进行检查。

【右心导管检查】

这是一种有创介入技术。用于诊断先天性心脏病，判断手术适应证和评估心功能状态。临床上可应用漂浮导管在床旁经静脉利用压力变化将气囊导管送至肺动脉远端，可持续行床旁血流动力学测定，主要用于急性心肌梗死、心力衰竭、休克等有明显血流动力学改变的危重患者的监测。

【左心导管检查】

左心导管检查也是一种有创介入技术。在主动脉、左心室等处进行压力测定和心血管造影，可了解左心室功能、室壁运动情况及心腔大小、主动脉瓣和二尖瓣功能。

【选择性冠状动脉造影】

选择性冠状动脉造影是目前诊断冠心病的"金标准"。可以动态观察冠状动脉血流及解剖情况，了解冠状动脉病变的性质、部位、范围和程度等。

【心脏电生理检查】

这是以记录标测心内心电图（与体表心电图对应）和应用各种特定的电脉冲刺激，借以诊断和研究心律失常的一种方法。对导管射频消融治疗心律失常更是必需的检查。

【腔内成像技术】

（1）心腔内超声：将带有超声探头的导管经周围静脉置入右心系统，显示的心脏结构图像清晰，对瓣膜介入及房间隔穿刺等有较大帮助。

（2）血管内超声（IVUS）：将小型超声换能器安装于心导管顶端，送入血管腔内，可显示冠状动脉的横截面图像，可评价冠状动脉病变的性质，定量测定冠状动脉最小管径面积、斑块大小、血管狭窄百分比以及病变性质等，对估计冠脉病变严重程度、指导介入治疗等有重要价值。

（3）光学相干断层成像（OCT）：将利用红外线的成像导丝送入血管内，可显示冠状动脉的横截面图像，其成像分辨率较血管内超声提高约 10 倍。

【血管狭窄功能性判断】

血流储备分数（FFR）是指在冠状动脉存在狭窄病变的情况下，该血管所供心肌区域能获得的最大血流与同一区域理论上正常情况下所能获得的最大血流之比。通过置入压力导丝测定病变两端的压力获得。常用于临界病变的评估。

心血管无创影像检查功能评价表见表 5－1。

表 5－1　心血管无创影像检查功能评价表

项目	冠状动脉狭窄	冠状动脉斑块	心脏和大血管解剖	室壁运动	心室功能	心肌灌注	心肌存活	心肌代谢
超声心动图	－	－	+++[①]	+++[①]	+++[①]	++	++	－
冠状动脉 CT 血管成像	++++[①]	+++[①]	++++[①]	+++	+++	++	+	－
心脏磁共振成像	++	+	++++	++++	++++	++++	++++[①]	+
单光子发射计算机断层显像	－	－	+	+++	+++	+++	++	
正电子发射计算机体层显像	－	+	+	+++	+++	++++	++++	++++[①]

注：①指结合临床实际应用环境，共识优先推荐；“－”指不能进行评价，“＋”指尚处于研究阶段，“＋＋”指可以进行检查，但并非临床常用，“＋＋＋”指已用于常规检查，“＋＋＋＋”指代表最高诊断准确性。

（吴　芳）

参考文献

［1］中国心血管健康与疾病报告编写组. 中国心血管健康与疾病报告 2019

概要［J］. 中国循环杂志，2020，35（9）：833－854.

［2］葛均波，徐永健，王辰. 内科学［M］. 9 版. 北京：人民卫生出版社，2018.

［3］中华医学会超声医学分会超声心动图学组，负荷超声心动图规范化操作指南［J］. 中国医学影像技术，2017，33（4）：632－638.

［4］中国高血压联盟，中国医师协会高血压专业委员会血压测量与监测工作委员会. 动态血压监测临床应用中国专家共识［J］. 中华高血压杂志，2015，23（8）：727－730.

［5］中华医学会心血管病学分会心血管病影像学组，稳定性冠心病无创影像检查路径的专家共识写作组. 稳定性冠心病无创影像检查路径的专家共识［J］. 中国介入心脏病学杂志，2017，25（10）：541－549.

［6］经食管超声心动图临床应用中国专家共识专家组，经食管超声心动图临床应用中国专家共识［J］. 中国循环杂志，2018，33（1）：11－23.

脑血管体检

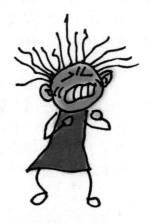

失去礼貌的人
也会失去美貌
这是造物主的公平

小林漫画

一、神经系统体检

此项在健康体检时由内科医生或神经科医生完成。

1. 高级神经系统

检查患者神志、说话语言速度、表达能力、理解力、远近记忆力是否正常，是否有情绪不稳。脑卒中后患者常出现情绪障碍及认知障碍，建议起病后用相应量表评估患者是否存在焦虑及抑郁状态（详见心理体检）。脑卒中恢复期后推荐每 3 个月进行 1 次认知评估（详见痴呆），明确是否存在脑卒中后认知功能障碍。

2. 脑神经

嗅神经：询问患者是否能闻到味道。

视神经：用视力表检查视力，用手试法粗测视野，用眼底镜检查视乳头及视网膜血管。

动眼、滑车及外展神经：观察眼裂大小、眼睑及眼球位置，眼球各方向活动，是否有眼球震颤及复视，瞳孔形状、大小及对光反射。

三叉神经：面部双侧痛触觉是否对称存在，张口时下颌是否偏斜，以细棉絮轻触角膜后是否有双侧瞬目动作。

面神经：观察额纹、眼裂和鼻唇沟是否两侧对称，完成皱眉、闭眼、示齿、鼓腮及吹哨等动作时是否左右对称。是否舌一侧不能辨别糖、盐、醋。

前庭蜗神经：听力有无下降，有无眩晕、呕吐、眼球震颤和平衡失调。

舌咽、迷走神经：询问患者有无吞咽困难、饮水呛咳、声音嘶哑，用棉签轻触双软腭、咽后壁、舌后 1/3 黏膜检查一般感觉，用棉签轻触两侧咽后壁，引起呕吐反应及软腭上抬动作检查咽反射是否存在。

副神经：嘱患者做转头及耸肩动作，并施加阻力，左右对比。

舌下神经：嘱患者伸舌，观察舌有无偏向一侧，有无舌肌萎缩。

3. 运动系统

观察有无肌肉萎缩，姿势和步态，有无不自主的动作，如痉挛、抽动、震颤、舞蹈样动作等。肌张力是否正常，双侧肢体各关节伸屈肌力，如果肌力正常但患者述无力，可做轻瘫试验帮助诊断。上肢轻瘫试验：双上肢平伸，掌心向下，持续数分钟后轻瘫侧下肢逐渐下垂及旋前。下肢轻瘫试验：仰卧，双下肢膝、髋关节均屈曲成直角，数十秒后轻瘫侧下肢逐渐下垂。

共济运动检查：观察患者穿衣、取物、写字、站立和步态等动作的协调准确性。指鼻试验：外展伸直一侧上肢及食指，用此食指触及自己的鼻尖，先睁眼后闭眼，双侧重复比较。轮替试验：快速交替进行前臂的旋前和旋后动作，观察双侧的协调性。跟膝胫试验：仰卧，抬高一侧下肢，屈膝后将足跟置于对侧膝盖上，沿胫骨前缘下移至踝部。闭目难立征：双足跟及足尖并拢站直，双手向前平伸，先睁眼后闭眼，观察是否站立不稳。

4. 感觉系统

患者闭目，左右、上下、远近对比痛觉、触觉、温度觉、运动觉、位置觉、振动觉、实体觉、图形觉和两点辨别觉。

5. 反射系统

浅反射：中、下腹壁反射，提睾反射及肛门反射。
深反射：桡反射、肱二头肌反射、肱三头肌反射、膝反射及踝反射。
患脑血管病时双侧深浅反射不对称。
病理反射：①巴宾斯基征。用竹签轻划患者足底外侧，由足跟向前至小趾根部转向内侧，阳性反应为拇趾背屈，其余各足趾呈扇形展开。②刺激不同部位可出现类似阳性反应的有普赛征、舍费尔征、贡达征、查多克征、欧本海姆征及高登征。

6. 脑膜刺激征

脑膜刺激征包括颈强直、克尼格征及布鲁津斯基征。

二、血液及脑脊液检验

脑血管病患者常规做下列检验：血常规、凝血酶原时间、活化部分凝血活酶时间、国际标准化比率、肝肾功能、电解质、空腹血糖、糖耐量、糖化血红蛋白、血脂、心肌缺血标志物、同型半胱氨酸、C反应蛋白。如果怀疑血管炎所致脑卒中则要查红细胞沉降率、抗核抗体、抗中性粒细胞胞质抗体、狼疮抗凝物、血清补体及冷沉淀球蛋白。如果怀疑脑静脉窦血栓形成，要查D-二聚体、蛋白S和蛋白C。

高度怀疑蛛网膜下腔出血，无条件行头部CT检查或CT检查未见出血，腰穿见脑脊液呈均匀血性可明确诊断。

三、电生理检查

常规心电图检查，如怀疑阵发性房颤导致的心源性脑卒中，建议做24小时动态心电图甚至长程心电监测。伴有癫痫发作者做脑电图或视频脑电图。

四、超声检查

（1）经颅多普勒超声（TCD）：帮助判断脑血管闭塞、狭窄、侧支循环状况，监测微栓子。发泡试验可发现心脏存在右向左分流，筛查需要进行经食管超声心动图检查的患者。

（2）经胸超声心动图：可发现心脏结构异常及赘生物或凝血块。

（3）经食管超声心动图及其声学造影：测量卵圆孔的大小，判断右向左分流的多少。

（4）颈动脉彩色超声：可发现颈部血管狭窄和斑块。

五、影像学检查

（1）头部平扫CT：是脑卒中患者的首选，可准确识别脑出血，灌注CT可识别缺血半暗带。

（2）常规MRI（T1加权、T2加权及质子相）：识别急性小梗死灶及后循环缺血灶优于CT。弥散加权成像（DWI）可早期发现小缺血灶，梯度回波序列/磁敏感加权成像（SWI）可发现无症状微出血，磁共振灌注加权成像（MR-PWI）与DWI的不匹配提示可能存在缺血半暗带。

（3）头颈计算机体层成像血管造影（CTA）或磁共振血管成像（MRA）：发现颅内外动脉的狭窄和闭塞。

（4）怀疑脑静脉窦血栓形成时，做计算机体层扫描静脉成像（CTV）或磁共振静脉成像（MRV）。

六、风险评估

1. 预测脑卒中短期复发风险

风险评估是识别脑卒中复发的高危人群、明确预防重点的有效工具，对脑卒中二级预防有重要意义。短暂性脑缺血发作（TIA）是严重的需要紧急干预的脑卒中预警事件，对其进行紧急评估和治疗可以显著降低脑梗死的风险。ABCD2评分法（表5-2）是最常用的TIA危险分层工具，用于短期内脑卒中的风险评估。

表5-2 ABCD2评分系统

危险因素	特征描述	ABCD2得分
年龄（A）	≥60岁	1
血压（B）	≥140/90 mmHg	1
临床表现（C）	单侧力弱	2
	不伴力弱的言语障碍	1
	其他	0
症状持续时间（D）	≥60分钟	2
	10～59分钟	1
	<10分钟	0
糖尿病（D）	有	1
总分	—	7

注：危险度分层0～3分为低危，4～5分为中危，6～7分为高危。

2. 预测脑卒中长期复发风险

对缺血性脑卒中患者应用Essen量表评估其长期复发风险（表5-3）。

表5-3 Essen量表

危险因素	分值
年龄65～75岁	1
>75岁	2
高血压	1
糖尿病	1
既往心肌梗死	1
其他心血管疾病（除外心肌梗死和房颤）	1
周围动脉疾病	1
吸烟	1
既往短暂性脑缺血发作或缺血性脑卒中	1
总分	9

注：0～2分为脑卒中复发低风险患者，3～6分为脑卒中复发高风险患者，7～9分为脑卒中复发极高风险患者。

3. 评估心房颤动患者抗凝治疗的出血风险

常用 HAS – BLED 量表评估心房颤动患者抗凝治疗的出血风险，见表 5 – 4。

表 5 – 4　HAS – BLED 量表

危险因素	分值
高血压（收缩压 > 160 mmHg）	1
肝、肾功能异常（各 1 分）	1 或 2
卒中史	1
出血史	1
INR 值波动	1
老年（ > 65 岁）	1
药物或嗜酒（各 1 分）	1 或 2

注：评分 ≥3 分时提示出血风险较高。

（陶玉倩）

参考文献

[1] 黄如训. 神经病学［J］. 北京：高等教育出版社，2010：8 – 26.

[2] 国家先心病介入专业质控中心. 卵圆孔未闭相关卒中预防中国专家指南［J］. 心脏杂志，2021，32（1）：1 – 10.

[3] 中华医学会神经病学分会. 中国急性缺血性脑卒中早期血管内介入诊疗指南 2018［J］. 中华神经科杂志，2018，51（9）：683 – 691.

[4] 中华医学会神经病学分会. 中国缺血性脑卒中风险评估量表使用专家共识［J］. 中华神经科杂志，2016，49（7）：519 – 524.

第六章　肿瘤筛查

何谈健康：

　　循证早筛，科学防癌。肿瘤筛查可以说是年度体检的重中之重了。肺癌、肝癌、肠癌、乳腺癌、宫颈癌等筛查效果较好。胃癌、食管癌的筛查效果也不错。卵巢癌筛查效果比较差，指南不推荐对普通人群筛查卵巢癌，也不推荐常规筛查睾丸癌、皮肤癌、口腔癌。

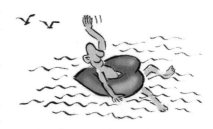

爱才是人生的行囊
其余都是包袱

肺　　癌

何谈健康：

肺癌在中国十大死因中排第三。高危患者定期行胸部低剂量CT薄层扫描，可早筛早诊早治，大大改善预后。研究表明，外周血循环染色体异常细胞（CAC）在中国人群5～10 mm肺结节良恶性诊断的准确率达到80%，比现在常用的肿瘤标志物高6倍，作为一种液体活检技术，是肺癌筛查的有效补充手段。

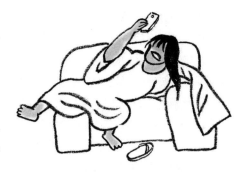

所谓空虚寂寞冷
皆因懒散堕落闲

流行病学及危害

小林漫画

近几十年来，肺癌是我国发病率和死亡率增长最快的恶性肿瘤。根据我国三次死因调查的结果，我国肺癌的年龄标化死亡率从1973—1975年间的7.30/100 000增至2004—2005年间的27.62/100 000。据估计，2015年我国肺癌新发病例和死亡病例分别占全部肿瘤发病和死亡的17.1%和21.7%。总体而言，我国肺癌的发病和死亡率，城市高于农村，男性高于女性，但近年来这种差别正在逐渐缩小。1989—2008年间，城乡间的肺癌发病率比从2.07降至1.14，而男女发病率比则从2.47降至2.28。随着我国肺癌发病率的增高，我国肺癌的住院患者也不断增多。1996年，我国肺癌住院患者为142 674例，而在2005年则达到364 484例。相应地，肺癌的治疗费用也从1999年的15.47亿元，增至2005年的37.99亿元，年增长率达16.15%。因此，肺癌已成为我国危害最为严重的恶性肿瘤，肺癌的防治已成为我国癌症防治的重中之重。在我国，45岁以下的肺癌年龄别发病率相对较低，但45岁以下的显著增加，在80～84时达到高峰。我国男性在50～

54 岁、55～59 岁、60～64 岁、65～69 岁、70～74 岁、75～79 岁、80～84 岁、85 岁及以上年龄段的发病率分别为 72、139、211、288、408、499、540、465（1/105）。

病因和危险因素

肿瘤病因未明，但目前普遍认为肿瘤发病是内因和外因即遗传背景和外界危险因素相互作用的结果。对肺癌的病因学调查及一些防癌筛查项目的结果提示了肺癌的危险因素及由此而定义的肺癌高危人群。戒烟和控制空气污染是我国目前肺癌一级预防中最重要的两项措施。大量的研究已经表明，戒烟可降低肺癌的发病危险。我国也于 2006 年签署了《烟草控制框架公约》，并在 2012 发布了《中国烟草控制规划（2012—2015）》。但近 20 年来，我国成年男性吸烟率仍居高不下，而绝大部分吸烟者戒烟的意愿仍较低。因此，通过戒烟来降低肺癌死亡率的效果至少需要几十年才能显现。与此类似，我国目前已开始了大气污染的治理，但降低肺癌死亡率的效果仍需时日。云南省个旧市是亚洲最大的锡工业所在地，个旧男性肺癌死亡率居全国之首，云锡矿工肺癌筛查显著提高了早期肺癌检出率和生存率。

基于我国肺癌发病年龄轻，吸烟及被动吸烟人群比例较高，大气污染较重的现状，我国肺癌高危人群定义为年龄≥40 岁且具有以下任一危险因素者：①吸烟≥400 年支（或 20 包年），或曾经吸烟≥400 年支（或 20 包年），戒烟时间＜15 年；②有环境或高危职业暴露史（如石棉、铍、铀、氡等接触者）；③合并 COPD、弥漫性肺纤维化或既往有肺结核病史者；④既往罹患恶性肿瘤或有肺癌家族史者，尤其一级亲属家族史。此外，还需考虑被动吸烟、烹饪油烟以及空气污染等因素。

临 床 表 现

早期肺癌特别是周围性肺癌往往无任何症状，大多在行肺部检查时发现。癌肿在较大的支气管内长大后，常出现刺激性咳嗽，易误认为伤风感冒。癌肿继续长大时可继发肺部感染，出现脓性痰液，痰量也较前增多。可有血痰，通常是痰中带血点、血丝或断续地少量咯血；大咯血较少见。也有些患者因为癌肿较大引起支气管不同程度的阻塞，可以出现胸闷、哮鸣、气促、发热和胸痛等症状。

晚期肺癌压迫侵犯邻近器官、组织或发生远处转移时，还可以引起膈肌麻痹、声带麻痹、声音嘶哑；面部、颈部静脉怒张，皮下组织水肿；等等。侵犯胸膜可引起血性胸腔积液、气促、持续性剧烈疼痛等。少数肺癌病例，由于癌肿产生内分泌物质，可出现非转移性的全身症状，如骨关节综合征（杵状指、骨关节痛、骨膜增生等）、重症肌无力、男性乳腺增大、多发性肌肉神经痛等。这些症状在切除癌肿后可能得以消失。

筛查方式及策略

应用胸部低剂量 CT（LDCT）对肺癌高危人群进行定期筛查已成为各大肺癌筛查指南推荐的首选方式。与 X 线胸片相比，胸部 CT 可提供更多关于肺结节的内部结构及边缘特征等信息，因此可克服胸片的不足，LDCT 还可减少肺放射性损伤，更有利于筛查。一项长达 10 年的大样本早期肺癌研究证实，年度 LDCT 筛查可发现 85% 的 I 期肺癌，而筛查后进行手术切除的 I 期肺癌患者 10 年存率为 92%。美国国家癌症研究所进行的 53 454 例肺癌高危人群参与的 LDCT 对比胸片筛查肺癌的大规模随机对照研究（NLST）显示，LDCT 筛查可以降低 20% 的肺癌病死率。条件允许的情况下应尽可能使用 16 层或以上多层螺旋 CT 进行肺癌筛查。

推荐筛查技术：①LDCT。LDCT 作为高危人群肺癌筛查的首选筛查手段，推荐筛查周期为每年 1 次。基线筛查和（或）年度筛查发现异常者（如肺部结节、支气管内病变等）应按专科医生或肺癌防治多学科管理团队的要求进行复查随访。随访策略可参见图 6-1、图 6-2。具体的个体随访方案应在患者充分知情、理解随访必要性的情况下，结合医疗资源的可及性，由医患双方或肺癌防治多学科管理团队进行个体化制订。②肿瘤标记物。常用的标记物如胃泌素释放肽前体（ProGRP）、神经元特异性烯醇化酶（NSE）、癌胚抗原（CEA）、细胞角蛋白 19 片段（CFRA21-1）对肺癌诊断有参考价值，但阴性不能排除肺癌。肿瘤标记物常与胸部 LDCT 联合进行，以协同提高肺癌筛查的准确性，降低假阳性率，提高真阴性率。③支气管镜。微创检查手术不作为常规筛查手段，但对于痰脱落细胞阳性者及影像学未见异常又高度怀疑肺癌的患者，经临床医师权衡可行性、风险和成本效益等酌情选择支气管镜下活检作为辅助筛查方法。④痰液细胞学检查。痰液细胞学检查是一种特异性很高而敏感性较弱的手段，不作为常规肺癌筛查手段。如受检查者易于取到痰液进行检查，可作为肺癌常规筛查的补充。⑤PET/CT 检查在肺癌的诊断、分期、治疗评价中均有较高的敏感性和特异性。对于在 LDCT 筛查中发现的可疑外周肺结节病灶，PET/CT 检查是良好的补充，能协助鉴别诊断和避免患者接受不必要的有创检查。

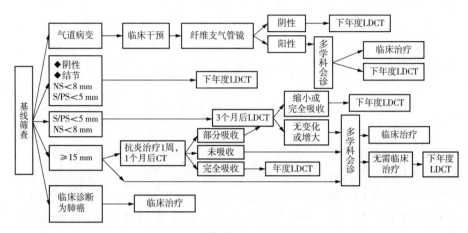

图 6-1　基线筛查流程及结节管理

NS：非实性结节。PS：部分实性结节。

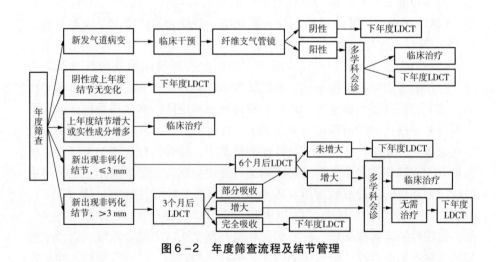

图 6-2　年度筛查流程及结节管理

（王　妍）

参考文献

[1] 周清华，范亚光，王颖，等. 中国肺癌低剂量螺旋 CT 筛查指南（2018
　　年版）[J]. 中国肺癌杂志，2018，21（2）：67-75.

[2] 中国肺癌防治联盟，中华医学会呼吸病学分会肺癌学组，中国医师协会

呼吸医师分会肺癌工作委员会. 肺癌筛查与管理中国专家共识［J］. 国际呼吸杂志，2019，39（21）：1604 － 1615.

［3］张凯. 防癌体检规范专家共识［M］. 北京：人民卫生出版社，2018.

胃　癌

何谈健康：

胃癌在中国十大死因中排第 7。胃癌筛查常规推荐胃镜检查。而胶囊内镜也为不愿接受胃镜检查的患者提供了额外选择。

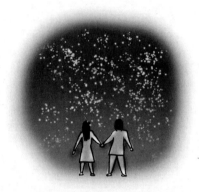

就算我们都很平凡
也要一起努力
给彼此漫天星光

小林漫画

一、流行病学与危害

胃癌是指起源于胃黏膜上皮的恶性肿瘤。全球胃癌每年新增病例约 100 万例，发病率仅次于肺癌、乳腺癌、肠癌和前列腺癌，位居恶性肿瘤第 5 位。胃癌导致的死亡在所有癌症死因中排第 3 位，仅次于肺癌和肝癌。在中国，每年胃癌新增病例 40 万例左右，发病率和致死率均位居恶性肿瘤第 2 位。

胃癌好发于 50～70 岁人群。年轻化胃癌患者逐年增多，需要引起重视。胃癌发病分布具有明显的地域差异，发病率以韩国、蒙古、日本、中国等东亚地区最高，而北美、北欧等最低。另外，性别差异明显，男性发病率明显高于女性，约为 2 倍。胃癌发病存在城乡差别，农村人群胃癌发病率高于城市人群，是城市人群的 1.3 倍。

胃癌的治疗策略是以手术为主的综合治疗。胃癌总体治疗效果不甚理想。胃癌的预后与病理分期、部位、组织类型以及治疗措施密切相关。胃癌与其他癌肿一样，早期发现，早期治疗，疗效越好。规范治疗 I 期胃癌的 5 年生存率为 82%～95%，II 期为 55%，III 期为 15%～30%，IV 期为 2%。由于胃癌症状隐匿或无明显特异性，导致很多患者就诊时已经处于晚期，失去了根治性手术机会，导致胃癌总体 5 年生存率仍然偏低。

二、危险因素

1. 幽门螺杆菌

幽门螺杆菌早在 20 世纪 90 年代初已经被证明会导致胃癌发生。幽门螺杆菌感染是公认的胃癌最主要的危险因素。研究证明，90% 以上非贲门癌的致病因素可归咎于幽门螺杆菌感染。幽门螺杆菌可引起萎缩性胃炎和肠上皮化生等癌前病变，被归为人类致癌物Ⅰ类。流行病学分析表明，幽门螺杆菌感染率与胃癌发病率具有高度的相关性。幽门螺杆菌感染率高的国家或地区，胃癌发病率明显增高。随着人们生活条件和卫生意识增强，近年来发展中国家或地区幽门螺杆菌感染率有所下降，胃癌的发病率也随之下降。随着抗幽门螺杆菌治疗日益规范，胃癌的发生率必将会降低。新型冠状病毒感染疫情暴发以来，我国大力提倡使用公筷公勺，也将减少幽门螺杆菌交叉感染率和降低胃癌发病率。

2. 饮食因素

（1）高盐和腌制食物。高盐和腌制食品可增加胃癌的发病风险。高盐可以损伤胃黏膜，诱发胃炎，并且高盐摄入与幽门螺杆菌感染具有协同作用。腌制食品包括腌肉和腌制的蔬菜和凉果等，其中富含的亚硝酸盐是致癌的主要成分。

（2）烧烤食物。富含蛋白质的鱼或肉在高温烧烤时产生杂环胺等致癌物质，这些致癌物可以引起基因突变。同样，多环芳烃被认为对人类致癌。烧烤或油炸均会产生大量的杂环胺和多环芳烃。

（3）加工肉类。血红素铁和亚硝酸盐是强的致癌物。加工肉类食物中含有大量血红素铁和亚硝酸盐。过量食用加工肉类可能会导致胃癌发病风险增加。加工肉类在烟熏、烧烤等过程中，其多环芳羟、杂环胺等致癌物成分的含量增加，从而增强致癌作用。

（4）酒精。酒精已经被证明是致癌物质。酒精的初级代谢产物乙醛的局部毒副作用可能诱发突变。因此，饮酒可以增加胃癌的发病风险。

（5）变质食物。变质食物含有多种致癌物质，容易引起消化道肿瘤。常见的黄曲霉毒素和亚硝酸盐均是致癌物质。常见变质食物包括隔夜剩菜、变质的肉类等。

3．癌前病变

易发生胃癌的胃疾病包括胃息肉、慢性萎缩性胃炎、胃部分切除术后的残胃。

4．吸烟

烟草燃烧时产生数十种致癌物，直接或间接引起胃黏膜损伤，诱发胃炎，并与其他致癌物具有协同作用。因此，吸烟是胃癌的高危因素之一。吸烟者胃癌的发病风险较不吸烟者增加 1.5～2.5 倍。

5．遗传因素

遗传因素是胃癌的高危因素之一，有胃癌家族史人群（如胃癌患者直系亲属）的胃癌发病风险较普通人群增加 3 倍。胃癌人群的一级亲属要及早做胃癌筛查。

6．其他因素

橡胶、硝酸盐/亚硝酸盐、石棉和铅化合物等均是胃癌的致癌物，因此，有上述因素暴露的职业人员胃癌发病风险增加。肥胖也是胃癌的高危因素之一。新鲜蔬果摄入量过少，有可能增加胃癌的发病风险。进食过热食物会增加贲门癌的发生。咖啡因的摄入量与胃癌发病率呈正相关。另外，随着快餐外卖业的兴起，一次性碗筷的安全性不容忽视。

三、临床表现

胃癌的症状无特异性。早期胃癌患者大多无明显症状，甚至无症状。部分早期胃癌患者可有恶心、呕吐、消化不良或上腹部不适等。当胃癌进展时，腹痛症状加重，以剑突下明显，此时消化不良加重、食欲减退、进食后饱胀、恶心嗳气，甚至呕吐。营养不良、乏力疲倦、消瘦随之出现。不同部位的肿瘤表现有差异，贲门癌以吞咽困难为特征，尤其在进食固体物质时更明显；胃窦癌侵犯幽门时，上腹饱胀明显，甚至伴呕吐或排黑便，乃至呕血。当有胃壁穿孔时，表现为腹部剧烈疼痛。伴远处淋巴结转移时，可出现相应的症状和体征，如锁骨上窝淋巴结肿大、腹腔积液、黄疸、腹部包块等。个别女性患者伴有卵巢转移时，表现为盆腔包块。

四、筛查

胃癌的治疗效果与病理分期密切相关，因此，早期发现和诊断是提高疗效最有效的策略之一。早期发现早诊断胃癌最根本的方法是制订科学合理的筛查方案。胃癌的筛查方法主要包括影像学、血清学及内镜检查等。

胃癌筛查血清学项目包括胃蛋白酶原检测、幽门螺杆菌感染检测、血清胃泌素－17检测、血清胃癌相关抗原MG－7检测、癌胚抗原（CEA）检测、糖类抗原125（CA125）检测、糖类抗原199（CA199）检测、糖类抗原724（CA724）检测等。

胃蛋白酶原的水平可反映胃黏膜的形态功能变化，简单快速，适合于大规模人群胃癌筛查。幽门螺杆菌检测方法可分为侵入性检测和非侵入性检测。前者包括组织病理学检测、细菌培养法、快速尿素酶试验、PCR法，后者包括粪便抗原检测法、血清学抗体检测法、尿素呼气试验法等。血清胃泌素－17、血清胃癌相关抗原MG－7、CEA、CA125、CA199、CA724等的特异性和敏感性均缺乏一致性的报道。总的来说，采用单一肿瘤标志物诊断胃癌容易造成误诊和漏诊，联合检测有可能提高胃癌诊断的准确率。

影像学筛查方法包括X线消化道造影、计算机断层扫描（computed tomography，CT）和正电子发射计算机体层显像（positron emission computed tomography，PET/CT）。X线消化道造影对早期胃癌的诊断价值有限。CT诊断胃癌的依据是胃壁增厚或邻近淋巴结肿大，对于早期胃癌诊断敏感性和特异性不高。PET/CT利用正电子核素标记葡萄糖等人体代谢物作为显像剂，通过病灶对显像剂的摄取来反映其代谢变化，从而为临床提供疾病的生物代谢信息。PET/CT目前广泛用于手术前临床评估分期和术后疗效评估。优点是敏感性和特异性较高，缺点是价格昂贵，有放射性和辐射。目前尚无循证医学支持X线消化道造影、CT和PET/CT作为胃癌筛查的方法。

内镜检查以电子胃镜检查最为常见。电子胃镜检查可以直接观察胃黏膜病变、活检和切除息肉，是目前诊断胃癌最重要和最可靠的方法，对于早期胃癌筛查的准确率高于其他方法。随着内镜科学技术发展，超声内镜、放大内镜、色素内镜、电子染色内镜、共聚焦激光显微内镜等应运而生，使得早期胃癌的检出率得到了显著提高。近几年出现的胶囊内镜具有无痛、无创、无交叉感染等优点，缺点是存在扫描角度盲区和无法获取病理组织。磁控胶囊胃镜可以通过实时精准操控，多角度扫描重点区域，克服扫描角度缺点，但无法获取病理组织。

由国家消化系统疾病临床医学研究中心牵头，联合制定了《中国早期胃癌筛查流程专家共识意见（草案，2017 年，上海)》。该专家共识建议，胃癌筛查目标人群的定义为年龄 ≥ 40 岁，且符合下列任意一条者：胃癌高发地区人群，幽门螺杆菌感染者，既往患有慢性萎缩性胃炎、胃溃疡、胃息肉、手术后残胃、肥厚性胃炎、恶性贫血等胃的癌前疾病者，胃癌患者一级亲属，存在胃癌其他风险因素（如摄入高盐、腌制饮食、吸烟、重度饮酒等）。笔者认为，健康人群年度体检项目如 CEA、CA199 升高者，或因上消化道症状就诊患者也应该建议纳入胃癌筛查对象。

胃癌筛查最终手段还是胃镜检查。目前列入胃癌筛查对象人群是否应全部进行胃镜检查尚无统一意见。笔者认为，随着电子胃镜在二级医院广泛开展和内镜医师规范化培训的实行，同时电子胃镜检查舒适度不断改善，对胃癌筛查人群进行胃镜检查是有必要的。对于高危人群，胃镜检查应尽早全覆盖。通过建立人工智能数据，筛查人群进行初步筛选，对筛选的胃癌高危患者进行进一步的内镜检查加病理活检确诊，临床实践中可以增加早期胃癌的筛查覆盖率。至于胃镜检查间隔时间，一般每 2 年进行 1 次；如果存在幽门螺杆菌感染、胃慢性萎缩性胃炎、胃溃疡和肠上皮化生等，建议每年进行 1 次胃镜检查。

（陈锡林）

参考文献

[1] FENG R M, ZONG Y N, CAO S M, et al. Current cancer situation in China: Good or bad news from the 2018 Global Cancer Statistics? [J]. Cancer Commun (Lond), 2019, 39 (1): 22.

[2] BRAY F, FERLAY J, SOERJOMATARAM I, et al. Global cancer statistics 2018: GLOBOCAN estimates of incidence and mortality worldwide for 36 cancers in 185 countries [J]. CA Cancer J Clin, 2018, 68 (6): 394 – 424.

[3] 中国医师协会内镜医师分会消化内镜专业委员会，中国医师协会内镜医师分会消化内镜健康管理与体检专业委员会，中华医学会消化内镜分会

胶囊内镜协作组，等. 中国早期胃癌筛查流程专家共识意见（草案）
[J]. 中华健康管理学杂志，2018，12（1）：8－14.

[4] WISEMAN M. The second World Cancer Research Fund/American Institute
for Cancer Research expert report. Food, nutrition, physical activity, and
the prevention of cancer: a global perspective [J]. Proc Nutr Soc, 2008,
67 (3): 253－256.

[5] 中华医学会消化内镜学分会，中国抗癌协会肿瘤内镜专业委员会. 中国
早期胃癌筛查及内镜诊治共识意见（2014 年，长沙）[J]. 中华消化杂
志，2014，34（7）：433－448.

原发性肝癌

何谈健康：

肝癌在中国十大死因中排第5。发病率高，死亡率高，号称"癌王"。近年来随着诊断和治疗技术的提高，只要重视筛查，肝癌预后也大大改善。高危患者肝癌筛查推荐 AFP 和肝脏超声，结合 CT 增强或 MR。

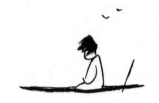

一、流行病学及危害

从全球来看，原发性肝癌的发病率居恶性肿瘤的第 6 位，是癌症相关死亡的第 4 大原因，2018 年新增病例约为 841 000 例，死亡病例超过 780 000 例。肝癌的 5 年总体生存率仅为 18%。在我国，肝癌是第 4 大常见肿瘤和第 2 大肝病致死病因。全球 72% 的肝癌病例发生在亚洲。一般认为，肝癌流行病学的差异与肝炎病毒和环境病原体暴露的地域差异有关。

二、危险因素

各种肝实质损伤导致的肝硬化，以及慢性乙型肝炎病毒（HBV）或丙型肝炎病毒（HCV）感染是大多数肝癌病例的基础。

1. 肝硬化

任何病因所致肝硬化患者都有发生肝癌的风险。据长期随访研究统计，高达 1/3 的肝硬化患者会发生肝癌，年发病率为 1%～8%。

2. 病毒性肝炎

目前全球超过 50% 的病例归因于慢性 HBV 感染，20% 的病例是由慢性 HCV 感染所致。

3. 环境毒素

环境毒素可能对肝癌的发病有一定作用，但一般不是独立的危险因素。它们与其他更常见的危险因素（如 HBV 感染）协同发挥作用。

（1）黄曲霉毒素 B_1：黄曲霉毒素 B_1 是一种污染主食（如玉米）的真菌毒素，通过饮食摄入该物质可能诱发肝癌。

（2）咀嚼槟榔：咀嚼槟榔的行为可能是发生肝硬化和肝癌的独立危险因素。

（3）铁过载：对于没有铁过载遗传易感性的患者，非膳食来源的铁元素（如因遗传性贫血而长期输注红细胞）可能导致肝硬化以及肝癌风险增加。

（4）受污染的饮用水：饮用沟塘水的患者肝癌死亡率高于饮用井水者。这些水塘常受到蓝绿藻毒素的污染，这种毒素是肝癌发病的促进因素。

4. 生活方式因素

（1）酒精：尚不清楚酒精的致病阈剂量和持续摄入时间。酒精和肝癌之间的关系可能是直接的毒性效应，也可能是间接效应。

（2）烟草：吸烟是肝癌和其他肿瘤（如肺癌、食管癌、胃癌）的危险因素。

5. 代谢因素

（1）非酒精性脂肪性肝病（nonalcoholic fatty liver disease，NAFLD）：NAFLD 与肝癌相关，特别是非酒精性脂肪性肝炎相关的肝硬化。NAFLD 在西方国家是一个越来越重要的危险因素。

（2）糖尿病：研究发现糖尿病患者发生肝癌的风险增加，但应谨慎理解糖尿病与肝癌之间的关系。很多情况下，发生葡萄糖耐受不良是因为出现了肝硬化，所以在这种情况下糖尿病的诊断可能意味着存在肝硬化，而肝硬化能增加患肝癌的风险。此外，很多糖尿病患者也有 NAFLD，该情况也与肝癌的风险增加相关。

（3）肥胖：虽然肥胖与肝癌独立相关，但 NAFLD 患者通常同时存在肥胖和糖尿病。分析发现肥胖患者的总体肝癌风险高于正常体重者。

6. 遗传易感性

一些遗传性疾病与肝癌的发生相关。
（1）铁过载：遗传性血色沉积病是肝癌的危险因素。
（2）α1 - 抗胰蛋白酶缺乏症与肝硬化和肝癌的风险增加相关。
（3）急性间歇性卟啉病（acute intermittent porphyria，AIP）是 δ - 氨基 - γ - 酮戊酸（ALA）和卟胆原在体内过多蓄积所致的疾病，其与肝癌风险增加相关。

7. 其他因素

肝癌家族史、年龄 > 40 岁、男性、药物性肝损伤等也是肝癌的危险因素。

三、临床表现

肝癌是一种侵袭性较强的肿瘤，常在慢性肝病和肝硬化病程晚期诊断，除与慢性肝病相关的症状外，肝癌患者通常无其他症状。

典型症状：部分患者可能存在轻中度上腹疼痛、可触及的肿块或体重减轻等症状，提示进展期病变。若之前代偿性肝硬化患者突然出现失代偿表现，如腹腔积液、脑病、黄疸或静脉曲张破裂出血等，则应排除新发肝癌。

其他少见的表现包括：
（1）黄疸。
（2）腹泻。
（3）转移灶引起的骨痛或呼吸困难。
（4）肿瘤破裂引起的腹腔内出血。
（5）可能发生与肿瘤中心性坏死相关的发热。
（6）副肿瘤综合征：可表现为低血糖、红细胞增多、高钙血症或严重的水样泻。

（7）化脓性肝脓肿（非常罕见）。

（8）肝性脑病、上消化道出血、肝癌结节破裂出血或继发感染。

（9）转移扩散。肝外转移最常见的部位依次为肺、腹腔内淋巴结、骨和肾上腺。

四、筛查方式和监测间隔

根据我国《原发性肝癌的分层筛查与监测指南（2020 版）》定义，以下人群为肝癌的高危和极高危人群，应接受筛查和定期监测。

1. 肝癌的高危人群

（1）未抗病毒治疗或抗病毒治疗后仍存在持续低病毒血症的 HBV 或 HCV 相关肝硬化。

（2）非病毒性肝硬化患者伴糖尿病或（和）一级亲属肝癌家族史。

（3）男性，年龄 >40 岁；女性，年龄 >50 岁；未抗病毒治疗的 HBV/HCV 相关慢性肝炎。

2. 肝癌的极高危人群

（1）腹部超声检查有肝脏结节（1～2 cm）或病理学为低级别不典型增生结节、高级别不典型增生结节。

（2）HBV 或 HCV 相关肝硬化结节（<1 cm）。

（3）未接受抗病毒药物治疗或抗病毒治疗后仍存在持续低病毒血症的 HBV/HCV 相关肝硬化，伴糖尿病或一级亲属有肝癌家族史等协同危险因素。

3. 筛查方式

腹部超声联合血清 AFP 是肝癌监测的一线工具。血清 AFP 联合 AFP 异质体（AFP－L3）及维生素 K 缺乏症或拮抗剂 II 诱导的蛋白质（PIVKA－II，也叫 DCP）检测，可提高早期肝癌的检出率。在肝癌极高危人群中，特异性对比剂钆塞酸二钠（普美显）增强 MRI 可提高对肝硬化结节、低级别不典型增生结节和高级别不典型增生结节的鉴别能力，显著提高早期肝癌的检出率。

4. 监测间隔

肝癌低危人群，1 年或以上进行 1 次常规监测；肝癌中危人群，1 年 1 次常规检查；肝癌高危人群，6 个月 1 次常规监测；肝癌极高危人群，3 个月 1 次常规监测，6～12 个月进行 1 次增强 CT 或 MRI 检查，以提高早期肝癌诊断率。

（程权永）

参考文献

［1］夏锋，陈孝平. 肝癌的阶梯式防治策略［J］. 中华肝脏病杂志，2020（1）：3-5.

［2］中华预防医学会肝胆胰疾病预防与控制专业委员会，中国研究型医院学会肝病专业委员会，中华医学会肝病学分会，等. 原发性肝癌的分层筛查与监测指南（2020 版）［J］. 中华肝脏病杂志，2021，29（1）：25-40.

［3］HUANG Y T, JEN C L, YANG H L, et al. Lifetime risk and sex difference of hepatocellular carcinoma among patients with chronic hepatitis B and C［J］. J Clin Oncol, 2011, 29：3643.

［4］TRICHOPOULOS D, BAMIA C, LAGIOU P, et al. Hepatocellular carcinoma risk factors and disease burdenina European cohort：a nested case-control study［J］. J Natl Cancer Inst, 2011, 103：1686.

［5］LOANNOU G N, GREEN P, KERR K F, et al. Models estimating risk of hepatocellular carcinoma in patients with alcohol or NAFLD-related cirrhosis for risk stratification［J］. J Hepatol, 2019, 71：523.

食 管 癌

何谈健康：

食管癌预后比胃癌差，和胃癌一样推荐内镜筛查。

一、流行病学及危害

食管癌是一种原发于食管黏膜上皮的恶性肿瘤，其发病率在全球不同区域的差异很大，其中我国是食管癌的高发国家之一。据统计，2020年全球新发食管癌例数约60万，其中有超过32万例发生在我国，占全世界的比例超过50%。此外，食管癌具有病死率高的特点，尽管随着食管癌诊疗技术的进步，食管癌五年生存率有了一定提升，但是纵观全球，仍然只维持在10%～30%的较低水平。作为食管癌的发病大国，我国的食管

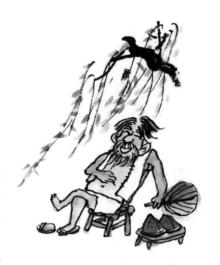

许多事
不放心上
就是赢

癌五年生存率为30%左右，即使已处于领先地位，但依然是一个较低的生存率，每年仍有20万～30万人因食管癌离世。由此可见，食管癌对我国居民健康的威胁不容忽视。

食管癌在我国不同人群、不同地区中的发病率也有较明显的差异，具有以下特点：

（1）男性病例数大于女性病例数，以2020年为例，32万例食管癌中有约22万例为男性，10万例为女性。

（2）农村人口病例数大于城市人口病例数，近几年的数据显示，前者约是后者的2倍。

（3）我国中部和东部地区是高发地区，其中尤其以太行山脉附近区域

（河南、河北、山西、山东泰安、山东济宁、山东菏泽、安徽、江苏苏北区域），以及中原移民区域（四川南充、四川盐亭、广东汕头、福建福州等）明显。

与多数恶性肿瘤类似，对食管癌的早期发现和早期干预治疗，是阻断早期食管癌发展成为中晚期食管癌，提高食管癌生存效果和保证患者生活质量的最有效办法。因此，对高危人群和高发地区人群的筛查显得尤为重要。

二、危险因素

食管癌发病的高危因素包括：

1）40岁以上：食管癌患者中99%为40岁以上，故我国食管癌筛查常设定40岁为起始年龄。

2）来自食管癌高发地区（详见"流行病学及危害"）。

3）有上消化道症状（详见"临床表现"）。

4）有食管癌家族史。

5）患有食管癌前疾病或癌前病变者：癌前疾病包括慢性食管炎、巴雷特食管、食管白斑症、食管憩室、食管失弛缓症、返流性食管炎和食管良性狭窄；癌前病变是指以食管黏膜鳞状上皮内不同层次的异型鳞状细胞为特征的癌前病变，根据病变累及层次，分为低级别上皮内瘤变/异型增生（局限于鳞状上皮下1/2），高级别上皮内瘤变/异型增生（累及食管鳞状上皮超过下1/2，既往称原位癌）。癌前疾病和癌前病变一般需要通过影像学（如CT、食管造影等）、内镜和活检病理等检查手段进行诊断。

6）其他高危因素：

（1）吸烟、重度饮酒：吸烟和重度饮酒是引起食管鳞癌的重要因素，有西方国家的研究显示，对于食管鳞癌，吸烟者的发生率增加3～8倍，而饮酒者增加7～50倍。

（2）亚硝胺及其前体物、某些真菌及其毒素的摄入：是我国食管癌高发区的主要危险因素之一，此类物质常见于腌制食品、霉变食物等。

（3）长期食用或饮用高温食物或饮品、浓茶，进食过快，长期咀嚼槟榔，等等。

（4）患有头颈部或呼吸道鳞癌等。

根据我国国情和食管癌危险因素及流行病学，符合以上第1）条和第2）至6）条中任意1条者应列为食管癌高危人群，建议作为筛查对象。

三、临床表现

（1）早期症状：早期食管癌的症状一般不明显，常表现为反复出现的吞咽食物时有异物感或哽咽感，或胸骨后疼痛。

（2）中晚期症状：上述早期症状持续出现，吞咽食物时的吞咽哽咽感逐渐加重，直至吞咽困难。

（3）若出现胸痛、咳嗽、发热等，则有食管肿瘤穿孔的可能。

（4）若出现声音嘶哑、吞咽梗阻、明显消瘦、锁骨上淋巴结肿大或呼吸困难，则可能是食管癌晚期的表现。

四、筛查

食管癌的筛查以内镜检查为主，具体如下：

1. 一般人群筛查

筛查指征：年龄大于 40 岁，具有吸烟、饮酒、进食过快、吃高温食物、饮浓茶等不良生活习惯者。

筛查方法：普通内镜检查。

2. 高危人群筛查

筛查指征：具有食管癌高危因素者（详见"高危因素"）。

筛查方法：

（1）对于年龄大于 40 岁，来自食管癌高发地区，或有食管癌家族史，或具有食管癌其他高危因素者，应行普通内镜检查及内镜下食管黏膜碘染色检查等内镜检查。如发现病灶，即取活检，若活检病理为轻度异型增生，则每 3 年随访 1 次；若为中度异型增生，则每 1 年随访 1 次。如未发现病灶，可长期随访。

（2）对于年龄大于 40 岁，具有食管癌高危因素（包括失弛缓症和腐蚀性狭窄、胼胝症、肥胖、人乳头瘤病毒感染、既往胃切除术、萎缩性胃炎、口服双膦盐酸）者，应每 1～3 年进行 1 次普通内镜检查及内镜下食管黏膜碘染色检查等内镜检查。

（3）对于具有巴雷特食管（BE）的高危因素患者（慢性胃食管反流症状，时间大于 5 年；年龄大于 50 岁；男性；吸烟；中心性肥胖；高加索人种；一级亲属患有 BE 者），或内镜下新发现为 BE 的患者，应行内镜下病理活检。若存在洛杉矶分级诊断为 B、C、D 级别的食管炎，需先口服 PPI 8～12 周后再行内镜下检查。如果没有 BE，可以终止内镜筛查。若病理诊断为 BE 不伴有异型增生，每隔 3～5 年再次行内镜检查及病理活检。若病理诊断为 BE 伴低级别上皮内瘤变，则需行内镜下治疗或每年行内镜检查，并行活检。若病理诊断为 BE 合并高级别上皮内瘤变，则需行内镜下治疗或外科手术治疗。

（4）对于筛查内镜活检病理为重度异型增生但拒绝行内镜下治疗者，每年行内镜下食管黏膜碘染色随访。

（林健文）

参考文献

[1] CAO W, CHEN H D, YU Y W, et al. Changing profiles of cancer burden worldwide and in China：a secondary analysis of the global cancer statistics 2020 [J]. Chinese medical journal, 2021, 134（7）：783－791.

[2] SUNG H, FERLAY J, SIEGEL R L, et al. Global Cancer Statistics 2020：GLOBOCAN estimates of incidence and mortality worldwide for 36 cancers in 185 countries [J]. CA-A Cancer journal for clinicians, 2021, 71（3）：209－249.

[3] 国家卫生健康委员会. 食管癌诊疗规范（2018 年版）[J/OL]. 中华消化病与影像杂志（电子版）, 2019, 9（4）.

[4] WANG G Q, WEI W Q, QIAO Y L. Practice and experience of screening, early detection and treatment for esophageal cancer [J]. China cancer, 2010, 19（1）：4－8.

[5] SHAHEEN N J, FALK G W, IYER P G, et al. ACG Clinical Guideline：Diagnosis and Management of Barrett's Esophagus [J]. The American journal of gastroenterology, 2016, 111（1）：30－50.

结 直 肠 癌

何谈健康：

肠癌一般长得比较慢，生长速度是按年来计算的，因而有足够时间来早期筛查，早期治疗效果也很好。肠癌筛查常规推荐肠镜检查。免疫化学法粪便隐血试验（FIT）在肠癌筛查中也有不错效果，性价比高。粪便 DNA 检测产品如长安心，多靶点粪便 FIT－DNA 检测产品如常卫清，具有较 FIT 更好的筛查效果，为不愿接受肠镜的患者多提供了一个选择。

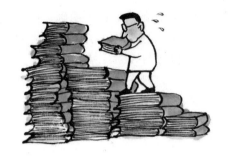

业余时间的努力和探索决定了你的人生高度和命运

小林漫画

一、流行病学及危害

结直肠癌是一种原发于结肠或直肠黏膜上皮的恶性肿瘤，包括结肠癌和直肠癌。结直肠癌是威胁我国居民生命健康的主要癌症之一。据统计，近年来我国结直肠癌发病率呈上升趋势，2020 年我国新发结直肠癌病例高达 55.5 万例，已升至癌症发病数中的第二位；由结直肠癌导致的死亡病例达 28.6 万例，占全部恶性肿瘤死亡的 9.53%，是导致因癌症死亡的主要原因之一。如何有效地降低我国结直肠癌疾病负担已成为亟待解决的重大公共卫生问题。

由于结直肠癌在早期阶段常常没有不适或症状，多数患者在确诊时已属于中晚期。而结直肠癌的预后与诊断分期紧密相关。研究显示，Ⅰ期结直肠癌的 5 年生存率为 90% 左右，而发生远处转移的Ⅳ期结直肠癌的 5 年相对生存率仅为 14%。因此，对结直肠癌的早诊早治是降低结直肠癌死亡率的有效方法。此外，结直肠癌的发生发展大多遵循"从腺瘤到癌"序列，从癌前病变进展到癌症一般需要 5～10 年的时间，这为结直肠癌的早期诊断和临床干预提供了重要时间窗口，如果能在此期间及时发现和处理早期的癌前病变，甚至能达到预防癌症发生的效果。由此可见，加强筛查和早诊早治是结直肠癌防治工作中非常重要的措施。

二、危险因素

结直肠癌的病因尚不明确，但大量的研究证据表明结直肠癌的发生发展是由遗传、环境和生活方式等多方面因素共同作用的结果。目前研究已确立的危险因素如下：

（1）结直肠癌家族史：一级亲属患结直肠癌的人群，其发病风险比一般人群高。该风险亦受患病亲属数目影响，即越多亲属患病，风险越高。

（2）炎症性肠病：包括溃疡性结肠炎和克罗恩病，与结直肠癌发病风险增高有关。

（3）红肉和加工肉类摄入：研究显示，红肉和加工肉类摄入与结直肠癌发病存在剂量反应关系，即摄入越多，风险越高。来自东亚人群的证据亦支持红肉和加工肉类摄入是结直肠癌的危险因素。此外，有研究对不同类型红肉摄入对结直肠癌发病风险进行了分析，发现摄入较多牛肉和羊肉会增加发病风险，而猪肉则不会。

（4）糖尿病：糖尿病患者的结直肠癌发病风险增高。

（5）肥胖：肥胖者的结直肠癌发病风险增高，而且体重指数（BMI）、腰围越大，风险越高。

（6）吸烟：吸烟者的结直肠癌发病风险增高，而且吸烟对结直肠癌发病风险的影响呈剂量反应关系，即吸烟量越多，风险越高。

（7）大量饮酒：大量饮酒可能是结直肠癌的危险因素。有国外研究显示，大量饮酒（折算为每天摄入 >36 g 酒精）者的结直肠癌发病风险较不饮酒或偶尔饮酒者高。

三、临床表现

早期结直肠癌患者可无明显症状，病情发展到一定程度可出现下列症状：

（1）排便习惯改变：包括大便次数增多或减少、便后排不尽感、里急后重、肛门坠痛、排便不畅、便秘与腹泻交替出现等。

（2）大便性状改变：包括大便变细、大便带血、黑便、黏液便、脓血便等。

（3）腹痛或腹部不适。

（4）腹部肿块。

（5）肠梗阻相关症状：包括腹痛、腹胀、肛门停止排气排便、呕吐等。

（6）全身症状：如贫血、消瘦、乏力、反复低热等。

四、筛查

1. 筛查起止时间

1）一般风险人群：指患癌风险处于平均或者较低水平的人群，如不具有以下风险因素者，则可被定义为"一般风险人群"：

（1）一级亲属具有结直肠癌病史（包括非遗传性结直肠癌家族史和遗传性结直肠癌家族史）。

（2）本人具有结直肠癌病史。

（3）本人具有肠道腺瘤病史。

（4）本人患有 8～10 年长期不愈的炎症性肠病。

（5）本人粪便隐血试验阳性。

（6）本人具有结直肠癌相关临床症状。

目前我国指南建议，一般风险人群应在 50 岁起接受结直肠癌筛查。另外，有研究显示，如有 1 个及以上一级亲属罹患结直肠癌，推荐接受结直肠癌筛查的起始年龄为 40 岁或比一级亲属中最早发病年龄提前 10 年。考虑到筛查获益及预期寿命，对 75 岁以上人群是否继续进行筛查尚存争议，故暂不推荐 75 岁以上人群进行筛查。

2）散发性结直肠癌高危人群：指非遗传性结直肠癌高危人群。目前结直肠癌高危人群尚缺乏大样本前瞻性研究证据进行定义，建议应综合个体年龄、性别、体重指数等基本信息，结直肠癌家族史、肠息肉等疾病史以及吸烟、饮酒等多种危险因素来进行综合判定（详见"危险因素"）。对于评估结果为高风险的人群，建议在 40 岁起接受结直肠癌筛查。

3）遗传性结直肠癌高危人群：遗传性结直肠癌包括非息肉病性结直肠癌和息肉病性结直肠癌综合征，其中非息肉病性结直肠癌包括林奇综合征（Lynch syndrome）和家族性结直肠癌 X 型林奇综合征，息肉病性结直肠癌综合征包括家族性腺瘤性息肉病、结直肠 MUTYH - 相关息肉病、家族性黏膜皮肤色素沉着胃肠道息肉病（波伊茨 - 耶格综合征）、幼年性息肉综合征、锯齿状息肉病综合征等。对于患有上述林奇综合征等高危疾病者，属于遗传性结直肠癌高危人群，应更早接受结直肠癌筛查。

2. 筛查方法及周期

1）结肠镜：结肠镜是结直肠癌筛查普遍应用的金标准。对于无麻醉禁忌的筛查者，无痛结肠镜可大大减轻因结肠镜检查引起的身体不适和恐惧心理。目前我国指南建议接受筛查者每 5 ~ 10 年进行一次高质量的结肠镜检查。

2）免疫化学法粪便隐血试验（FIT）：即通过对粪便的化验，检测粪便标本中是否含有人体血红蛋白，进而提示可能的肠道病变，属于非侵入性筛查手段。FIT 阳性者需要进行结肠镜检查以明确诊断。建议每年进行一次FIT 检查。

3）其他筛查方法：

（1）乙状结肠镜检查：内镜医师通过乙状结肠镜可检查降结肠、乙状结肠以及直肠，对肠道准备要求较低。欧美国家对乙状结肠镜的研究较多，但在我国应用较少，在有条件的地区可以开展基于乙状结肠镜的筛查工作。

（2）结肠 CT 成像技术：又称为 CT 仿真结肠镜，是指受检者在经过肠道准备后，用气体充盈扩张清洁的结肠，然后进行全结肠的仰卧位及俯卧位薄层 CT 扫描，对获得的二维图像进行三维重建，观察整个结肠的情况。尽管该技术有着无创的优点且对结直肠癌和癌前病变的筛检灵敏度较高，但在人群筛查中仍有一些局限性，包括需要严格的肠道准备、检查设备和专业技术人员有限、放射线辐射风险等。因此，暂不推荐用于大规模的人群筛查，仅推荐用于无法完成结肠镜检查的病例，或作为临床辅助诊断的手段。

（3）多靶点粪便 FIT-DNA 检测：多靶点粪便 FIT-DNA 是通过实验室技术检测粪便脱落细胞中的 DNA 突变并联合 FIT 形成个体综合风险评分，对于综合评分超过预设阈值的受检者定义为高风险人群，需要进行结肠镜检查。该检测方法比普通 FIT 灵敏度更高，但其检测的成本较高，且需要中心实验室检测，在大规模人群结直肠癌筛查中应用尚不成熟，目前仅推荐用于倾向于非侵入性筛检技术且有检测条件的受检者使用。

（林健文）

参考文献

［1］CAO W, CHEN H D, YU Y W, et al. Changing profiles of cancer burden worldwide and in China: a secondary analysis of the global cancer statistics 2020 ［J］. Chinese medical journal, 2021, 134 (7): 783 – 791.

［2］SUNG H, FERLAY J, SIEGEL R L, et al. Global Cancer Statistics 2020: GLOBOCAN estimates of incidence and mortality worldwide for 36 cancers in 185 countries ［J］. CA-A CANCER JOURNAL FOR CLINICIANS, 2021, 71 (3): 209 – 249.

［3］SHAUKAT A, KAHI C J, BURKE C A, et al. ACG clinical guidelines: colorectal cancer screening 2021 ［J］. Am J Gastroenterol, 2021, 116: 458 – 479.

［4］国家癌症中心中国结直肠癌筛查与早诊早治指南制定专家组. 中国结直肠癌筛查与早诊早治指南（2020, 北京）［J］. 中国肿瘤杂志, 2021, 43 (1): 16 – 38.

［5］中华人民共和国国家卫生健康委员会医政医管局中华医学会肿瘤学分会. 中国结直肠癌诊疗规范（2020 年版）［J］. 中国实用外科杂志, 2020, 40 (6): 601 – 625.

胰　腺　癌

何谈健康：

胰腺癌发病率不算高，但发现时常常是中晚期，治疗效果差，死亡率高，5 年生存率不到 10%，是真正的"癌王"。胰腺癌高危患者建议按推荐筛查。

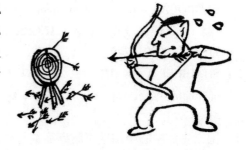

小林漫画

一、流行病学及危害

胰腺癌是消化系统常见恶性肿瘤之一，有确诊晚、恶性度高和预后差的特点。国际癌症机构统计的数据显示，2022 年全球新发胰腺癌病倒数达 49.5 万，死亡例数 46.6 万，其中发达国家胰腺癌的发病率明显高于发展中国家。例如，2018 年全球胰腺癌高发地区有：美国、加拿大、欧洲大部分国家、澳大利亚、日本，而在非洲、印度及东南亚地区胰腺癌发病率偏低。根据 2018 年我国国家癌症中心发布的 2003—2013 年居民癌症数据显示，胰腺癌在所有恶性肿瘤中的发病率排第 10 位，其中，在男性患者中排第 8 位，在女性患者中排第 11 位。其死亡率在所有恶性肿瘤中排第 5 位，5 年相对生存率仅为 7.2%，在常见恶性肿瘤中预后最差。

胰腺癌起病隐匿，初发病时一般没有特殊症状。首发症状往往取决于肿瘤的具体部位和受累范围，如胰头癌早期便可出现梗阻性黄疸，而早期胰体尾部肿瘤一般无黄疸。病情可在很短时间内迅速恶化，导致死亡。超过 80% 的胰腺癌患者因确诊较晚失去根治手术的机会，未接受治疗的患者的生存期约为 4 个月。手术切除是胰腺癌患者获得治愈和长期生存的唯一有效方法。但接受根治性切除的患者 5 年生存率也不超过 20%。

二、危险因素

1．一般因素

（1）年龄：年龄越大，发病率越高。大部分胰腺癌好发于 70～90 岁之间。

（2）性别：根据世界卫生组织统计的数据，全世界胰腺癌的发病率男性高于女性。以中国为例，估计中国 2018 年的年龄标准化发病率男性为 6.2，女性为 4.2。

（3）种族：来自印度新德里和美国亚特兰大的研究发现，非洲裔美国人的发病风险最高，高加索人次之，太平洋岛民和亚裔美国人的发病率最低。

（4）血型：不同地区的流行病学研究均显示，与血型为 O 型的人相比，血型为 A 型、AB 型和 B 型的患者发生胰腺癌的风险显著增高。

2．遗传因素

（1）家族史和遗传易感性：流行病学研究证实，胰腺癌有明显的家族聚集特点，表现为约 10% 的胰腺癌具有家族发病特征。

（2）特定综合征：此外，胰腺癌还与几种高度特征性的遗传综合征相关。例如，波伊茨－耶格综合征患者胰腺癌发病风险增加。

3．生活习惯因素

（1）吸烟：已证实吸烟者比非吸烟者胰腺癌的发病风险至少增加 100%，并且发病风险随着吸烟数量和吸烟持续时间的增加而增加。

（2）喝酒：对乙醇摄入是否增加胰腺癌的发病风险尚无定论。目前比较一致的意见是大量饮酒的患者胰腺癌风险显著增加。

（3）肥胖：研究发现，肥胖会增加胰腺癌的发病率和死亡率。体重指数（BMI）$>25.0~\text{kg/m}^2$ 的患者胰腺癌的发病风险增加。

（4）饮食：大量摄入富含抗氧化剂的蔬菜和水果，可能降低胰腺癌发病风险。食用红肉、加工肉类、油炸食品和其他含有亚硝胺的食物，可能增加胰腺癌发病风险。

4. 疾病和损伤因素

（1）职业暴露：一些化学物质接触增加胰腺癌的发病风险，如砷、镍及镉。硒为人体必需微量营养素，但有报道显示，高水平的硒摄入增加胰腺癌的发病风险。

（2）糖尿病：研究表明，长期患有糖尿病者，胰腺癌发病风险是正常人的 1.8～2.0 倍。而糖尿病患者通过使用药物或胰岛素控制血糖后，胰腺癌的患病风险降低。

（3）慢性胰腺炎：慢性胰腺炎是各种病因引起的胰腺组织慢性炎症反复发作、迁延不愈。慢性胰腺炎患者的胰腺癌发病风险比正常人增高 13 倍，患者中约有 5% 最终患上胰腺癌。

（4）感染：研究结果显示，肠道菌群失调会增加胰腺癌的发病风险。幽门螺杆菌或丙型肝炎感染也是胰腺癌的危险因素。

三、临床表现

1. 典型症状

（1）腹部不适或腹痛：这是胰腺癌最常见的首发症状，多数胰腺癌患者仅表现为上腹部不适或隐痛、钝痛和胀痛等，并可逐步发展为持续性、进行性加重的中上腹疼痛，或者持续腰背部剧痛。

（2）黄疸：这是胰头癌最重要的临床表现。表现为皮肤、巩膜变黄，小便深黄，大便呈陶土色，伴皮肤瘙痒，并呈进行性加重。

（3）糖尿病相关症状：新发糖尿病常为本病早期表现，50% 的患者确诊胰腺癌时伴有糖尿病。

（4）消瘦和乏力：起病之初即可出现明显的消瘦，体重下降，晚期出现恶病质，患者极度消瘦，呈"皮包骨头，形如骷髅"。进而出现贫血、无力，甚至多器官衰竭。

（5）消化道症状：可能有腹胀、纳差、消化不良、腹泻或便秘等症状。部分患者可能出现恶心、呕吐。

2. 伴随症状

（1）胆道疾病表现：右上腹疼痛、寒战高热、黄疸等。

（2）精神或情绪障碍表现：部分患者可能有抑郁、焦虑、狂躁等精神或情绪障碍表现。

（3）低热：持续或间歇性低热。

3. 诊疗中的常见并发症

胰腺癌的治疗周期长，很难达到完全缓解，较难界定复发。即使经过有效的综合治疗，生存期也不长。

（1）肿瘤直接导致的并发症：肿瘤压迫可导致胆道梗阻症状或十二指肠被侵犯后出血等。肿瘤生长可导致胰腺功能异常，新发糖尿病或已有糖尿病加重。

（2）胰腺癌术后并发症：胰腺癌术后并发症的发生率较高，如胰瘘、胆瘘、腹腔感染、胃排空延迟、腹腔出血等，严重者可致患者死亡。

四、筛查

如下推荐与美国胃肠病协会（American Gastroenterological Association, AGA）、国际胰腺癌筛查（Cancer of the Pancreas Screening, CAPS）联盟和美国胃肠病学会（American College of Gastroenterology, ACG）的指南基本一致。

1. 筛查对象

1）PJS（Peutz-Jeghers syndrome, 波伊茨 – 耶格综合征）患者。

2）*CDKN2A*（*p16*）基因突变携带者。

3）*BRCA2* 基因突变携带者，且至少有 1 名一级亲属（first-degree relative, FDR, 即父母、子女或兄弟姐妹）患病或至少有 2 名任何级别的亲属患病。

4）*BRCA1*、*PALB2*、*ATM* 和林奇综合征基因突变携带者，且至少有 1 名 FDR 患病。

5）有遗传性胰腺炎的 *PRSS1* 突变携带者。

6）不考虑基因突变状态的情况下：

（1）至少有 3 名来自同一方（父方或母方）的亲属患病，且其中至少 1 名亲属是考虑接受监测者的 FDR。

（2）至少有 2 名患病亲属互为 FDR，且其中至少 1 名亲属是考虑接受监测者的 FDR。

（3）至少有 2 名来自同一方（父方或母方）的亲属患病，且其中至少 1 名亲属是考虑接受监测者的 FDR。

2. 筛查方法和时机

对多数患者，我们实施超声内镜（ultrasonic endoscope，EUS）和（或）MRI/磁共振胆胰管成像（magnetic resonance cholangiopancreatography，MRCP）。该推荐基于盲法比较发现 EUS 和 MRI 的胰腺病变检出率相当，优于 CT 检查。另一项权威的前瞻性盲法研究显示 EUS 和 MRI 的筛查效果互补，推荐在筛查中同时进行这两种检查。

可根据胰腺癌的平均预期发病年龄和该家族中的最小发病年龄，确定开始筛查的方案。对于家族性胰腺癌（familial pancreatic cancer，FPC）患者亲属，推荐在 50 岁或比家族中最小的胰腺癌亲属发病年龄小 10 岁时开始筛查。对于发病风险轻度升高的基因突变携带者（*ATM*、*PALB2*），推荐在 45 岁或 50 岁时开始筛查。若患者的胰腺癌发病风险较高，推荐在较小年龄开始筛查。对于 *CDKN2A* 基因突变者和有遗传性胰腺炎的 *PRSS1* 基因突变者，推荐在 40 岁时开始筛查。对于 PJS 患者，推荐在 35 岁时开始筛查。

筛查间隔时间，推荐每年一次。

终止筛查的年龄应根据患者的具体医学状况（是否适合对检出病变进行外科治疗）、预期寿命和个人意愿来确定。

3. 循证证据

一项队列研究纳入 354 例胰腺癌高危者，他们接受了基线 EUS 检查及定期 EUS、MRI 和（或）CT 监测。结果显示，19%（68 例）患者存在具有危险特征的胰腺病变或快速生长的胰腺囊肿，这些多为良性病变。总体上，16 年间有 7%（24 例）的患者出现肿瘤进展［14 例导管腺癌和 10 例高级别胰腺导管内乳头状黏液性肿瘤（IPMN）或胰腺上皮内瘤变 3 期（PanIN－3）

病变]，且每年肿瘤进展率为 1.6%。肿瘤进展的危险因素包括年龄 > 60 岁、存在 ≥3 个囊肿和（或）基线时主导管轻度扩张。研究期间检出的 14 例胰腺导管腺癌患者中，71%（10 例）的无症状患者通过监测检出，其中 9 例为可切除的早期癌症。而另外 4 例患者诊断为有症状的不可切除性胰腺导管腺癌，均发生于非监测期间。10 例监测期间诊断的无症状胰腺癌患者的 3 年总生存率显著高于非监测期间检出的 4 例患者（85% 比 25%）。

（程权永）

参考文献

［1］中国胰腺癌多学科综合治疗模式专家共识（2020 版）［J］. 中华肿瘤杂志，2020，42（7）：531 - 536.

［2］欧政林，李宜雄，纪连栋，等. 胰腺癌新辅助治疗的共识及争议［J］. 中华外科杂志，2020（2）：99 - 104.

［3］GOGGINS M, OVERBEEK K A, BRAND R, et al. Management of patients with increased risk for familial pancreatic cancer：updated recommendations from the International Cancer of the Pancreas Screening（CAPS）Consortium［J］. Gut, 2020, 69：7.

［4］ASLANIAN H R, LEE J H, CANTO M I L. AGA clinical practice update on pancreas cancer screeningin high-risk individuals：expert review［J］. Gastroenterology, 2020, 159：358.

［5］CANTO M L, ALMARIO J A, SCHULICK R D, et al. Risk of neoplastic progression in individuals at high risk for pancreatic cancer undergoing long-term surveillance［J］. Gastroenterology, 2018, 155：740.

乳　腺　癌

何谈健康：

　　乳腺癌筛查推荐乳腺 X 线检查（钼靶）联合乳腺超声，对于 *BRCA1/2* 基因突变携带者，可考虑使用乳腺 MR 筛查。

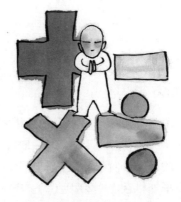

一、流行病学及危害

　　2020 年世界卫生组织国际癌症研究机构（IARC）发布的全球癌症负担数据显示，2020 年全球新增癌症患者约 1930 万人，其中乳腺癌占 11.7%，乳腺癌首次超越肺癌（11.4%），成为全球新诊断人数最多的癌症。乳腺癌新确诊患者达 226 万，其中中国乳腺癌患者 41 万人，占比 18%。致死率方面，2020 年癌症导致的死亡患者约 1000 万人，其中乳腺癌导致死亡患者达 68.5 万人，居第五位，而中国为 11 万人（占比 16%）。最新数据表明，乳腺癌虽然发病率已升至最高，但致死率尚稍低，提示乳腺癌的治疗和预后可能比其他肿瘤更好。早期乳腺癌患者的 5 年生存率可以达到 95%，因此，通过筛查尽早检出早期乳腺癌及癌前病变，并进行及时有效的治疗，是提高乳腺癌预后、降低死亡风险的重要措施。

以加法快乐
用减法生活
以乘法感恩
用除法放下

小林漫画

二、病因和危险因素

1. 部分良性乳腺疾病

例如，乳腺囊肿和乳腺上皮不典型增生等。李红等对 2002—2012 年发表的良性乳腺疾病与乳腺癌关系的 7 项研究进行 Meta 分析，结果显示，患有良性乳腺疾病者患乳腺癌的风险是无良性乳腺疾病者的 2.24 倍。

2. 子宫内膜异位症

Kvaskoff 等对 1993—2019 年子宫内膜异位症和乳腺癌关系的 20 项研究进行 Meta 分析，结果显示，患子宫内膜异位症者患乳腺癌的风险是无子宫内膜异位症者的 1.04 倍。

3. 高内源性雌激素水平

Key 等对 18 项前瞻性研究进行的 Meta 分析，以及 Farhat 等的研究表明，对于绝经后女性，激素水平上升与乳腺癌发病风险呈正相关。

4. 特定的月经生育因素

初潮较早或绝经较晚，未经产与初次妊娠的年龄较高，流产。

5. 乳腺癌家族史

Nindrea 等对纳入的 10 项研究进行 Meta 分析，结果显示，有乳腺癌家族史人群患乳腺癌风险为正常人群的 3.34 倍。

6. 乳腺癌相关基因

乳腺癌相关基因（breast cancer-related genes，BRCA）增加乳腺癌发病风险。具有 *BRCA1/2* 致病性突变的患者发生乳腺癌、卵巢癌及其他癌症的风险增加。

7. 肥胖

一项纳入了 12 项观察性研究的系统评价和 Meta 分析结果显示，在队列研究中脂肪含量最高的人群患乳腺癌风险是脂肪含量最低的人群的 1.44 倍。

8. 大量饮酒及吸烟

世界癌症研究基金会（WCRF）/美国癌症研究院（AICR）共纳入 10 项研究对绝经前乳腺癌发病风险进行剂量 - 反应 Meta 分析，结果显示，每天摄入 10 克酒精可使乳腺癌发病风险增加 5%。美国卫生与公众服务部于 2014 年系统汇总了吸烟与乳腺癌发病风险的相关证据，纳入 22 项队列研究和 27 项病例对照研究，结果显示，曾经吸烟使乳腺癌发病风险升高 10%。

9. 暴露于治疗性电离辐射

Ron 等的研究显示，行多次胸部透视检查的女性肺结核患者患乳腺癌的风险增加。

三、临床表现

早期乳腺癌症状多不明显，常以乳房肿块、乳房皮肤异常、乳头溢液、乳头或乳晕异常等局部症状为主，由于表现不明显，非常容易被忽视。

1. 乳房肿块

乳房肿块是早期最常见的症状，肿块常位于外上限，多为单侧单发，质硬，边缘不规则，表面欠光滑，不易被推动。大多数乳腺癌为无痛性肿块，少数伴有不同程度的隐痛或刺痛。

2. 乳房皮肤异常

当肿块侵犯腺体与皮肤之间的韧带，可牵拉皮肤形成凹陷，状如酒窝，故称"酒窝征"。当癌细胞阻塞了淋巴管，可造成淋巴水肿，乳腺皮肤呈橘皮样改变,又称"橘皮征"。当癌细胞浸润到皮内生长,可在主病灶周围形成散在的皮肤硬性结节,即"皮肤卫星结节"。特殊类型的乳腺癌,如炎性乳腺癌,乳房皮肤表现为红肿、增厚、变硬,出现橘皮样外观,逐渐变成似瘀血的紫红色。

3. 乳头、乳晕异常

当肿块侵犯乳头或乳晕深部区域时,可因牵拉乳头,使其凹陷、偏向,甚至完全缩入乳晕后方。特殊类型的乳腺癌,如乳头湿疹样癌,表现为单侧乳头、乳晕及其周围皮肤瘙痒,出现红色斑片状湿疹样外观,表面多有渗出结痂或角化脱屑,严重时可形成溃疡。

4. 乳头溢液

部分乳腺癌患者在非生理状态下(如妊娠和哺乳期),单侧乳房可出现乳头溢液,液体的性质多为血性、浆液性或水样。

5. 腋窝淋巴结肿大

乳腺癌可侵犯周围淋巴管,向局部淋巴引流区转移。初期患者多表现为同侧腋窝淋巴结肿大,肿大的淋巴结尚可活动。随后,淋巴结由小变大、由少变多,最后相互融合固定。当病情继续发展,可在锁骨上和对侧腋窝摸到转移的淋巴结。

四、转移

乳腺癌患者中晚期会出现恶病质的表现,可伴有食欲不振、厌食、消瘦、乏力、贫血及发热等症状。部分患者可因转移出现转移灶的症状,以肺、胸膜、骨、肝、脑为主。

1. 肺及胸膜转移

肺是乳腺癌常见的转移部位,常表现为双侧多发性结节。患者可出现咳嗽、呼吸困难、咯血、胸痛等症状。胸膜转移主要表现为咳嗽、疲乏、虚弱、呼吸困难，部分患者有胸痛。

2. 骨转移

骨转移最易受累的部位依次为脊柱、肋骨、骨盆及长骨，亦可出现在肩胛骨、颅骨等部位，主要表现为骨痛、高钙血症、碱性磷酸酶升高、乳酸脱氢酶升高等。

3. 肝转移

肝转移灶较小时，并无特殊症状，当肿块较大，或范围较广时可出现肝肿大、肝区疼痛、食欲下降、腹胀等，晚期可出现黄疸、腹腔积液等症状。

4. 脑转移

脑转移主要表现为脑膜及脑实质转移。脑实质转移的临床表现主要有颅内压增高，表现为头痛、呕吐和视神经乳头水肿，可出现癫痫发作。脑膜转移主要表现有脑膜刺激征、颅神经受累、颅内压增高等。

五、筛查

1. 筛查人群风险分类

一般风险人群：乳腺癌一般风险人群即除了乳腺癌高风险人群以外的所有男性和适龄女性。高风险人群：符合下列 1）、2）和 3）项中任意条件的女性为乳腺癌高风险人群。

1）有遗传家族史，即具备以下任意一项者：

（1）一级亲属有乳腺癌或卵巢癌史。

（2）2 人及以上二级亲属 50 岁前患乳腺癌。

（3）2 人及以上二级亲属 50 岁前患卵巢癌。

（4）至少 1 位一级亲属携带已知 *BRCA1/2* 基因致病性遗传突变，或自身携带 *BRCA1/2* 基因致病性遗传突变。

2）具备以下任意一项者：

（1）月经初潮年龄≤12 岁。

（2）绝经年龄≥55 岁。

（3）有乳腺活检史或乳腺良性疾病手术史，或病理证实的乳腺（小叶或导管）不典型增生病史。

（4）使用"雌孕激素联合"的激素替代治疗不少于半年。

（5）45 岁后乳腺 X 线检查提示乳腺实质（或乳房密度）类型为不均匀致密型或致密型。

3）具备以下任意两项者：

（1）无哺乳史或哺乳时间 <4 个月。

（2）无活产史（含从未生育、流产、死胎）或初次活产年龄≥30 岁。

（3）仅使用"雌激素"的激素替代治疗不少于半年。

（4）流产（含自然流产和人工流产）≥2 次。

2. 乳腺癌筛查起始年龄

对于一般风险人群，推荐从 45 岁开始进行乳腺癌筛查（强推荐，GRADE 证据分级：中）。对于高风险人群，推荐从 40 岁开始进行乳腺癌筛查（强推荐，GRADE 证据分级：中）。

3. 乳腺癌筛查频次

对于一般风险人群，推荐每 1～2 年进行 1 次乳腺癌筛查（强推荐，GRADE 证据分级：中）。对于高风险人群，推荐每年进行 1 次乳腺癌筛查（强推荐，GRADE 证据分级：中）。

4. 筛查措施

对于一般风险人群，可考虑使用乳腺 X 线检查进行筛查（强推荐，GRADE 证据分级：中）；推荐单独使用乳腺超声进行筛查（强推荐，GRADE 证据分级：低）；对于致密型乳腺的一般风险人群，推荐使用乳腺 X 线检查联合乳腺超声进行筛查（强推荐，GRADE 证据分级：中）；不推荐使用乳腺磁共振筛查为常规筛查（强推荐，GRADE 证据分级：中）。

对于高风险人群，不推荐单独使用乳腺 X 线检查进行筛查（强推荐，GRADE 证据分级：低）；不推荐单独使用乳腺超声进行筛查（强推荐，GRADE 证据分级：低）；推荐使用乳腺 X 线检查联合乳腺超声进行筛查

（强推荐，GRADE 证据分级：中）；对于 *BRCA1/2* 基因突变携带者，可考虑使用乳腺核磁筛查，但不推荐作为筛查的首选方法（强推荐，GRADE 证据分级：中）。

（刘嘉伟）

参考文献

［1］SUNG H，FERLAY J，SIEGEL R L，et al. Global cancer statistics 2020：GLOBOCAN estimates of incidence and mortality worldwide for 36 cancers in 185 countries ［J］. CA Cancer J Clin，2021，71（3）：209 – 249.

［2］DESANTIS C E，MA J，GAUDET M M，et al. Breast cancer statistics，2019 ［J］. CA Cancer J Clin，2019，69（6）：438 – 451.

［3］李红，李朋，陈震. 乳腺癌发病危险因素的 Meta 分析 ［J］. 实用预防医学，2014，21（9）：1097 – 1101.

［4］KVASKOFF M，MAHAMAT-SALEH Y，FARLAND L V，et al. Endometriosis and cancer：a systematic review and meta-analysis ［J］. Hum Reprod Update，2020：dmaa45.

宫 颈 癌

何谈健康：

宫颈癌筛查推荐宫颈细胞学或宫颈细胞学和人乳头瘤病毒（human papilloma virus，HPV）联合检测。HPV疫苗疗效好，建议适龄女性接种。

流行病学及危害

宫颈癌是严重威胁女性健康的生殖系统恶性肿瘤。全球范围内，宫颈癌的发病率和死亡率在女性恶性肿瘤中均居于第四位。据统计数据报道，2018年全球有57万例新发宫颈癌病例，死亡病例超过31万例。其中发病风险最高的为非洲东部及西部，发病率为30/10万；而发病率最低的为北美地区及澳大利亚/新西兰，

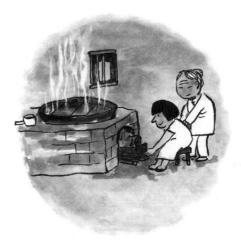

原以为风花雪月才是景
到头来柴米油盐皆是诗

小林漫画

低于6/10万。宫颈癌的发病率和死亡率存在明显的地区差异，超过85%的子宫颈癌发生在发展中国家，宫颈癌是发展中国家女性第二大常见恶性肿瘤。2015年，我国宫颈癌新发与死亡病例数分别为11.1万例和3.4万例，发病率为16.56/10万。我国和印度的宫颈癌病例数占全球总病例数的1/3。更为重要的是，2000—2014年我国宫颈癌发病率的年均增长速度高达10.5%。

国际妇产科联盟（International Federation of Gynecology and Obstetrics，FIGO）的数据统计显示，宫颈癌分期越早治愈率越高，对于ⅠA1—ⅠB1期宫颈癌患者，其5年生存率可达89%～97.5%；ⅠB2—ⅡA2期宫颈癌患者，其5年生存率为65.8%～75.7%，ⅡB—Ⅳ期宫颈癌患者，5年生存率急剧

255

下降至 9.3%～39.7%。近年来我国积极推进宫颈癌防治工作，我国宫颈癌 5 年生存率从 2003—2005 年的 45.4% 持续增长到 2012—2015 年的 59.8%，患者预后得到大幅改善。如何进行有效的预防以降低宫颈癌发病率，如何进行精准的个体化治疗以改善患者预后、提高其生活质量仍是妇产科医生面临的重要问题。

病因和危险因素

1. 生物学因素

HPV 病毒感染是国内外公认的宫颈癌致病的关键因素。国内外相关研究表明，约 90% 以上的宫颈癌由高危型 HPV 感染所致，其中 HPV16 和 HPV18 与宫颈癌相关性最强。其他生物学因素如支原体、衣原体、单纯疱疹病毒 Ⅱ 型、滴虫等病原体的感染在高危 HPV 感染导致宫颈癌的发病过程中有协同作用。

2. 行为因素

既往研究表明，宫颈癌发病与患者本身个人行为息息相关，如初次性交年龄 <16 岁、性生活活跃度高、多个性伴侣、分娩次数≥3 等。

3. 其他因素

有研究报道，吸烟作为 HPV 感染的协同因素可以增加子宫颈癌的患病风险。另外，营养不良、卫生条件差、缺乏保健意识也可影响疾病的发生。

临 床 表 现

早期宫颈癌常无明显症状和体征，宫颈可光滑或难与宫颈柱状上皮异位区别。颈管型宫颈癌因宫颈外观正常易发生漏诊或误诊。随病变发展，宫颈癌可出现以下表现：

1. 症状

（1）阴道流血：早期多为接触性出血，表现为性生活或妇科检查后阴道少量出血，可反复出现；中晚期为不规则阴道流血。出血量根据病灶大小、肿瘤侵袭间质内血管情况不同而不同，若侵袭大血管可引起阴道大出血。年轻患者也可表现为经期延长、经量增多；老年患者常为绝经后不规则阴道流血。一般外生型宫颈癌较早出现阴道出血症状，出血量多；内生型较晚出现该症状。

（2）阴道排液：多数患者有阴道排液，多为白色或血性液体，也可稀薄如水样或米泔状，有时伴有腥臭。晚期患者因肿瘤坏死合并感染，可排大量米汤样或脓性恶臭白带。

（3）晚期症状：根据癌灶累及范围可以出现不同的继发性症状，如尿频、尿急、便秘、下肢肿痛等；肿瘤压迫或累及输尿管时，可引起输尿管梗阻、肾盂积水及尿毒症；晚期可有贫血、恶病质等全身衰竭症状。

2. 体征

宫颈原位癌及微小浸润癌可无明显肉眼病灶，宫颈光滑或仅为柱状上皮异位。随病情发展可出现不同体征。外生型宫颈癌可见息肉状、菜花状赘生物，常伴感染，肿瘤质脆易出血；内生型宫颈癌表现为宫颈肥大、质硬，宫颈管膨大；晚期癌组织坏死脱落，形成溃疡或空洞，伴恶臭。阴道壁受累时，可见赘生物生长于阴道壁或阴道壁变硬；宫旁组织受累时，双合诊、三合诊检查可扪及宫颈旁组织增厚、呈结节状、质硬或形成"冰冻状"盆腔。

筛　　查

1. 筛查方法

宫颈癌是目前仅有的一种病因明确，三级预防手段完善、有效的常见恶性肿瘤。宫颈癌筛查和早诊早治技术及其实施方案成熟有效，在全球得到广泛推广应用。目前宫颈癌筛查普遍采用"三阶梯"筛查方案，即第一阶梯为宫颈细胞学检查及 HPV 检测；第二阶梯为阴道镜检查；第三阶梯为宫颈组织病理学检查。

（1）宫颈细胞学检查及 HPV 检测：宫颈细胞学检查通常采用液基薄层细胞学检测系统（thinprep cytologic test，TCT）或液基细胞学检测系统（liquid-based cytology test，LCT）。该检查操作过程方便简单，予专用刷子放于宫颈管内刷取数圈后取出，将刷子放于特殊保存液中，经处理将保存液中的细胞洗脱下来，通过细胞制片仪均匀地将细胞涂在玻片上让病理科医生进行结果判读。此项筛查方法简单易行，已成为宫颈癌主要筛查方法之一。现已明确 14 种高危型 HPV 与宫颈癌存在必然关联，以 HPV16 与 HPV18 型最常见。HPV 检测是目前国内外常用的宫颈癌筛查方法，其敏感度高，假阴性率低，可单独或与细胞学联合作为宫颈癌的初筛方案。

（2）阴道镜检查：经宫颈细胞学和（或）HPV 检查初筛有明确异常的人群应及时转诊阴道镜检查。阴道镜是一种放大倍数在 10～40 倍之间的低倍显微镜。通过放大后直接观察经醋酸染色和碘试验后的宫颈表面及上皮的细微病变，根据阴道镜下组织着色的情况初步判断病变程度，并可在阴道镜指引下定位取材以明确病变性质。

（3）宫颈组织病理学检查：作为宫颈癌筛查的"第三阶梯"，宫颈活组织检查是诊断宫颈癌前病变和宫颈癌的可靠手段。通常在阴道镜观察下经醋酸染色和碘试验，在可疑病灶区域行单点或多点取材；当宫颈细胞学报告为非典型腺上皮细胞，或其他阴道镜检查结果不满意时可考虑行宫颈管搔刮术。

2. 筛查方式及时机

2019 美国阴道镜和宫颈病理学会（American Society for Colposcopy and Cervical Pathology，ASCCP）基于风险的宫颈癌筛查结果异常和癌前病变管理指南指出，HPV 感染的特征，包括 HPV 类型和感染持续时间，共同决定了宫颈上皮内瘤变（cervical intraepithelial neoplasia，CIN）≥3 级（CIN3 +）的罹患风险，建议初筛起始年龄为 25 岁，25～65 岁女性首选 5 年 1 次单独 HPV 检测或者与细胞学联合筛查，只有在无法进行 HPV 检测或无法进行联合筛查的情况下，才采用 3 年 1 次的单一细胞学检查作为筛查手段。

65 岁以上的女性，如果在过去 25 年内没有 CIN2 + 病史，并且在之前 10 年内进行了充分的筛查并且结果为正常，可以终止筛查。充分的筛查是指过去 10 年内连续 2 次 HPV 检测阴性，或者 2 次联合筛查双阴性，或者 3 次细胞学检测阴性，并且最近一次检查是在过去 3～5 年内进行的。

行子宫切除术后的女性，没有宫颈，并且在过去 25 年内没有 CIN2 及以上级别的病变者不需要进行筛查。

接种 HPV 疫苗后的女性，应与未接种者筛查方法相同。

（黄佳明　何　勉）

参考文献

［1］ARBYN M, WEIDERPASS E, BRUNI L, et al. Estimates of incidence and mortality of cervical cancer in 2018：a worldwide analysis ［J］. Lancet global health, 2020, 8（2）：e191 – e203.

［2］GULTEKIN M, RAMIREZ P T, BROUTET N, et al. World Health Organization call for action to eliminate cervical cancer globally.［J］. Int J Gynecol Cancer, 2020, 30（4）：426 – 427.

［3］ZENG H, CHEN W, ZHENG R, et al. Changing cancer survival in China during 2003 – 15：a pooled analysis of 17 population based cancer registries ［J］. Lancet global health, 2018, 6（5）：e555 – e567.

［4］SCHIFFMAN M, KINNEY W K, CHEUNG L C, et al. Relative performance of HPV and cytology components of cotesting in cervical screening ［J］. J Natl Cancer Inst, 2018, 110（5）：501 – 508.

［5］CLARKE M A, DARRAGH T M, NELSON E, et al. Reporting and assessing the quality of diagnostic accuracy studies for cervical cancers creening and management ［J］. J Low Genit Tract Dis, 2020, 24（2）：157 – 166.

卵 巢 癌

何谈健康：

Ⅰ期卵巢癌 5 年生存率超过 90%，而晚期为 30%～40%。但目前缺乏有效的早期筛查手段，也不支持对普通人群进行常规卵巢癌筛查。血清糖类抗原 125（carbohydrate antigen－125，CA125）、人附睾蛋白 4（human epididymis protein，HE4）和经阴道超声是常用筛查方法。

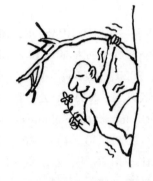

在我国，卵巢癌年发病率居女性生殖系统肿瘤的第 3 位，位于子宫颈癌和子宫体恶性肿瘤之后，而死亡率是女性生殖道恶性肿瘤之首。近年来卵巢癌的发病率呈逐年上升趋势，严重威胁女性的健康。下文概述了卵巢癌的流行病学、常见病理类型、临床表现和筛查方法。

流行病学和危险因素

据统计推算，美国每年新发卵巢癌病例 22240 例，卵巢癌死亡病例 14070 例；中国年新发卵巢癌病例 52100 例，死亡 22500 例。卵巢癌发病隐匿，确诊多在晚期，手术和化疗是其治疗的主要方法，但即使治疗达到完全缓解，70% 的晚期卵巢癌患者会在 2～3 年内复发。

虽然大部分卵巢癌是散发性的，但有 15% 的患者是因为卵巢癌相关基因突变导致的遗传性卵巢癌。流行病学统计表明，普通妇女一生中患卵巢癌的风险仅为 1%～2%，而乳腺癌基因 1（BRCA1）和乳腺癌基因 2（BRCA2）胚系突变携带者一生之中发生卵巢癌的风险分别达 54% 和 23%，是卵巢癌的高危人群。BRCA1/2 胚系突变的筛查可采用外周血或唾液标本通过二代测序（next generation sequencing）的方法进行。此外，还有林奇综合征（Lynch syndrome）、利-弗劳梅尼综合征（Li-Fraumeni syndrome）家族的女性都是卵巢恶性肿瘤的高危人群，需要检测的基因还包括 *MLH1*、*MSH2*、*MSH6*、*PSM2*、*TP53* 等。对于家族史比较明显但无法判断属于哪种遗传性综合征的情况，可考虑行遗传相关的多基因检测。检测结果应咨询相关医生，在发病风险、筛查方法以及诊断和治疗方面得到相应的指导。

病 理 类 型

　　卵巢癌是一类异质性很强的肿瘤，病理类型多样。其中最常见的是上皮性癌，约占卵巢恶性肿瘤的90%。在上皮性癌中，依据组织类型可分为浆液性癌（52%）、内膜样腺癌（10%）、黏液性癌（6%）、透明细胞癌（6%），以及其他少见类型。非上皮性肿瘤总体恶性程度较上皮性癌低，主要包括恶性生殖细胞肿瘤和性索间质肿瘤，分别只占卵巢癌总体发生率的3%和2%。其他罕见非上皮性肿瘤包括小细胞癌和卵巢肉瘤。

临 床 表 现

1. 症状

　　卵巢上皮性癌多见于绝经后女性。由于卵巢深居盆腔，卵巢上皮性癌早期症状不明显，往往是非特异性症状，难以诊断，约2/3的卵巢上皮性癌患者确诊时已是晚期。早期常常没有明显的不适，部分患者在妇科检查时发现；晚期因肿块增大或盆腹腔积液而出现相应症状，主要表现为下腹不适、腹胀、食欲下降、腹部包块等，部分患者表现为短期内腹围迅速增大，伴有乏力、消瘦等症状，也可因肿块压迫出现排尿、排便次数增多，出现胸腔积液者可有气短、难以平卧等表现。

　　卵巢恶性生殖细胞肿瘤常见于年轻女性，临床表现与卵巢上皮性癌有所不同，早期即出现症状，除腹部包块、腹胀外，常可因肿瘤内出血或坏死感染而出现发热，或因肿瘤扭转、肿瘤破裂等而出现急腹症的症状。

　　某些卵巢肿瘤可分泌雌激素或雄激素，可引起月经紊乱、闭经、绝经后出血或性早熟、男性化等。

2. 体征

临床查体除检查盆腹腔外，还要注意检查乳腺、腹股沟和锁骨上等区域。盆腔检查时要注意附件肿块的详细情况，包括位置、大小、质地、形状、活动度、触痛和子宫直肠陷凹有无结节等情况。卵巢上皮性癌多为双侧性、囊实性或实性，结节不平感，多与周围粘连。卵巢恶性生殖细胞肿瘤95%以上为单侧性。合并大量腹腔积液者腹部检查时移动性浊音阳性。

筛 查 方 法

Ⅰ期卵巢癌 5 年生存率超过 90%，而晚期为 30%～40%。由于卵巢处于盆腔深部，病变早期常常没有特异性的临床表现，当出现不适而就诊时，70% 的患者已处于晚期，因此卵巢癌的早期诊断具有重大意义。但目前缺乏有效的早期筛查手段，也不支持对普通人群进行常规卵巢癌筛查，即使对于卵巢癌患病的高危人群，采用血清 CA125 检测、经阴道超声筛查或两者联合筛查，也未能达到满意的筛查效果。

1. 肿瘤标志物检测

（1）血清 CA125 和人附睾蛋白 4（HE4）。血清 CA125、人附睾蛋白 4（HE4）是卵巢上皮性癌中应用价值最高的肿瘤标志物，可用于辅助诊断、疗效监测和复发监测。

CA125 是最为常用的卵巢癌肿瘤标志物，尤其是浆液性卵巢癌的首选肿瘤标志物。CA125 的阳性率与肿瘤分期、组织学类型有关，晚期、浆液性癌患者的阳性率明显高于早期及非浆液性癌患者（早期卵巢癌患者的阳性率为43.5%～65.7%，晚期卵巢癌患者的阳性率为84.1%～92.4%）。

HE4 是近 10 多年来应用于临床的肿瘤标志物，其对卵巢癌的诊断特异度（90%～95%）明显高于 CA125（76.6%～86.5%）。HE4 水平不受月经周期及绝经状态的影响，在绝经前人群中，其诊断卵巢癌的特异度优于 CA125。

（2）其他肿瘤标志物。卵巢恶性生殖细胞肿瘤相关的标志物包括：①甲胎蛋白（Alpha fetoprotein，AFP），升高可见于卵黄囊瘤、胚胎癌和未成熟畸胎瘤；②人绒毛膜促性腺激素（β-humanchorionic gonadotrophin，β-hCG），升高见于卵巢非妊娠性绒毛膜癌；③神经元特异性烯醇化酶（neuron specific enolase，NSE），升高见于未成熟畸胎瘤或伴有神经内分泌分化的肿瘤；④乳酸脱氢酶（lactate dehydrogenase，LDH），升高常见于无性细胞瘤；⑤糖类抗原 19 - 9（carbohydrate antigen 19 - 9，CA19 - 9），升高常见于未成熟或成熟畸胎瘤。

2. 影像学检查

卵巢癌的主要影像学检查方法包括超声检查（经阴道/经腹超声检查）、CT 扫描、MRI 扫描、PET/CT 等，可以明确肿瘤形态、侵犯范围等，有助于定性诊断；如怀疑有邻近器官受侵和远处转移，可相应行胃肠造影检查、静脉尿路造影检查和胸部 CT 等。其中，超声检查是卵巢癌筛查的首选检查方法，可明确卵巢有无占位性病变，判断肿瘤的良恶性。经阴道超声检查探头接近卵巢，图像分辨率高，不受肥胖及肠气的干扰，对卵巢癌的诊断有更高的敏感度和特异度。没有性生活史的女性可采用经直肠超声检查。经腹超声检查是经阴道超声检查的重要补充。

（陈　明　何　勉）

参考文献

[1] VAROL U, KUCUKZEYBEK Y, ALACACIOGLU A, et al. BRCA genes：BRCA 1 and BRCA 2 [J]. J BUON, 2018, 23 (4)：862 - 866.

[2] TANAKAYA K. Current clinical topics of Lynch syndrome [J]. Int J Clin Oncol, 2019, 24 (9)：1013 - 1019.

[3] LINDSEY A T, BRITTON T, CAROL E D, et al. Ovarian cancer statistics, 2018 [J]. CA Cancer J Clin, 2018, 68 (4)：284 - 296.

[4] BONIFÁCIO V D B. Ovarian cancer biomarkers：moving forward in early detection [J]. Adv Exp Med Biol, 2020, 1219：355 - 363.

[5] KAMAL R, HAMED S, MANSOUR S, et al. Ovarian cancer screening-ultrasound：impact on ovarian cancer mortality [J]. Br J Radiol, 2018, 91 (1090)：20170571.

子宫内膜癌

何谈健康：

子宫内膜癌筛查推荐经阴道妇科超声初步评估和子宫内膜细胞学检查（endometrial cytology test，ECT）。

子宫内膜癌是发生于子宫内膜的恶性肿瘤。在我国，子宫内膜癌发生率居女性生殖系统恶性肿瘤的第二位，占妇科恶性肿瘤的 20%～30%。据 2015 年国家癌症中心统计，子宫内膜癌的发病率为 63.4/10 万，死亡率为 21.8/10 万。随着我国人口平均寿命的延长以及生活习惯的改变，子宫内膜癌的发病率持续上升，

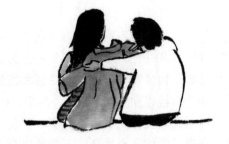

且有年轻化的趋势。因此如何筛选子宫内膜癌前病变及早期子宫内膜癌，提高筛查效率，对于子宫内膜癌防治非常重要。

流 行 病 学

1. 危险因素及人群分类

根据中国医师学会妇产科分会关于子宫内膜癌筛查的规范建议，按照患子宫内膜癌的风险不同将人群分为普通人群、风险增加人群和高风险人群。

（1）普通人群：不推荐对普通人群进行常规筛查。

（2）风险增加人群：根据患者病史及有无合并症确定风险增加人群，主要危险因素包括肥胖［身体质量指数（body mass index，BMI）≥30 kg/m^2］、无排卵型异常子宫出血和多囊卵巢综合征等引起的长期月经不调、无孕激素

拮抗的雌激素使用史、绝经年龄晚（>55岁）、终身未育或原发不孕、使用他莫昔芬长期治疗（尤其是年龄>50岁或绝经后仍在使用患者）、年龄≥45岁且合并糖尿病。

（3）高风险人群：高风险人群包括 Lynch 综合征患者、三级亲属中有 Lynch 综合征患者但本人未行相关基因检测者、家族中有子宫内膜癌或结直肠癌患者。

2. 对不同风险的人群采取不同的筛查方法

（1）高风险人群：Lynch 综合征患者及其亲属在30～35岁后，或在其患癌家属发病年龄前5～10岁，需每年进行子宫内膜癌筛查。

（2）风险增加人群：对于上述存在子宫内膜癌风险增加因素的人群，应进行健康宣教，建议每年进行经阴道超声检查以监测子宫内膜厚度。如超声检查发现增殖期子宫内膜厚度>11 mm（绝经后子宫内膜厚度>5 mm）或血管增多、子宫内膜不均、透声差的宫腔积液等，建议行子宫内膜癌筛查。

（3）对围绝经期妇女，可在取出宫内节育器的同时进行机会性子宫内膜癌的筛查。

子宫内膜癌的分类

根据2014年女性生殖器官肿瘤 WHO 分类，子宫内膜癌按病理类型可以分为子宫内膜样腺癌、黏液性癌、浆液性癌、透明细胞癌、神经内分泌肿瘤、混合细胞腺癌、未分化癌及癌肉瘤（恶性苗勒管混合瘤）。

另外，也可根据子宫内膜癌与雌激素的相关性将子宫内膜癌分为 I 型与 II 型两种类型。I 型为雌激素依赖型，其发生发展与雌激素相关，最常见的类型有子宫内膜样腺癌。I 型子宫内膜癌有明确的癌前病变即子宫内膜不典型增生，病变发展相对缓慢，对孕激素治疗有较好反应，预后较好。II 型为非雌激素依赖型，又称为特殊类型子宫内膜癌，包括子宫内膜浆液性癌、透明细胞癌等。II 型子宫内膜癌分化比较差，对孕激素治疗通常无反应，预后不良。

近年来，随着分子生物学技术的发展，癌症基因组图谱研究计划（The Cancer Genome Atlas, TCGA）根据分子改变特征将子宫内膜癌分为四种亚型，即子宫内膜癌的分子分型：DNA 多聚酶 E（polymerase E，POLE）突变型、微卫星高度不稳定型（microsatellite instability-high，MSI-H）、低拷贝型

（CN low）和高拷贝型（CN high）。子宫内膜癌的分子分型与传统的组织学分型并不完全一致，但因其与治疗及预后的关系较为密切，越来越受到临床重视。

临 床 表 现

1．症状

（1）阴道流血：少数早期子宫内膜癌患者可能无任何临床异常表现。高达90％的子宫内膜癌患者临床表现为异常阴道流血，可表现为绝经后阴道流血，这常常是子宫内膜癌最早和最主要的症状，绝大多数患者因绝经后阴道流血来就诊；绝经前患者也可表现为阴道不规则出血，如月经周期紊乱、月经淋漓不尽，甚至阴道大量出血。

（2）阴道异常排液：早期可为少量浆液性或血性分泌物，晚期因肿瘤体积增大合并局部感染、坏死、出血，排出恶臭脓血样液体。

（3）疼痛：多为下腹隐痛不适，主要由宫腔积脓或积液引起，晚期可因病变扩散至子宫旁组织或累及神经及其他器官，可出现下肢或腰骶部疼痛。

（4）其他：晚期可出现贫血、消瘦、发热、恶病质等全身衰竭表现。

2．体征

在子宫内膜癌早期，多数患者没有明显的阳性体征。因多数患者合并糖尿病、高血压或心血管疾病，可出现相关体征。一般查体时，应注意是否因长期失血导致贫血而出现贫血貌，注意检查锁骨上、颈部及腹股沟淋巴结是否肿大。

行妇科专科检查时，早期患者盆腔检查大多正常，有些患者子宫质地可稍软。当晚期病变侵及宫颈、宫旁组织、附件时，可触及增大的子宫，宫颈或颈管质硬或增大，宫旁组织增厚、质硬，附件肿物、"冰冻骨盆"以及远处转移的相应体征。

筛查与诊断

1. 经阴道超声检查

经阴道超声检查可以了解子宫大小、子宫内膜厚度、宫腔有无赘生物、有无异常血流信号，是子宫内膜癌最常用的无创性辅助检查方法。对于绝经后妇女，如果经阴道超声检查下子宫内膜厚度≤4 mm，子宫内膜癌的阴性预测值可达96%。如绝经后患者的子宫内膜厚度>5 mm 时，应进行子宫内膜活检。但由于经阴道超声检查的敏感度有限，不推荐其作为子宫内膜癌单独筛查的方法，仅作为无症状子宫内膜癌风险增加人群或高风险人群的初步评估。

2. 子宫内膜细胞学检查（endometrial cytology test，ECT）

ECT 是通过子宫内膜细胞采集器获取细胞标本，采用液基薄层细胞学制片技术进行子宫内膜细胞学诊断的方法。近年来，国内外关于 ECT 筛查的研究已有较多报道，其准确度与诊断性刮宫无统计学差异，并且有操作简便、损伤小的优势。推荐在非月经期或阴道出血量少时采样。

3. 子宫内膜活检

子宫内膜活检为确诊子宫内膜癌的标准方法，包括子宫内膜吸取活检、诊断性刮宫和宫腔镜下活检。

（1）子宫内膜吸取活检。子宫内膜吸取活检是一种吸取子宫内膜微量组织进行病理检查的方法，使用子宫内膜采集器，进入宫腔后紧贴宫壁吸取子宫内膜进行病理检查，具有操作简便、不需要麻醉镇痛、无须扩张子宫颈的优点，且取材比较全面，是一种有效的子宫内膜癌筛查和早期诊断方法。该操作可在门诊进行，但因取材量微，假阴性率在10% 左右。

（2）诊断性刮宫。对于高度怀疑子宫内膜癌患者，或子宫内膜取样阴性但临床症状典型者，建议行分段诊断性刮宫以及时明确诊断。

（3）宫腔镜下定位活检。宫腔镜检查已广泛用于子宫内膜病变的诊断，可直视下观察病变部位并进行活检，提高诊断的准确性。由于膨宫液有可能引起癌细胞经输卵管进入腹腔，因此对于高度怀疑子宫内膜癌患者不建议常规行宫腔镜下活检，仅可在诊断性刮宫活检阴性、反复异常出血的子宫内膜癌风险增加人群或高风险人群中应用。

4. CT 及 MRI

CT 在明确子宫内膜病变周围的浸润和转移情况上有较明显的优势，而且不会被体内金属物质所干扰。MRI 主要用于判断子宫内膜癌肌层浸润程度。CT 及 MRI 一般用于已确诊的子宫内膜癌患者进行术前分期，而不作为子宫内膜癌筛查的常规手段。

5. 血清肿瘤标志物检测

目前，子宫内膜癌无特异敏感的肿瘤标志物，部分患者可出现 CA125、CA19-9、CA153 或 HE4 异常。

（郭 朋 何 勉）

参考文献

[1] CHEN W, ZHENG R, BAADE P D, et al. Cancer statistics in China 2015 [J]. CA Cancer J Clin, 2016, 66 (2): 115 – 132.

[2] 俞梅，向阳，马晓欣，等. 子宫内膜癌筛查规范建议 [J]. 中华妇产科杂志，2020，55 (5): 307 – 311.

[3] ACOG committee opinion No. 734 summary: the role of transvaginal ultrasonography in evaluating the endometrium of women with postmenopausal bleeding [J]. Obstet Gynecol, 2018, 131 (5): 945 – 946.

[4] FUJIWARA H, TAKAHASHI Y, TAKANO M, et al. Evaluation of endometrial cytology: cytohistological correlations in 1441 cancer patients [J]. Oncology, 2015, 88 (2): 86 – 94.

[5] 祁晓莉，马秀华，周蓉，等. 微量子宫内膜活检在子宫内膜癌及癌前病变筛查中的应用价值 [J]. 中国妇产科临床杂志，2017，18 (5): 401 – 403.

前 列 腺 癌

何谈健康：

前列腺癌筛查推荐血前列腺特异性抗原（prostate specific antigen，PSA）检测。但前列腺增生和炎症会影响 PSA 浓度，服用 5α - 还原酶抑制剂如非那雄胺也会影响 PSA 浓度，均需注意。

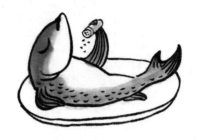

前列腺是男性特有的器官，当前列腺里面的上皮细胞发生变异且不受控制地增长的时候，逐渐就形成了肿瘤，也就是我们通常所说的前列腺癌（图 6 - 3）。

流行病学及危害

小林漫画

前列腺癌在美国男性恶性肿瘤发病率名列第一，死亡率名列第二。随着我国人口寿命的增长，最近 10 年，前列腺癌发病率也随之快速增长，其中，大城市前列腺癌发病率达到 20/10 万。由于超过 70% 的患者确诊时已属于中晚期，其死亡率也一直居高不下。

前列腺癌是男性主要性腺恶性肿瘤中的一种。前列腺通过连接睾丸和精囊来分泌精液中的重要成分——前列腺液。前列腺位于膀胱的后面，大小如一颗核桃。前列腺中的肿瘤会干扰膀胱的正常生理功能和正常的性功能。通常前列腺癌出现的第一个症状就是排尿困难，但前列腺良性增生也会造成排尿困难，所以出现排尿困难不一定就是患有前列腺癌。

前列腺内有癌细胞通常不会致命，但如果随着肿瘤的生长，有些前列腺癌细胞脱落后通过淋巴系统或血液转移到身体其他部位，浸润侵袭精囊腺、淋巴结、肺、臀部和骨盆区域周围的各种骨组织，导致这些要害部位发生癌变，就会有生命危险。

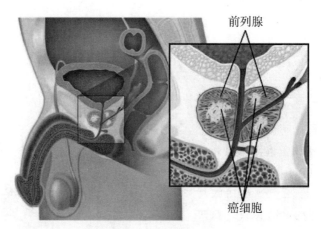

前列腺

癌细胞

图 6 - 3　前列腺癌

危 险 因 素

到目前为止，引起前列腺癌的确切病因尚未明确，但有以下 6 个已知主要风险因素会引起前列腺癌：

（1）年龄 55 周岁以上。

（2）遗传或者有家族发病史。

（3）职业性接触镉或橡胶。

（4）高脂饮食，口味偏重、偏咸的饮食习惯。

（5）血液内睾酮水平较高。

（6）曾患有前列腺炎或前列腺肥大症。

临 床 表 现

需要引起注意的是，在很多时候前列腺癌患者在患病初期是没有任何症状的，需要患者专门去医院做前列腺常规筛查才会发现。

建议生活中如果出现以下情况必须去正规综合医院做前列腺癌筛查：

（1）尿无力或拉尿断断续续。

（2）夜尿多。

（3）排尿困难。

（4）无法排尿。

（5）排尿有灼痛感。

（6）尿血。

（7）感觉下背部、臀部或大腿有持续性的骨痛。

（8）射精有痛感。

筛查与诊断

针对前列腺癌的筛查，公立综合医院一般会提供以下几种筛查方法，患者可根据自身需求在医生指导下选择全部或部分检查：

1. 直肠指检

直肠在人体内部刚好位于前列腺的正后方，大多数的前列腺肿瘤是从前列腺的后方开始生长的，所以可以通过实施直肠指检来对前列腺进行初步检查，医生只需要戴上抹上润滑油的指套伸进直肠就可感触前列腺上是否有肿物，如果发现有，医生会要求进行更多的技术检测来佐证直肠指检发现的问题。

2. 血检

血检用于测定血液中的特定蛋白质标志物，如血液中的前列腺特异性抗原（PSA）的数量。前列腺特异性抗原这种蛋白质通常由前列腺内壁细胞产生并向血液中释放，正常情况下血液中的前列腺特异性蛋白质含量会较低；与此相反，前列腺癌细胞会向血液释放大量的前列腺特异性蛋白，从而增加其在血液中的含量，所以前列腺特异性抗原指标是临床上判定是否患有前列腺癌的重要判断依据。临床医生通常会一起进行直肠指检和前列腺特异性抗原检测，用以帮助筛查 50 岁及以上男性前列腺癌病症及进行前列腺癌患者后续治疗管理。

3. 经直肠超声检查

因为正常的前列腺组织和前列腺肿瘤的超声回音波纹是不一样的，所以经直肠超声检查前列腺癌是一种有效且准确的方式。虽然经直肠超声检查需要在直肠内放置探头会引起轻微不适，但整个过程是无痛的且只需 20 分钟左右。

4. 病理切片检查

如果通过以上 3 种初检发现任何一种都提示疑似前列腺癌的可能，临床医生会通过手术从前列腺组织中取标本，然后将病理标本送到病理科做进一步的分析。病理切片检查结果是判定是否患有前列腺癌的决定性依据。

5. X 光和成像技术检查

确诊前列腺癌后，临床医生一般还会要求加做胸部 X 光、CT 和（或）MRI 以确定癌细胞是否有扩散。

分级与分期

在经过病理切片检查确认患有前列腺癌后，临床医生需要给患者在以下两个维度打分以帮助制订后续的治疗和预后方案：

1. 肿瘤分级

肿瘤分级一般由病理科医生完成，病理科医生会依据格里森评分系统来评估前列腺癌的恶性程度。

格里森评分系统是专门用来评估前列腺癌恶性程度的，它能很好地体现患者前列腺癌的生物学特性，并与患者的预后明确相关。当病理组织与正常组织越接近（专业称为高分化），则该评级（每一级按一分算）越低，一般为 1 级或 2 级；反之，当病理组织越不正常（专业称为低分化），评级会越来越接近最高级别——5 级。

患者的病理组织标本往往会有多个模式，因此要按照主要和次要分化程度分别评分，并以该两项评分相加的总分作为判断预后的标准。例如一个患者的前列腺癌病理组织最主要的是由评级 3 级的肿瘤组织构成，次要的是由 4 级的肿瘤组织组成，那么该患者的格里森评分就为 7 分。满分是 10 分，如果评分大于 7 分，肿瘤已经可以被认为是高危肿瘤了。通过格里森评分，患者可以很直观地了解自己的病情，从而更好地接受和配合相关治疗，达到最佳的治疗效果。

2. 前列腺癌分期

前列腺癌分期主要分为 T 期、N 期和 M 期：

（1）T 期：为原发肿瘤的局部情况和肿瘤的尺寸大小，需要进行直肠指检、肿瘤病理分级和前列腺特异性抗原测试。

（2）N 期：为淋巴结情况，此期需要施行开放式或腹腔镜淋巴结切除术。

（3）M 期：为前列腺癌细胞的转移情况，此期需要进行 X 光或磁共振检查。

在临床上，基本上每一个前列腺癌患者的治疗方案都是需要根据前列腺癌格里森评分和前列腺癌分期来制订的。如果是 T 期这种早期前列腺癌，可以通过手术切除并在术后进行化疗就能够避免复发现象；如果是 M 期这种晚期前列腺癌，就要通过化疗来减轻疼痛和延长生存时间。

前列腺癌和其他很多癌症一样，越早发现越容易治愈。截至 21 世纪初期，前列腺癌高发于西方国家的成年男性中，但随着我国经济的高速增长，居民生活水平不断提高，我国前列腺癌发病率也在快速上升，并且有年轻化的趋势。除了遗传因素会引起前列腺癌，不良的生活方式也会诱发前列腺癌，同时由于目前前列腺癌的早期筛查率较低，很多前列腺癌一经诊断已是中晚期，所以早发现、早诊断、早治疗仍是我们防治前列腺癌工作中的重中之重。

（张亚东）

参考文献

［1］赵红伟，欧阳奎 . 2020 AUA/ASTRO/SUO 晚期前列腺癌指南解读精要［J］. 现代泌尿外科杂志，2021，26（4）：345 – 348.

［2］吴涵潇，江思源 . 2020 年版欧洲泌尿外科学会前列腺癌指南更新要点及解读［J］. 国际泌尿系统杂志，2020，40（5）：913 – 916.

［3］CORNFORD P, VAN DEN BERGH R C N, BRIERS E, et al. EAU-EANM-ESTRO-ESUR-SIOG guidelines on prostate cancer. Part Ⅱ – 2020 update：treatment of relapsing and metastatic prostate cancer［J］. Eur Urol, 2021, 79（2）：263 – 282.

［4］MOTTET N，VAN DEN BERGH R C N，BRIERS E，et al. EAU – EANM – ESTRO – ESUR – SIOG guidelines on prostate cancer – 2020 update. Part 1：screening，diagnosis，and local treatment with curative intent ［J］. Eur Urol，2021，79（2）：243 – 262.

［5］马申飞，刘冉录. 2020 年前列腺癌国际会议热点及指南更新荟萃 ［J］. 现代泌尿外科杂志，2021，26（3）：256 – 258.

膀　胱　癌

何谈健康：

不推荐筛查膀胱癌。但如出现无痛性血尿则需要小心了。

膀胱是一个中空的泌尿器官，位于下腹部，用以储存尿液。尿液由两侧肾脏产生，通过输尿管从两肾运送至膀胱中暂时储存，当膀胱储存一定量尿液后，人体会产生尿意，并通过尿道将尿液排出体外。当膀胱内的细胞恶性过度生长，即形成膀胱癌（图6-4）。

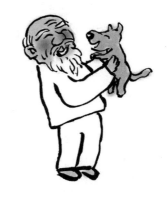

真正的成熟
并非冷眼看世界
而是温暖待人间

小林漫画

流行病学及危害

膀胱癌是全身高发肿瘤之一，发病率为6.6/10万，男性的发病率为女性的3～4倍，从理论上推测，男性膀胱癌高发的原因是由于吸烟、饮酒以及接触危险化工品的机会更多。膀胱癌是全球发病率前十的癌症之一，在泌尿生殖系肿瘤中的发病率仅低于前列腺癌，居第二位。最常见的膀胱癌类型为尿路上皮癌，占所有膀胱癌的90%～95%，其余膀胱癌类型还有鳞状细胞癌、腺癌等。

膀胱癌可发生于任何年龄，其发病率随年龄增长而增加，高发年龄为50～70岁。

危 险 因 素

膀胱癌的病因复杂，既有内在的遗传因素，又有外在的环境因素。具体如下：

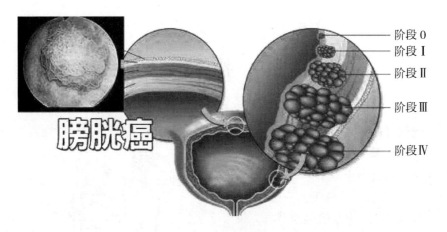

图6-4 膀胱癌

（1）吸烟：吸烟是目前最为肯定的膀胱癌致病危险因素。据文献报道，30%～50%的膀胱癌由吸烟引起，吸烟可使膀胱癌危险率增加2～6倍，且随着吸烟时间的延长，膀胱癌的发病率也明显增高。

（2）芳香胺类等工业化学物质暴露：现已证实长期暴露于苯胺、二氨基联苯、2-萘胺、1-萘胺等芳香胺类化学物质环境中的人群患膀胱癌的概率增加，职业因素所致的膀胱癌患者约占膀胱癌患者总数的25%。与膀胱癌相关的职业有与铝制品、煤焦油、沥青、染料、橡胶、煤炭气化等产业相关的职业。

（3）遗传因素：有膀胱癌家族史者发生膀胱癌的危险性明显增加。

（4）慢性感染：膀胱黏膜长期慢性的局部刺激，如长期慢性感染、膀胱结石的长期刺激以及尿路梗阻，也可能是诱发膀胱癌的因素。

临 床 表 现

正常尿液色淡黄、透亮，当膀胱出现癌症时，尿液常常带红色的血，即血尿，这也是膀胱癌最常见的症状。当然，血尿也不一定都是膀胱癌引起的，尿路结石、尿路感染以及肾癌等其他疾病也可能导致血尿发生。所以当出现血尿时，应及时至正规医疗机构就诊。膀胱癌有哪些临床症状？

（1）血尿：大部分膀胱癌患者最初的临床表现是血尿，通常表现为无痛性、间歇性、全程肉眼血尿，有时也可为镜下血尿。血尿可能为一过性或持续数天，可自行减轻或停止，这种血尿自止的特性往往给患者"病愈"的错觉，不少患者因此延误了最佳就诊治疗时机。血尿颜色由浅红色至深褐色不等，常为暗红色，如洗肉水样、茶水样。血尿持续时间的长短、出血量，与肿瘤的恶性程度、大小、范围和数目并不一定成正比。有时发生肉眼血尿时，肿瘤已经很大或为晚期；有时很小的肿瘤却出现大量血尿。

（2）膀胱刺激症状：10% 的膀胱癌患者可首先出现膀胱刺激症状，具体表现为尿频、尿急、尿痛，而无明显肉眼血尿。

（3）尿道梗阻症状：当肿瘤较大、肿瘤位于膀胱颈附近或血块堵塞尿道时，均可导致尿道梗阻，引起排尿不畅甚至尿潴留。肿瘤浸润输尿管口时可引起上尿路梗阻，出现腰痛、肾积水和肾功能损害。

（4）晚期肿瘤表现：晚期肿瘤侵犯膀胱周围组织、器官或有盆腔淋巴结转移时可导致膀胱区疼痛、尿道阴道瘘、下肢水肿等相应症状，肿瘤远处转移时也可出现转移器官功能受损、骨痛及恶病质等表现。

（5）部分膀胱癌患者早期可能无不适症状，在体检 B 超检查时发现膀胱肿物。

当出现以上症状时，应及时到正规医疗机构就诊。

筛查与诊断

针对膀胱癌的筛查，主要包括以下几种：

（1）尿液检测：通过检测尿液中是否有红细胞，判断患者是否真的存在血尿症状。

（2）超声检查：通过超声检查膀胱情况，判断膀胱内是否有肿物突出至膀胱腔内，可用于膀胱癌的筛查以及初步判断膀胱癌大小。

（3）膀胱镜检查：若高度怀疑膀胱癌，需要进行膀胱镜检查，并在膀胱镜下钳取部分肿瘤组织送病理科进行病理切片检查，以判断是否患有膀胱癌及其分级。

（4）病理切片检查：在进行膀胱镜检查或手术治疗时，通过钳取部分或全部肿瘤组织或淋巴结组织并送病理科进行急性病理切片检查，以判断是否患有膀胱癌及其分级、分期。病理切片检查是诊断膀胱癌的"金标准"（决定性判定依据）。

（5）核磁共振检查（MRI）：通过核磁共振检查，了解肿瘤的浸润深度以及膀胱周围组织的浸润和转移情况。这对患者治疗方案的选择以及预后具有重要参考价值。

（6）尿脱落细胞学检查（FISH）：通过检测尿液中是否含有尿路上皮癌细胞，以判断是否患有膀胱癌，但尿液中未找到癌细胞者仍不能完全排除膀胱癌。

（7）胸部 CT、全身骨扫描或全身正电子发射计算机断层成像检查（PET/CT）：确诊膀胱癌后，一般还需要加做胸部 CT、全身骨扫描或全身PET/CT 以确定癌细胞是否有扩散至远处相应器官组织。

分级与分期

在经过核磁共振和术后病理切片检查确认患有膀胱癌后，需要对膀胱癌进行分级、分期，以制订后续的治疗和预后方案。

分级：根据术后病理切片检查，依据肿瘤恶性程度，将膀胱尿路上皮癌依次分为低度恶性潜能尿路上皮乳头状瘤、低级别乳头状尿路上皮癌和高级别乳头状尿路上皮癌，其恶性程度逐步升高，恶性程度越高，预后越差。

分期：目前膀胱癌分期采用 TNM 分期，主要分为 T 期、N 期、M 期。

（1）"T"（原发肿瘤）：表示原发肿瘤的局部浸润深度，根据肿瘤浸润深度可分为非肌层浸润性膀胱癌和肌层浸润性膀胱癌。肿瘤是否浸润膀胱肌层，对肿瘤的治疗方案选择以及预后具有重要提示意义。需要通过核磁共振检查、膀胱镜检查及手术后病理切片检查确定。

（2）"N"（区域淋巴结）：表示淋巴结转移情况。需要通过核磁共振检查、手术后病理切片检查确定。

（3）"M"（远处转移）：表示膀胱癌细胞的远处转移情况，如骨骼、肺、肝脏等的转移情况。需要通过 CT 检查、全身骨扫描检查或全身 PET/CT检查确定。

临床上，每一个膀胱癌患者的治疗方案均需要根据以上列举的分级、分期来具体制订。如果是非肌层浸润性膀胱癌，且不伴有淋巴结转移或远处转移，可以通过手术切除并在术后规律复查，并根据肿瘤浸润深度决定是否进行规律的膀胱灌注化疗；如果是肌层浸润性膀胱癌，则需要根据肿瘤以及患者的具体情况，进行膀胱部分切除或膀胱全部切除手术治疗。

膀胱癌与其他恶性肿瘤一样，越早发现越容易治愈，且预后越好，所以规律体检、早发现、早治疗尤为重要。此外，因为膀胱癌术后复发率高，因此，膀胱癌手术治疗后，规律复查对于早期发现复发的肿瘤意义重大，一般要求患者在治疗后 3 个月进行第一次膀胱镜检查，并在之后遵医嘱规律返院复查，以及早发现复发肿瘤。

（张亚东）

参考文献

［1］何旺，黄健. 2020 版 EAU 膀胱癌指南更新解读之一［J］. 中华泌尿外科杂志，2020，41（7）：492－493.

［2］陈莉，汪涌，祝广峰，等. 2020 年欧洲泌尿协会非肌层浸润性膀胱癌诊断和治疗指南概要［J］. 现代泌尿外科杂志，2020，25（8）：736－742.

［3］MORI K，MIURA N，BABJUK M，et al. Low compliance to guidelines in nonmuscle-invasive bladder carcinoma：a systematic review［J］. Urol Oncol，2020，38（10）：774－782.

［4］陈德春. 科学认识膀胱癌［N］. 医师报，2021－03－11（C05）.

甲 状 腺 癌

何谈健康：

甲状腺癌是"最友好"的癌症，在所有癌症里面预后最好，5年存活率可达90%以上。患甲状腺结节就更不用紧张了，按要求定期复查就好了。

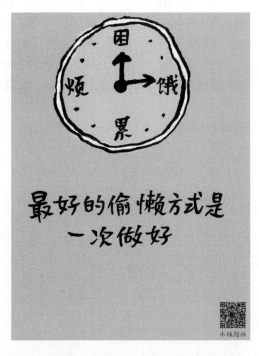

流行病学及危害

全球甲状腺癌发病率在近几十年持续上升，据数据分析，中国甲状腺癌以每年20%的速度持续上升。虽然甲状腺癌发病率不断升高，死亡率仍相对稳定，甚至有所下降。国际癌症研究机构（International Agency for Research on Cancer，IARC）发现，1998—2002年及2008—2012年，无论是高收入地区还是中低收入地区，甲状腺癌发病率持续稳定增长，尤其是中年女性（35~64岁）的发病率尤其高，中国这一趋势也同样比较明显。2020年最新数据显示，全球甲状腺癌发病新增人数达58.6万人，排全球癌症发病率第九位，而中国甲状腺癌发病新增人数为22.1万人，排中国癌症发病率第七位。尽管如此，甲状腺癌的死亡率很低，无论在中国还是全球均不位于前列。

病因和危险因素

1. 放射线

电离辐射是甲状腺癌比较明确的危险因素。用X线照射实验鼠的甲状腺，能促使动物发生甲状腺癌。一方面，射线使细胞核变形，甲状腺激素的合成大为减少，导致甲状腺细胞癌变。另一方面，射线使甲状腺破坏而不能产生内分泌激素，由此引起促甲状腺激素（thyroid stimulating hormone, TSH）大量分泌也可能促发甲状腺细胞癌变。一般来说，辐射剂量越大，年龄越小，风险越高。

2. 性激素

甲状腺癌患者中，女性明显多于男性。研究发现，雌激素可以促进肿瘤细胞生长，切除小鼠卵巢后其甲状腺癌发生明显减少，给予雌激素补充后其发生又再次增加。雌激素在促进甲状腺癌转移、生成肿瘤血管以及肿瘤的缺氧微环境上都会发挥作用。

3. 碘

碘摄入量增加导致甲状腺乳头状癌发病率上升，而碘摄入量低的地区，甲状腺滤泡状癌发病率更高。

4. 环境

目前有许多研究证实，在污染较为严重的地区，甲状腺疾病包括甲状腺癌的患病率明显增加，可能是由于多种环境污染物致使甲状腺出现炎症反应，参与了肿瘤形成。

5. 情绪、应激

有焦虑、抑郁、躁狂等情绪特质的患者容易产生甲状腺疾病。研究显示，生活和工作压力较大的人群好发各类肿瘤，包括甲状腺肿瘤。

6. 家族史

甲状腺癌患者一级亲属患甲状腺癌的风险增高，但具体机制尚不清楚。

7. 肥胖

甲状腺癌患病风险随着 BMI 的增加而增加。

临 床 表 现

大多数患者没有临床症状。可通过甲状腺体检触诊和超声检查发现甲状腺肿块，肿块结节形状不规则、与周围组织粘连固定，体积逐渐增大，质地硬，边界不清，初期可随吞咽运动上下移动，后期多不能移动。合并甲状腺功能异常时可出现相应的临床表现，如甲状腺功能亢进或甲状腺功能减退。晚期局部肿块疼痛，可出现压迫症状，常可压迫气管、食管，使气管、食管移位。肿瘤局部侵犯严重时可出现声音嘶哑、吞咽困难或交感神经受压引起霍纳综合征（Horner syndrome），侵犯颈丛可出现耳、枕、肩等处疼痛等症状。颈淋巴结转移引起的颈部肿块在未分化癌发生较早。髓样癌由于肿瘤本身可产生降钙素和 5－羟色胺，可引起腹泻、心悸、面色潮红等症状。肺部是甲状腺癌常见的远处转移器官，甲状腺癌也可出现骨转移和颅内转移。若出现相应器官的转移，则引起对应的症状和体征。

筛 查

1. 筛查人群风险分类

一般风险人群：除了高风险人群以外的所有人群。高风险人群：符合下列任意条件的人群为甲状腺癌高风险人群。

（1）童年期头颈部放射线照射史或放射线尘埃接触史。

（2）由于其他疾病行放射治疗。

（3）既往甲状腺癌病史或家族史。

（4）甲状腺结节直径大于 1 cm，且结节生长迅速，半年直径增长大于 1 cm；或伴声嘶、呼吸困难、吞咽困难；或伴颈部淋巴结肿大。

2. 甲状腺癌筛查频次

对于一般风险人群，反对筛查（推荐级别 D，中到重度反对）。对于高风险人群，推荐每年进行 1 次筛查（推荐级别 C，依据患者个体情况及专业判断推荐）。

3. 筛查措施

对于高风险人群，推荐行颈部触诊或甲状腺彩超进行筛查（证据有限）。甲状腺细针穿刺细胞学对于评估甲状腺肿物性质最为准确，但直径不超过 1 cm 的无高危因素的甲状腺结节不推荐常规行穿刺活检。

（刘嘉伟）

参考文献

［1］ LI M M, et al. Global trends in thyroid cancer incidence and the impact of overdiagnosis ［J］. The lancet diabetes & endocrinology, 2020（20）: 468 - 470.

［2］ SUNG H, FERLAY J, SIEGEL R L, et al. Global cancer statistics 2020: GLOBOCAN estimates of incidence and mortality worldwide for 36 cancers in 185 countries ［J］. CA Cancer J Clin, 2021, 71（3）: 209 - 249.

［3］ American Cancer Society. Thyroid cancer risk factors ［EB/OL］.［2017 - 08 - 13］. https://www. cancer. org/cancer/thyroid - cancer/causes - risks - prevention/risk - factors. html.

［4］ LIN J S, BOWLES E J A, WILLIAMS S B, et al. Screening for thyroid cancer: updated evidence report and systematic review for the us preventive services task force ［J］. JAMA, 2017, 317（18）: 1888 - 1903.

第七章　男性健康管理

何谈健康：

　　男性健康涉及一些隐私问题，大家有所忌讳，也很容易被忽略。其实，许多中老年男科疾病与心脑血管和代谢性疾病等重大慢性疾病关系密切，而且往往是这些慢性疾病的早期症状或预警指标。例如，男性勃起功能障碍（erectile dysfunction，ED）是整体健康的风向标，现在就被认为是慢性病。把男性健康融入大健康体系，开启全生命周期男性健康管理意义重大。关注男性健康，关系家庭幸福。

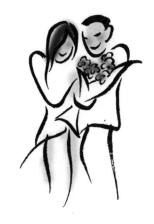

所有的节日
都不是为了礼物和红包
是为了提醒我们
不要忘记爱与被爱

小林漫画

男性健康管理

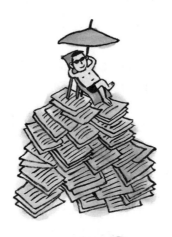

　　男科学是一门新兴学科，其研究和诊治范围包括男性生殖结构与功能、男性节育与不育、男性性功能障碍、性传播疾病等。同时男科学又是一门交叉学科，涉及泌尿、生殖、内分泌、心血管、精神心理等多个学科。随着社会老龄化进程加快、生活方式改变及环境问题加剧，男科疾病或男性健康服务人群呈现快速增长趋势，越来越多的临床研究表明，许多中老年男科疾病与心脑血管和代谢性疾病等重大慢性疾病关系密切，而且往往是这些慢性疾病的早期症状或预警指标。

　　男性健康管理是指对男科疾病及男性健康的危险因素进行全面管理的过程。科学管理男性健康、规范诊治男科疾病意义重大，把男科疾病诊疗与男性健康管理融合，把男性健康融入大健康体系，开启全生命周期男性健康管理，利用有限资源来达到男性健康管理的最大效果。

流行病学及危害

儿童期男性健康问题多是先天性发育异常，常见的为先天性隐睾症：早产儿发病率约为30%，健康新生儿约为3%，3月龄婴儿约为1%。隐睾症容易造成男性不育，发生恶变的机会是正常位置睾丸的30～50倍；尿道下裂发病率高达3/1000，近年来它的发病率还在不断上升，尿道下裂在生理上造成男性排尿、性交障碍，在心理上造成心理障碍、家庭阴影；包皮过长及包茎的发病率高，有些需要手术治疗，更多的需要健康管理，包皮疾病处理不当可能影响阴茎正常发育，导致阴茎感染、癌变等问题。其他儿童期常见男科疾病还有先天性隐匿阴茎、睾丸/精索鞘膜积液等。青春期男性健康问题多围绕生长发育相关的生理或者是病理问题，精索静脉曲张发病率占青少年男性人群的10%～15%，部分患者如处理不当会导致成年后的不育。成年期男性健康问题多为生育与优生、前列腺炎等问题。中国不育家庭的发病率高达15%，男性因素占50%左右，现代很多的生活方式也导致男性精子质量下降，从而导致生育质量下降；在我国有50%左右的男性在一生的某个阶段遭受了前列腺炎的困扰，严重影响男性的生活质量及性生活问题。中年期男性健康问题多为性功能及雄激素下降问题，常见的勃起功能障碍（ED）发病率高达26.1%，早泄（premature ejaculation，PE）发病率高达33.1%，均严重影响性生活质量，造成夫妻家庭关系不和谐。迟发性雄激素缺乏综合征（又称男性更年期综合征）一般发生在40～55岁之后，在某些特殊人群中也可以提前至35岁，严重影响男性的生活质量及健康。老年期男性健康问题更多地向前列腺增生、前列腺癌集中。良性前列腺增生患病率在老年男性人群达50%以上，80岁后高达80%，严重影响男性排尿及生活质量。近年来我国老年男性前列腺癌发病率呈现快速上升趋势，目前发病率排在中国男性肿瘤发病率的第6位，严重影响男性的生活质量及寿命。

病因和危险因素

儿童期及青少年期男性健康问题多是先天性遗传及发育问题。成年期及中年期男性健康问题多与不良生活方式、环境、压力、局部及全身疾病等因素密切相关。老年期男性健康问题属于衰老（或早衰）进程相关的健康问题，多与生理结构退行性变化、家族史及激素分泌异常相关，而且与心血管代谢疾病、精神心理疾病等慢性病的发生、发展密切相关。

临 床 表 现

大多数儿童期及青少年期男性健康问题没有明显的临床症状，需要家长掌握相关的男性知识并关注儿童男性的成长。隐睾症一般无临床症状，一般在洗澡或体检时无意发现（一侧或两侧阴囊空虚，不能触及睾丸）；尿道下裂的患儿一般有排尿异常、尿道口异常、阴茎下弯等症状；包皮过长一般情况下无明显临床症状，感染时会出现龟头红肿等不适，包茎严重者出现尿线变细等症状；青少年期的精索静脉曲张，轻度者一般无临床症状，多在体检时发现，严重者主要表现为患侧阴囊胀大，有坠胀感、隐痛不适。

成年期、中年期及老年期男性健康问题主要表现为男性生殖或性功能障碍、排尿障碍等症状。男性不育一般无临床症状；前列腺炎主要表现为下腹部及会阴部疼痛，尿频、尿急、尿痛等排尿症状；男性勃起功能障碍（ED）主要表现为勃起功能差、性生活不满意；早泄（PE）主要表现为性生活时间短、射精控制能力差及因此造成的性伴侣双方苦恼；雄激素缺乏综合征主要表现为生理体能、精神心理及性功能减退；良性前列腺增生主要表现为排尿异常，如尿频、尿急、尿痛、尿线变细、尿不禁、排尿困难等；前列腺癌早期无明显症状，后期可出现排尿异常、血尿、疼痛及癌细胞全身转移的相关症状。

筛查与诊断

大多数男科疾病的筛查主要靠正规的男性科普教育，无明确推荐。健康体检项目中常包括常见男科疾病病史询问、系统体格检查、血常规、尿常规、泌尿生殖系统彩超，中老年男性建议筛查前列腺特异抗原（PSA）、男性内分泌激素等，备孕男性可以进行精液分析初筛，根据情况进一步选择男性生殖与优生的相关检查、检验项目。

男科疾病的诊断主要是依靠病史采集以及一些常见的男性生殖系统体格检查和实验室检查。隐睾症及精索静脉曲张的诊断主要通过体检及阴囊彩超。尿道下裂、包皮过长及包茎的诊断主要通过体格检查。男性不育的诊断主要通过病史、体检、彩超、精液分析、生殖内分泌激素及生殖与优生相关遗传学检查。前列腺炎的诊断主要根据临床表现、血常规、尿常规、前列腺液常规等检查。雄激素缺乏综合征的诊断主要通过临床表现及生殖内分泌激素的检查。ED 的诊断主要根据临床表现、勃起功能评分量表［国际勃起功能评分表（intemational index of erectile function 5，IIEF5）、勃起硬度评分（erection hardness score，EHS）等］及夜间勃起功能测定、阴茎彩色多普勒检查等。PE 的诊断主要根据病史和性生活史及早泄评估问卷（premature ejaculation diagnostic tool，PEDT）等。前列腺增生的诊断主要根据临床表现及经腹部或经直肠彩超。前列腺癌的诊断主要通过血 PSA 检测、MRI 及经直肠彩超引导下穿刺活检。

健 康 管 理

1. 早预防

做好男科疾病的预防工作，降低发病率及复发率，具有与治疗同等重要的意义。主要的预防途径有：①普及男性健康知识，在儿童期，父母需要掌握儿童期常可能出现的男科疾病知识，培育儿童性心理正常发展；青少年期男性第二性征开始明显发育，需要开始正确讲解性生殖生理问题，引导他们认真对待生理卫生；成年以后的男性要通过多种渠道让他们听到正确规范的男科科普知识。②保持健康生活方式，增强抗病能力，树立科学的生活习惯，如不吸烟、少喝酒、少吃辛辣等刺激性食物、不久坐、多做有氧运动、养成良好个人卫生习惯等。③调节精神情绪，保持良好情绪，精神愉快，可以预防各类男科疾病的发生。

2. 早发现

定期男性健康检查。儿童期及青少年期的男性应定期由父母带到公立医院进行男性生殖系统体检，隐睾症、尿道下裂、精索静脉曲张、包皮过长、包茎这些疾病都可以通过体格检查发现。成年期、中老年期的男性疾病主要是男性不育，可做有关性功能、前列腺、雄激素的一些检测，婚前生育体检，做精液分析，等等。性功能检测听起来好像是很隐私的事情，但从 ED 慢性病观念、ED 是整体健康的风向标角度，就容易明白有关性功能相关检测的重要性，中老年男性出现 ED，实际上是给健康敲响警钟，心血管、代谢疾病等慢性病可能尾随 ED 而来。此外，建议男性在 45 ~ 50 岁后，特别注意监测 PSA 筛查前列腺疾病，做好前列腺疾病的早防早治与健康管理。中老年男性的雄激素检测往往被忽视，雄激素下降，不但影响性生活与生殖，还影响全身各重要脏器功能状态，影响整体健康甚至预期寿命，所以建议45～50岁以后的男性注意监测雄激素（特别是有生物活性的睾酮和游离睾酮）等生殖内分泌激素。

3. 早治疗

正规专科系统治疗。男科疾病因为其隐私、两性的特点，导致很多男科疾病患者没有得到及时、正规、系统的治疗，所以出现男性健康问题，一定不要忌讳就医或心存侥幸，要尽快到正规公立医院找专业的医生进行系统的治疗。隐睾症一般建议在1岁左右进行手术治疗，术后1个月、3个月都要去医院复查并定期随诊。尿道下裂患儿建议早期手术干预治疗，现在手术年龄也不断提前，手术易被接受的年龄为6～18个月，这样能减轻患儿的心理负担，避免多次手术，不影响阴茎发育。包皮过长是否需要手术也是大家很关心的问题，并不是所有包皮过长都需要手术，包皮容易上翻且保持局部清洁可暂不手术。出现以下情况就建议手术治疗：①包茎；②反复发作包皮龟头炎；③包皮肿块或新生赘生物；④包皮反复嵌顿。精索静脉曲张需要根据患者症状及精子质量考虑治疗方案，严重者需要手术治疗，根据病情特点选择合适的治疗方式，不建议盲目选择所谓"热点"的治疗方法或手术。男性不育患者需要根据病因选择治疗方式，精子质量下降一般采取药物治疗，输精管梗阻等造成的无精子症需要外科手术治疗，近些年应用新技术通过显微取精解决非梗阻性无精子症患者的问题。前列腺炎主要治疗目标是缓解排尿及疼痛症状，改善生活质量，包括一般的健康教育、心理治疗、饮食及生活规律、辅助对症药物治疗。性功能问题的治疗主要包括 ED 和 PE 治疗。ED治疗分为一线、二线、三线治疗，一线治疗主要是病因、心理及5型磷酸二酯酶抑制剂治疗；二线治疗主要是尿道给药及海绵体注射疗法；三线治疗主要是阴茎假体植入术。PE 的治疗主要是药物治疗，包括选择性 5 - 羟色胺再摄取抑制剂、表面麻醉药治疗，配合心理行为治疗。雄激素缺乏综合征的治疗主要是补充睾酮，此外还要养成良好的生活习惯，保持心情开朗，适度锻炼。前列腺增生主要根据排尿症状及对生活质量影响的程度选择治疗方式，主要包括药物保守治疗和手术治疗，常用药物包括 5α 还原酶抑制剂（非那雄胺等）、$\alpha1$ 受体阻滞剂（特拉唑嗪）、M 受体拮抗剂（托特罗定）等，手术治疗现在主要是前列腺等离子电切或剜除术。前列腺癌的治疗方法主要包括主动监测、前列腺癌根治术、放疗、内分泌治疗、化疗，目前最新手术技术是达芬奇机器人辅助下前列腺癌根治术。

4. 多方法

中西医及精神心理综合治疗。男科疾病是多学科交叉疾病，多因素致病导致病因复杂，病程长，多为慢性病，因此男科疾病需要从整体出发，采取多方法、个性化的综合的健康管理。除了前面介绍的一些西医常规治疗方法，祖国医学也是不可或缺的主力军。中医药体系综合了天文地理气象知识，辨证论治的哲学思想，从整体健康出发，运用中医药理论知识与研究预防、养生保健及治疗男科疾病，包括中药治疗、针灸疗法、推拿疗法、拔火罐疗法等。男科疾病也是心身疾病，如 ED、PE、慢性前列腺炎等常见疾病与精神心理密切相关，需要分析男科患者相关的心理因素，进行必要的心理状态评估，针对不同的因素进行心理疏导，必要时还需要到心理或精神科治疗。

特别值得一提的是近年来在女性盆底疾病防治中取得良好效果的电生理适宜技术，具有安全、有效、简单、无创等特点，目前开始应用于男科疾病（实际上就是男性盆底疾病），也取得了良好效果，值得推广。

（易　睿　邓春华）

参考文献

[1] 姜大朋，李志星，耿红全等. 隐睾患儿手术年龄变化趋势及相关影响因素分析 [J]. 中华小儿外科杂志，2016 (2)：134 – 138.

[2] KURSH E D. What is the incidence of varicocele in a fertile population? [J]. Fertil Steril, 1987, 48 (3)：510 – 511.

[3] WHO. Manual for the standardized investigation and diagnosis of the infertile couple [M]. Cambridge University Press：Cambridge, 2000.

[4] 张庆江，朱积川，许清泉，等. 三城市 2226 例男性勃起功能流行病学调查 [J]. 中国男科学杂志，2003 (3)：191 – 193.

[5] 姜辉，刘德风，邓春华，等. 早泄诊断量表的汉化研究和信效度评价 [J]. 中华男科学杂志，2015 (7)：598 – 603.

[6] MADERSBACHER S, et al. EAU 2004 guidelines on assessment. therapy and follow-up of men with lower urinary tract symptoms suggestive of benign prostatic obstruction（BPH guidelines）[J]. Eur Urol, 2004, 46 (5)：547 – 554.

男性迟发性性腺功能减退症

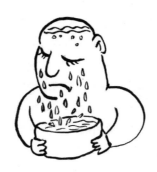

年轻时没流的汗
最终会变成眼泪流出来

小林漫画

男性迟发性性腺功能减退症（late-onset hypogonadism，LOH）又称为"男性更年期"，是男性衰老过程中出现的一种常见疾病，以性功能减退、烦躁易怒、抑郁、易疲劳等临床症状和血清睾酮水平下降为特征。

流行病学及危害

2016 年对我国经济发达地区的流行病学调查发现，社区中老年男性人群出现 LOH 病征及血清睾酮水平低下的患病率达 9.1%。欧洲多项调查研究发现，40 岁以上男性 LOH 的患病率达 2%～15%，且常与肥胖、代谢综合征及 2 型糖尿病等疾病并存。此种状态将严重影响患者本人的生活质量。

病因和危险因素

男性 LOH 具体发病机制尚未完全清晰，但核心机制是多种原因导致的睾酮水平低下。睾酮由睾丸间质细胞分泌。睾丸是垂体促性腺激素的靶器官，其内分泌功能和生精功能受垂体促黄体生成素（luteinizing hormone，LH）和卵泡刺激素（follicle-stimulating hormone，FSH）等激素的调节。

（1）随着年龄增大，睾丸间质细胞数量减低和功能下降。下丘脑促性腺激素释放激素释放减少。间质细胞受 LH 和 FSH 的调节反应减弱。

（2）血液中睾酮60%与性激素结合球蛋白（sex hormone-binding globulin，SHBG）结合，38%与白蛋白结合，2%为游离状态。SHBG 水平随着年龄增加以每年约1.2%的速率上升，使得游离睾酮水平逐渐下降。

（3）肥胖和慢性病将会抑制体内睾酮的产生。

（4）有研究表明，单核苷酸多态性与雄激素的变化有关。位于染色体17p13 位点上的 rs727428、rs179941 及 rs72829446 三个遗传标记与睾酮的表达存在显著相关关系。

临 床 表 现

睾酮缺乏将会导致骨骼、肌肉、脂肪、血液和心血管等器官组织以及情绪和认识功能、性功能出现一系列改变。

（1）性功能方面的症状：勃起功能障碍、性欲减退、性活动频率降低。

（2）精神心理症状：健忘、焦虑、抑郁、情绪化、易怒、注意力不集中。

（3）生理机能症状：失眠，睾丸萎缩、睾丸质地变软、精液量减少，食欲不振，骨骼和关节疼痛。

筛 查 与 诊 断

当中老年男性出现性欲减退和性功能障碍、情绪改变、易怒、抑郁、易疲劳和缺乏活力这些症状时，需要进一步完善中老年男子症状问卷（aging male symptoms，AMS）量表（表 7 - 1）、中老年男子雄激素缺乏问卷（amdrogen deficieney of the aging male，ADAM）（表 7 - 2）和两次不同时间的睾酮水平检测。

男性迟发性性腺功能减退症的诊断基于持续的临床症状和体征，同时存在血清睾酮水平的降低，两者缺一不可，还须排除其他疾病如糖尿病、贫血、甲状腺功能亢进或减低等。在有症状的患者中，总睾酮水平低于 8 nmol/L（231 ng/dL），可诊断为 LOH。若血清总睾酮水平为 2～12 nmol/L，则需要再次检测总睾酮水平，并建议有条件时检测血清游离睾酮水平，如复查显示血清总睾酮水平低于 12 nmol/L（346 ng/dL）或者游离睾酮水平低于 250 pmol/L，高度提示 LOH 可能。

表 7 -1　中老年男子症状问卷（AMS）量表

症状	无症状	轻微	中度	严重	非常严重
	1 分	2 分	3 分	4 分	5 分
1. 感到总体健康状况下降（总体健康状况，主观感受）	□	□	□	□	□
2. 关节痛与肌肉痛（腰痛、关节痛、四肢痛、全背痛）	□	□	□	□	□
3. 多汗（非预期的或突然的阵汗，非劳力性潮热）	□	□	□	□	□
4. 睡眠障碍（入睡困难、睡眠过程障碍、早醒和感觉疲劳、睡眠不好、失眠）	□	□	□	□	□
5. 需要增加睡眠时间，常常感到疲劳	□	□	□	□	□
6. 烦躁易怒（爱发脾气、为小事生气、情绪化）	□	□	□	□	□
7. 神经质（内心压力大、焦虑、烦躁不安）	□	□	□	□	□
8. 焦虑不安（感到惊恐）	□	□	□	□	□
9. 体力极差，缺乏活力（表现总体下降、活动减少、对休闲活动缺乏兴趣、感到做事少和收获少、感到必须强迫自己参加一些活动）	□	□	□	□	□
10. 肌肉力量减少（感到无力）	□	□	□	□	□
11. 情绪抑郁（情绪低落、忧伤、常常落泪、缺乏动力、情绪波动、感到做什么事都没有意思）	□	□	□	□	□
12. 感到个人已走下坡路	□	□	□	□	□
13. 感觉到精疲力竭，人生已到了最低点	□	□	□	□	□

续上表

症状	无症状	轻微	中度	严重	非常严重
	1 分	2 分	3 分	4 分	5 分
14. 胡须生长减少	☐	☐	☐	☐	☐
15. 活动能力及频率减少	☐	☐	☐	☐	☐
16. 晨间勃起次数减少	☐	☐	☐	☐	☐
17. 性欲减退（性活动失去愉悦感，缺乏性交欲望）	☐	☐	☐	☐	☐
除了上述症状之外，您是否还有其他的症状？如果有，请描述：是☐ 否☐					
总分	17～26 分	27～36 分		37～49 分	≥50 分
症状严重程度	无	轻度		中度	重度

表 7-2　中老年男子雄激素缺乏问卷（ADAM）

症状	描述
是否有性欲减退？	是☐否☐
是否有体能下降？	是☐否☐
是否有体力和（或）耐力下降？	是☐否☐
是否有身高降低？	是☐否☐
是否有生活乐趣降低？	是☐否☐
是否有忧伤和（或）脾气不好？	是☐否☐
是否有勃起不坚？	是☐否☐
体育运动能力最近是否有下降？	是☐否☐
餐后是否爱打瞌睡？	是☐否☐
最近的工作表现是否不佳？	是☐否☐

干预和管理

1. 生活方式治疗

迟发性性腺功能减退症常与代谢综合征、腹型肥胖及 2 型糖尿病等多种疾病共患共存。生活方式干预对迟发性性腺功能减退症是有益的。①保持健康饮食结构，少食油腻及高脂食物，减轻体重，控制体重指数（BMI）至正常范围，增加肌肉含量和肌力，这样能够改善肥胖患者的血清睾酮水平和性功能。②保持适度、规律的体育运动如负重运动，积极治疗相关伴随疾病及合并症，减轻或消除迟发性性腺功能减退症的各种临床症状和改善骨密度。③避免滥用各种激素类药物如阿片类，抗雄激素药物如醋酸环丙孕酮、比卡鲁胺、氟他胺，以及糖皮质激素等。

2. 药物治疗

药物治疗主要通过外源性补充睾酮和提高血清内源性睾酮水平来维持血浆睾酮正常生理浓度，减少睾酮缺乏诱发的性功能障碍等一系列临床症状。

常用雄激素制剂包括口服、肌肉注射、经皮和皮下埋植等多种使用方法。经皮睾酮制剂有睾酮凝胶及睾酮贴片两种，其模拟了人体睾酮分泌的生理节律变化，是药物代谢动力学最为理想的睾酮补充剂型，被推荐为 LOH 患者治疗的首选药物。目前常用的口服睾酮制剂为十一酸睾酮。常用肌肉注射睾酮制剂为十一酸睾酮注射液，注射间隔时间为每 4 周注射一次，对于肌肉含量及骨量均减少的老年患者更加有效。

考虑到外源性睾酮对精子发生有抑制作用，对有积极生育需求的男性并不建议使用睾酮替代治疗。

提高血清内源性睾酮水平的药物主要是人绒毛膜促性腺激素（human chorionic gonadotrophin，HCG）、选择性雌激素受体调节剂、芳香化酶抑制剂等。

睾酮补充治疗的禁忌证：前列腺癌、男性乳腺癌、渴望生育的男性、血细胞比容 >0.54、严重慢性心力衰竭/纽约心脏协会心功能分级Ⅳ级。

对有慢性阻塞性肺病、睡眠呼吸暂停低通气综合征等慢性缺氧患者，睾酮须慎用。

在接受睾酮补充治疗前都须接受直肠指检评估前列腺状况及检测血清 PSA 水平，开始治疗后的 3、6、12 个月分别进行随访，而后每年复查一次。

进行睾酮补充治疗开始时检测血清红细胞比容，治疗开始后 3、6、12 个月复查一次，而后每年随访一次。一旦红细胞比容超过 54%，应立即停止治疗，直到其回归到正常范围再考虑减量继续补充睾酮。

口服十一酸睾酮对肝功能存在潜在影响，因此需要对肝功能进行随访监测。

（贺利平 苏 磊）

参考文献

［1］ WANG C，NIESCHLAG E，SWERDLOFF R S，et al. Investigation，treatment and monitoring of late-onset hypogonadism in males：ISA，ISSAM，EAU，EAA and ASA recommendations ［J］. European journal of endocrinology，2008，159（5）：507 – 514.

［2］ 梁国庆，刘晓强. 迟发性性腺功能减退症的诊治进展 ［J］. 中国男科学杂志，2020（5）：83 – 88.

［3］ 孙颖浩. 男性迟发性性腺功能减退专家共识 ［M］. 2 版. 北京：人民卫生出版社，2019.

第八章　女性健康管理

何谈健康：

优生优育：计划怀孕的夫妇在孕前3～6个月即要开始备孕，包括健康生活方式、补充叶酸、孕前优生健康检查等。孕期保健：西医在这方面有很规范的流程，非常科学、安全，一定不要怕麻烦，按时产检。中医在经期、产后保健方面的健康管理是很讲究也很符合中国人体质实际情况的。比如产后不能像西方人那样太不注意，要避免受凉、吹风等，毕竟人种不同，体质有异。"月子病月子治"，是有很多临床验案的。再生一胎，更要好好坐月子。

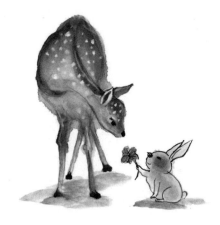

你生来就值得被爱
这一点无需质疑

小林漫画

正常月经与月经病

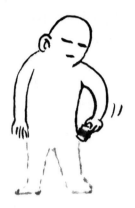

概　　况

　　月经是指伴随卵巢周期性变化而出现的子宫内膜周期性脱落及出血。女性第一次月经来潮称月经初潮，是进入青春期的重要标志。经过 5 ～ 7 年建立规律的周期性排卵后，规律月经才得以建立，是生殖功能成熟的重要标志。月经周期的调节是一个复杂的过程，主要涉及下丘脑、垂体和卵巢。下丘脑分泌促性腺激素释放激素通过调节垂体促性腺激素的分泌调控卵巢功能，卵巢分泌的性激素使子宫内膜发生周期性变化和脱落，同时对下丘脑 - 垂体产生反馈调节作用。下丘脑、垂体和卵巢之间相互调节、相互影响，形成完整而协调的神经内分泌系统，称为下丘脑 - 垂体 - 卵巢轴（hypothalamuspituitary ovary axis，HPO 轴）。HPO 轴同时受大脑高级神经中枢、甲状腺、肾上腺等其他器官系统的影响。以上所涉及的多个器官系统的异常均可能导致月经异常。

正常的月经初潮年龄在 10 ～ 16 岁，如月经初潮年龄早于 10 岁，考虑性早熟；晚于 16 岁，则为原发性闭经，均需要进一步查明原因。月经是一种生理现象，评估月经相关问题必须先了解正常月经的多个特点：月经周期及其规律性、经期、经量、伴随症状。其中，月经周期、经期及经量的异常统称为异常子宫出血；经期伴随症状可能存在痛经或经前期综合征，影响日常生活及工作。

正常月经的临床表现

正常月经具有规律的周期性。以出血第一天作为月经周期的开始，两个相邻月经周期第一天的相隔时间为一个月经周期，正常的月经周期为 21 ～ 35 天。月经周期应具有一定的规律性，月经周期之间相差不超过 7 天。每次月经的持续时间为经期，一般为 3 ～ 7 天。经量为一次月经的总失血量，正常范围为 50 ～ 80 mL。月经血正常呈暗红色，除血液外还有子宫内膜碎片、炎性细胞、宫颈黏液及脱落的阴道上皮细胞，通常月经血不凝，如出血速度过快也可形成血块。一般月经期无特殊症状，有些女性可出现下腹及腰骶部不适，少数女性有头痛及轻度神经系统不稳定症状。

异常子宫出血

异常子宫出血（abnormal uterine bleeding，AUB）是妇科常见的症状和体征，作为医学术语，是指与正常月经的周期频率、规律性、经期长度、经期出血量任何一项不符的、源自子宫腔的异常出血。按照异常出血的模式，异常子宫出血可以分为月经频发、月经稀发、不规律月经、闭经、经期延长、经期缩短、月经过多、月经过少等。异常子宫出血的病因可以分为器质性和非器质性两大类：器质性疾病包括子宫内膜息肉、子宫腺肌病、子宫肌瘤、子宫内膜增生，非器质性因素包括凝血功能异常、排卵障碍、子宫内膜局部异常、医源性和未分类。确定病因是异常子宫出血治疗的基础和关键。

对于所有出现月经异常的女性，首先应进行详细的月经史和其他病史采集，对照正常月经的参数范围，确定其异常月经的模式，比如月经稀发、月经频发、月经过多、月经过少等；随后进行重点全身查体及妇科专科查体，针对性选择实验室及影像学辅助检查。诊断流程上，必须先排除妊娠相关的问题。随后通过盆腔超声检查评估有无息肉、肌瘤等器质性疾病，必要的时候须进行宫腔镜检查或分段诊刮术，评估是否存在子宫内膜增生甚至子宫内膜癌。

对于月经过多，特别是青春期月经过多的女性，必须慎重排除全身性凝血功能异常的问题。部分女性使用避孕药具，特别是含孕激素的避孕药具，可能导致不规则出血。

最常见的异常子宫出血的病因是排卵障碍，包括无排卵、稀发排卵及黄体功能不足，主要由于下丘脑－垂体－卵巢轴（HPO 轴）功能异常导致，常见于青春期、绝经过渡期，生育期可能由多囊卵巢综合征（polycystic ovary syndrome，PCOS）、肥胖、高泌乳素血症、甲状腺疾病、肾上腺疾病引起，其中最常见的是 PCOS。PCOS 是生育期女性最常见的妇科内分泌疾病，是一种以雄激素过高的临床或生化表现、稀发排卵或无排卵、卵巢多囊改变为特征的病变。其常见临床表现有不规则月经、痤疮、多毛、脱发，超声检查可能提示卵巢多囊改变，常合并存在腹型肥胖、血脂异常、胰岛素抵抗、血糖异常及血压异常等问题。除了关注 PCOS 的痤疮、多毛、脱发表现之外，为了明确排卵障碍的病因，临床还需关注饮食障碍、体重变化、血压变化等病史以及泌乳、多食消瘦、手抖、腹型肥胖等体征。

异常子宫出血治疗方案主要根据出血病因进行制订。对于最常见的排卵障碍性异常子宫出血，一线治疗是药物治疗，药物治疗无效或者存在药物使用禁忌才考虑手术治疗。治疗目的包括止血、调整月经周期和长期管理。

止血：主要根据出血量选择药物，对于少量出血者，可选择孕激素子宫内膜脱落法止血；对于大量出血、严重贫血、需快速止血的患者，可考虑短效复方口服避孕药（combination oral contraception，COC）或者高效孕激素内膜萎缩法进行止血，其中 COC 适用于青春期和生育期无药物禁忌证的女性，而围绝经期女性更适合使用高效孕激素内膜萎缩法止血。具体用法举例：

（1）COC：每 8～12 小时一片，口服，血止 3 天后用量减一片，复查血红蛋白水平满意、希望月经来潮者停药。

（2）炔诺酮片：每 8 小时 5～7.5 mg，口服，血止 3 天后减量不超过 1/3，每 3 天减量一次，每次减量不超过 1/3，每日 5 mg 口服维持至血红蛋白水平满意、希望月经来潮。

调整月经周期和长期管理：在没有纠正内分泌病因的情况下，止血、停药后异常子宫出血复发率非常高，因此在止血后必须针对病因进行调整月经周期的巩固治疗。

（1）复方口服避孕药：尤其适用于有避孕需求、经量多、伴痛经、经前期综合征、PCOS 或高雄性激素表现的患者。建议长期应用，避免慢性异常子宫出血的反复发作以及由此引起的贫血、子宫内膜病变风险。使用者须排除口服避孕药的禁忌证。

（2）孕激素后半周期治疗：适用于各年龄段体内有一定雌激素水平、无排卵，且阴道出血量不多，生命体征平稳的患者。可于月经周期或撤退性出血第 11～15 天起，使用口服孕激素，根据患病情况使用 3～6 个周期。建议首选天然或接近天然的孕激素。

（3）孕激素长周期治疗：适用于有排卵、月经过多的排卵障碍相关异常子宫出血患者，也适用于无不典型子宫内膜增生症的患者。

痛　　经

痛经为月经期出现的子宫痉挛性疼痛，可伴腰酸、下腹坠痛或其他不适，严重者可影响生活和工作。痛经分为原发性与继发性两种：原发性痛经是无盆腔器质性病变的痛经，发生率占 36.06%，始于月经初潮或其后 1～2 年；继发性痛经通常是器质性盆腔疾病的后果，常见于子宫内膜异位症、子宫腺肌病，也可能由盆腔感染、黏膜下子宫肌瘤及宫腔粘连症等引起。

疼痛多自月经来潮后开始，最早出现在经前 12 小时，以行经第 1 日疼痛最剧烈，持续 2～3 日后缓解，疼痛常呈痉挛性，疼痛部位通常位于下腹部耻骨上，可放射至腰骶部和大腿内侧；50% 的患者有后背部痛、恶心呕吐、腹泻、头痛及乏力；严重病例可发生晕厥而急诊就医。

原发性痛经在青春期女性多见，常在月经初潮后 1～2 年内发病；月经转规律以后出现经期下腹坠痛，基础体温测定证实痛经发生在排卵周期。但须进行妇科检查排除器质性疾病如子宫内膜异位症、子宫腺肌病、盆腔感染、黏膜下子宫肌瘤及宫腔粘连症等引起的继发性痛经。继发性痛经常在月经初潮后数年方出现，多有妇科器质性疾病史或宫内节育器放置史，妇科检查有异常发现，必要时可行腹腔镜检查加以鉴别。

继发性痛经的治疗详见相关疾病章节。治疗原发性痛经的主要目的是缓解疼痛及其伴随症状，主要治疗方法如下：

1. 一般治疗

重视精神心理治疗，阐明月经期轻度不适是生理反应。消除紧张和顾虑可缓解疼痛。足够的休息和睡眠、规律而适度的锻炼、戒烟均对缓解疼痛有一定的帮助。疼痛不能忍受时可辅以药物治疗。

2. 药物治疗

（1）抑制排卵药物：通过抑制下丘脑－垂体－卵巢轴（HPO 轴），抑制排卵，抑制子宫内膜生长。口服避孕药疗效可达90%以上，主要适用于要求避孕的患者。

（2）前列腺素合成酶抑制剂：有效率为60%～90%，适用于不要求避孕或口服避孕药效果不好的原发性痛经患者。月经来潮即开始服用药物者效果佳，连服2～3日。常用的药物有布洛芬、酮洛芬、甲氯芬那酸、双氯芬酸、甲芬那酸、萘普生。用法：布洛芬每次200～400 mg，每日3～4次，或酮洛芬每次50 mg，每日3次。主要副作用为胃肠道症状及过敏反应，消化道溃疡者禁用。

经前期综合征

经前期综合征是指月经前周期性发生的影响妇女日常生活和工作、涉及躯体精神及行为的综合征，月经来潮后可自然消失。伴有严重情绪不稳定者称为经前焦虑障碍。经前期综合征的病因并不明确，可能与卵巢激素的周期性变化相关。经前期综合征多见于25～45岁女性，主要症状包括三方面：

（1）躯体症状：头痛、乳房胀痛、腹胀、水肿、体重增加等。

（2）精神症状：易怒、焦虑、抑郁、情绪不稳、疲乏、饮食睡眠及性欲改变。

（3）行为改变：思想不集中、工作效率低，甚至易有自杀倾向。

上述症状出现于经前1～2周，逐渐加重，到月经前2～3天最为严重，月经来潮后迅速减轻或消失。经前期综合征的诊断需要对2～3个月经周期的症状记录进行前瞻性评估。

经前期综合征的治疗：首先，进行心理疏导，帮助患者调整心理状态，认识疾病；其次，调整饮食也有助于症状的控制，包括高碳水化合物低蛋白饮食、限制盐和咖啡、补充维生素 E 和维生素 B_6。一线治疗药物为选择性5－羟色胺再摄取抑制剂，比如氟西汀20 mg/d，整个月经周期服用；其他药物包括阿普唑仑（经前用药）、促性腺激素释放激素类似剂（短期应用）、溴隐亭（经前 14 天服用）以及维生素 B_6（口服）。

（张焕晓　何　勉）

参考文献

［1］中华医学会妇产科学分会妇科内分泌学组. 异常子宫出血诊断与治疗指南［J］. 中华妇产科杂志，2014，49（11）：801-806.

［2］中华医学会妇产科学分会妇科内分泌学组. 排卵障碍性异常子宫出血诊治指南［J］. 中华妇产科杂志，2018，53（12）：801-807.

［3］FIGO Menstrual Disorders Working Group. The FIGO classification of causes of abnormal uterine bleeding in the reproductive years［J］. Fertil Steril，2011，95：2204-2208.

［4］OSAYANDE A S，MEHULIC S. Diagonosis and initial management of dysmenorrhea［J］. Am Fam Physician，2014，89：341-346.

［5］RAPKIN A J，WINER S A. Premenstrual syndrome and premenstrual dysphoric disorder：quality of life and burden of illness［J］. Expert Rev Pharmacoecon Outcomes Res，2009，9（2）：157-170.

孕前和孕期保健

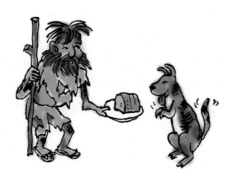

你也一定会是
某个人翘首以盼的惊喜

小林漫画

拥有一个健康、可爱、聪明的宝宝是每对计划怀孕的夫妇的共同心愿，安全度过整个孕期与分娩期也是每对夫妇的愿望。孕前及孕期是女性一生中重要且特殊的时期，做好孕前和孕期保健对女性本人、其家庭及社会都十分重要。那么，什么是孕前和孕期保健？应该什么时候进行孕前和孕期保健？孕前和孕期保健的内容有哪些？

孕 前 保 健

孕前保健是指通过评估和改善计划妊娠夫妇的健康状况，减少或消除导致出生缺陷等不良妊娠结局的风险因素，从而预防缺陷新生儿的出生，达到优生的目的的保健服务。

1. 孕前保健开始时间

建议计划怀孕的夫妇在孕前 3～6 个月即开始进行孕前保健。

2. 孕前保健的内容

首先，有准备、有计划地妊娠，避免高龄妊娠。健康女性的最佳生育年龄为 25～29 岁，此时期女性卵子质量较好，受孕成功率较高。35 岁后妊娠即为高龄妊娠，高龄妊娠孕妇在妊娠期、分娩期和产褥期发生并发症的概率显著升高，且胎儿发生出生缺陷的风险也较高，不利于母婴健康。

其次，养成健康的生活、工作习惯及心理健康。计划妊娠的夫妇需要改变不良的生活习惯（如吸烟、酗酒、吸毒、熬夜等）及生活方式，避免在日常生活工作中接触有毒、有害及放射性物质（如农药、铅、汞等），避免接触猫、狗等宠物；同时需要保持良好的心理健康，通过各种途径减轻生活、工作中的精神压力，预防孕期及产后心理问题（如产后抑郁等）的发生。

再次，控制体重，合理营养。体型太瘦或太胖都不利于成功受孕，备孕的女性应该积极锻炼，在孕前努力将体重调整到正常范围内。备孕期间需要注意合理营养，饮食上不挑食、不偏食，荤素结合，营养均衡，既要避免过度"进补"而导致肥胖，也需要避免过度节食而导致偏瘦。

此外，还需要补充叶酸。开放性神经管缺陷是胎儿常见的先天性缺陷之一，叶酸缺乏是其主要的原因，补充叶酸可减少神经管缺陷的发生。建议从孕前 3 个月开始每天补充叶酸 0.4～0.8 mg 或含等量叶酸的复合维生素，并持续至孕后 3 个月。对曾生育过神经管缺陷儿的孕妇，则每天需补充 4 mg 叶酸。同时还可通过多摄入动物肝、肾、鸡蛋、豆类、绿叶蔬菜、水果及坚果等富含叶酸的食物补充叶酸。

最后，备孕夫妇双方须到正规医疗服务机构接受一次常规的孕前优生健康检查。由专业的医生收集夫妇双方病史、进行必要的检查，评估影响优生的风险因素，评估妊娠风险。备孕夫妇应接受医生指导，消除或减轻影响妊娠的不利因素，合理用药，治疗慢性疾病。孕前检查项目见表 8-1。

表 8 - 1　孕前必查及备查项目

必查项目
血常规、尿常规、血型（ABO 和 Rh 血型）、肝功能、肾功能、空腹血糖水平、乙型肝炎表面抗原筛查、梅毒血清抗体筛查、人类免疫缺陷病毒筛查、地中海贫血筛查（广东、广西、海南、湖南、湖北、四川、重庆等地区）
备查项目
子宫颈细胞学检查（1 年内未查者）、TORCH 筛查、阴道分泌物检查（常规检查及淋球菌、沙眼衣原体检查）、甲状腺功能检测、75 g 口服葡萄糖耐量检查、血脂水平检查、妇科超声检查、心电图检查、胸部 X 线检查

孕 期 保 健

　　孕期保健是指通过对孕妇进行健康教育与指导、孕期营养及体重管理、规范的产前检查（即产检）及胎儿健康监护与评估，降低孕产妇及围产儿并发症发生率及死亡率、减少出生缺陷的措施。孕期保健的内容及其时间主要包括以下几方面。

1. 饮食、运动及体重管理

　　孕妇应注意孕期饮食管理。妊娠以后，孕妇的营养摄入需供给本人及胎儿，因此，孕妇孕期需做好饮食管理，合理营养。孕期食物应多样化，粗细荤素搭配、不偏食、不挑食、不贪食，孕早期少食多餐以预防孕吐，尽量不吃腌制和生冷食物，孕 4 个月后注意增加牛奶、肉类等富含蛋白质的食物。孕早期出现孕吐的孕妇，切忌油腻食物，可不必强制进食，改为少食多餐的清淡饮食，同时多吃谷类和水果增加食欲。孕 4 个月开始孕妇容易出现缺铁性贫血，同时胎儿生长发育对钙的需求增大，因此饮食中需注意多进食含铁和钙丰富的食物，如动物肝脏、血及血制品、瘦肉、蛋黄、豆类、油菜、菠菜、莴笋叶、牛奶、豆类等，必要时听从医生建议补充铁剂和钙剂。若孕妇检查发现有妊娠期糖尿病，则需要听从产科医生和营养科医生的专业饮食建议，少吃多餐，将血糖调控在目标范围。

　　孕妇应进行适当的运动。孕妇可根据自己的喜好和习惯选择合适的运动，如散步（每天至少6000步）、游泳（慢速）、孕妇体操、瑜伽，但需注意运动量以身体不感到疲劳为宜，同时避免剧烈运动（如球类运动）和重体力劳动。另外，若孕妇合并有子痫前期、心脏病、严重心肺功能异常、前置胎盘、胎膜早破等不适宜运动的疾病，则应避免运动。

孕妇应做好体重管理。孕期体重增加过多或过少对孕妇及胎儿都会有不良影响，因此，孕妇需要坚持合理营养，适当运动，合理地控制好体重。中华医学会妇产科学分会产科学组在《孕前和孕期保健指南（2018）》中明确建议我国女性孕期体质量的增重范围（表8-2），孕妇可通过比对所在医疗机构提供的孕妇手册中的孕期体重增长曲线来管理孕期的体重增长。

表8-2　孕期体质量增加范围的建议

孕前体质量分类	BMI（kg/m²）	孕期体质量增加范围（kg）
低体质量	< 18.5	12.5～18.0
正常体质量	18.5～24.9	11.5～16.0
超重	25.0～29.9	7.0～11.5
肥胖	≥30.0	5.0～9.0

2. 识别孕期出现的异常情况

妊娠后孕妇体内发生了十分复杂的生理改变，可能导致孕妇出现异常的症状，因此，孕妇有必要了解孕期出现的病理症状，以便发现异常后可及早到医院诊治，减少疾病对孕妇及胎儿的影响。孕期出现的主要的异常症状包括以下几种：

（1）阴道流血或阴道流褐色分泌物。妊娠早中期出现的阴道流血或者流褐色分泌物常常提示可能有流产的风险；在妊娠晚期，阴道流血或流液则既可能是即将分娩的生理表现，也可能是先兆早产、胎盘异常等病态原因引起的症状。在孕期，无论是哪种原因引起的阴道流血或者流褐色分泌物，孕妇均应及早到医院就诊。

（2）腹痛。妊娠足月后，规律的下腹痛常常是临产前的表现；妊娠未足月时，下腹痛提示可能有流产或者早产的风险。此外，某些内、外科疾病（如阑尾炎、输尿管结石等）也可能出现腹痛症状。因此，无论孕期任何时候出现腹痛，孕妇均应及早到医院就诊。

（3）胎动异常。胎动计数是监测胎儿宫内情况的重要手段之一，正常情况下胎动 1 小时不少于 3～5 次，12 小时明显胎动次数为 30～40 次以上。若出现胎动比往常明显增多或胎动过少（12 小时少于 10 次），则表明胎儿可能处于危险情况。因此，建议所有孕妇妊娠 28 周后均要进行胎动计数，可取早、中、晚三餐后 1 小时计数，以此类推 12 小时胎动数。若胎动数异常，则应及时就诊。

（4）短时间内体重增加过多及下肢水肿。孕期出现短期内体重增长过多及下肢水肿症状，提示孕妇可能发生妊娠期高血压疾病（如子痫前期）或肾脏疾病。

（5）血压升高。妊娠期高血压疾病是我国孕产妇死亡的主要原因之一，血压升高是其主要的临床表现之一。因此，若孕期出现高血压，或者原有的高血压控制不佳，应尽早就诊。

（6）心慌、憋喘、呼吸困难。正常妊娠过程中孕妇极少出现心慌、憋喘及呼吸困难，若孕期出现以上症状，尤其是夜间出现呼吸困难及憋喘，提示可能已经出现心肺相关的病理情况（如围产期心肌病等）。

（7）瘙痒。妊娠中晚期出现不明原因的瘙痒可能是妊娠期肝内胆汁淤积症所致，其瘙痒特点为孕中晚期出现，常呈持续性、白昼轻，夜间加剧，先从手掌和脚掌开始，然后逐渐向肢体近端延伸。妊娠期肝内胆汁淤积症可使胎儿及围产儿死亡率及发病率明显升高，因此，孕期出现不明原因瘙痒，须尽快到医疗机构查找原因。

3. 在正规的医疗机构接受规范的产前检查

发现妊娠的时刻应该是全家人最幸福与最甜蜜的时刻，但新生命的开始并不意味着可以高枕无忧，十月怀胎，怀孕到分娩过程中任何小小的意外都可能导致胎儿或者孕妇出现危险的情况，因此，在正规的医疗机构接受规范的产前检查尤其重要。根据我国的具体情况，中华医学会妇产科学分会产科学组推荐的产前检查的孕周分别为妊娠 6～13^{+6} 周、14～19^{+6} 周、20～24 周、25～28 周、29～32 周、33～36 周及 37～41 周，共进行 7～11 次产前检查，有高危因素的孕妇需酌情增加产前检查次数，其具体内容详见表 8－3。

（1）首次产检。孕妇首次产检时间推荐在妊娠的 6～13^{+6} 周。在首次产检中，产科医生需要收集孕妇及其丈夫的详细既往疾病史、遗传疾病史、月经婚育史、家族史及孕妇当前症状，进行全面的体格检查，并根据孕妇具体情况安排必要的检查检验，从而评估妊娠风险，根据结果制订孕期保健方案。

（2）妊娠14～19^{+6}周的产前检查。在本次产前检查中，产科医生通过询问孕妇有无异常症状、饮食及运动情况，进行必要的体格检查，结合首次产检的检查检验结果，分析孕妇的妊娠情况，提出具体的医学建议。此阶段需要开始常规补钙0.6～1.5 g/d，有缺铁性贫血的孕妇需要开始补充铁剂。部分孕妇可能需要进行无创产前筛查或介入性产前诊断。

（3）妊娠20～24周的产前检查。在该孕期的产前检查中，最重要的检查为胎儿系统超声检查（20～24周），筛查胎儿的严重结构畸形。对既往有孕中期流产或者早产病史的孕妇，可同时进行经阴道超声测量宫颈长度。该孕期体格检查的内容同妊娠14～19^{+6}周。

（4）妊娠25～28周的产前检查。在该孕期，必须进行妊娠期糖尿病的筛查，即口服糖耐量试验（oral glucose tolerance test，OGTT），其最佳筛查时间为妊娠24～28周。需要注意的是，在进行OGTT前须禁食至少8小时，同时试验前3天正常饮食，检查期间静坐、禁烟。检查时，让孕妇在5分钟内口服含75 g葡萄糖的液体300 mL，分别抽取孕妇服糖前及服糖后1小时、2小时的静脉血进行检测。若孕期错过OGTT的最佳时间，则应尽早补充OGTT。除OGTT外，该孕期仍要进行必要的体格检查及病史询问。

（5）妊娠29～32周的产前检查。在该孕期，需要进行妊娠超声检查，评估胎儿生长发育情况及胎盘、羊水情况，还需进行血常规及尿常规检查，评估有无贫血及其严重程度。同时，由于妊娠30～32周孕妇心脏负荷增大，建议在该孕期进行心电图检查，必要时进行心脏超声检查。

（6）妊娠33～36周的产前检查。妊娠34周开始，孕妇产检时根据情况可进行电子胎心监测，评估胎儿宫内情况。对某些有特殊合并症的孕妇，电子胎心监测开始时间可提前至妊娠28周。同时，妊娠35周左右进行生殖道B族链球菌筛查，为分娩期母儿治疗提供依据。如孕妇出现瘙痒症状，需要进行胆汁酸检测。此孕期的孕妇需要了解分娩相关知识（临产的症状、分娩方式指导、分娩镇痛等），并做好分娩相关的准备。

（7）妊娠37～41周的产前检查。在该孕期，孕妇应增加产检的频率至每周一次。妊娠37周后，胎儿已足月，随时有分娩的可能，因此建议复查血常规、凝血功能、肝功能、肾功能及尿常规，为分娩做准备。同时需要复查妊娠超声，了解胎儿大小，评估胎盘及羊水等附属物情况。每周进行电子胎心监测，评估胎儿宫内状况。若妊娠超过41周仍未临产，则应住院进行催引产。

表 8-3 孕期产前检查的方案

检查次数	常规产检内容	必查项目	备查项目	健康教育及指导
第 1 次检查（妊娠 6～13^{+6}周）	1. 建立孕期保健手册 2. 确定孕周、推算预产期 3. 评估孕期高危因素 4. 血压、体重与体重管理 5. 妇科检查 6. 胎心率（妊娠 12 周左右）	1. 血常规 2. 尿常规 3. 血型 4. 空腹血糖 5. 肝功能及肾功能 6. 乙肝表面抗原 7. 梅毒、HIV 筛查 8. 地中海贫血筛查（广东、广西、海南、湖南、湖北、四川、重庆等地） 9. 早孕期超声检查（确定孕周）	1. 丙型肝炎病毒筛查 2. 抗 D 滴度 3. 75 g OGTT 4. 甲状腺功能 5. 血清铁蛋白 6. 宫颈细胞学检查（孕前 1 年未检查者） 7. 宫颈分泌物淋球菌和沙眼衣原体 8. 细菌性阴道病 9. 早孕期非整倍体母体血清学筛查（妊娠 11～13^{+6}周） 10. 超声检查测量胎儿颈项透明层厚度（妊娠 11～13^{+6}周） 11. 绒毛膜活检 12. 心电图	1. 流产的认识与预防 2. 营养和生活方式指导 3. 避免接触有毒有害物质和宠物，谨慎用药 4. 孕期疫苗接种 5. 改变不良生活习惯，避免高强度工作、高噪音环境和家庭暴力 6. 保持身心健康 7. 继续补充叶酸每日 0.4～0.8 mg 至妊娠 3 个月，有条件者继续服用含叶酸的复合维生素
第 2 次检查（妊娠 14～19^{+6}周）	1. 分析首次产检结果 2. 血压、体重 3. 宫底高度 4. 胎心率	无	1. 无创产前筛查（NIPT，妊娠 12～22^{+6}周） 2. 中孕期非整倍体母体血清学筛查（妊娠 15～20 周） 3. 羊膜腔穿刺检查胎儿染色体（妊娠 16～22 周）	1. 中孕期胎儿非整倍体筛查的意义 2. 非贫血孕妇，如血清铁蛋白＜30 µg/L，应补充元素铁 60 mg/d；诊断明确的缺铁性贫血孕妇，应补充元素铁 100～200 mg/d 3. 开始常规补充钙剂 0.6～1.5 g/d

续上表

检查次数	常规产检内容	必查项目	备查项目	健康教育及指导
第3次检查（妊娠20～24周）	1. 血压、体重 2. 宫底高度 3. 胎心率	1. 胎儿系统超声检查（妊娠20～24周） 2. 血常规 3. 尿常规	阴道超声测量宫颈管长度（早产高危者）	1. 早产的认识及预防 2. 胎儿系统超声检查的意义 3. 营养和生活方式指导
第4次检查（妊娠25～28周）	1. 血压、体重 2. 宫底高度 3. 胎心率	1. 75 g OGTT 2. 血常规 3. 尿常规	1. 抗D滴度复查（Rh阴性者） 2. 宫颈分泌物查：胎儿纤维连接蛋白（宫颈管长度20～30 mm者）	1. 早产的认识及预防 2. 妊娠期糖尿病筛查的意义 3. 营养和生活方式指导
第5次检查（妊娠29～32周）	1. 血压、体重 2. 宫底高度 3. 胎心率 4. 胎位	1. 产科超声检查 2. 血常规 3. 尿常规	无	1. 分娩方式指导 2. 开始注意胎动 3. 母乳喂养指导 4. 新生儿护理指导
第6次检查（妊娠33～36周）	1. 血压、体重 2. 宫底高度 3. 胎心率 4. 胎位	尿常规	1. B族链球菌筛查（妊娠35～37周） 2. 肝功能、胆汁酸 3. 无应激试验（non-stresstest, NST）检查	1. 分娩前生活方式指导 2. 分娩相关知识 3. 新生儿筛查相关知识 4. 抑郁症的预防
第7～11次检查（妊娠37～41周）	1. 血压、体重 2. 宫底高度 3. 胎心率 4. 胎位	1. 产科超声检查 2. NST检查（每周一次）	宫颈检查（Bishop评分）	1. 分娩相关知识 2. 新生儿免疫接种相关知识 3. 产褥期指导 4. 胎儿宫内状况的监护 5. 妊娠超过41周，住院催引产

（李锦波　杨建波）

314

参考文献

［1］中华医学会妇产科学分会产科学组．孕前和孕期保健指南（2018）
　　　［J］．中华妇产科杂志，2018，53（1）：7－13.

［2］谢幸，等．妇产科学［M］. 9版. 北京：人民卫生出版社，2018.

绝经综合征

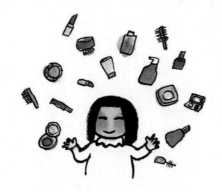

世界上最好的化妆品
是发自内心的快乐

小林漫画

概　况

绝经是卵巢中的卵泡完全或接近完全耗竭引起卵巢功能衰竭，表现为永久性不来月经，伴随生殖能力终止。绝经的诊断是回顾性的，40 岁以上女性，停经超过 12 个月，排除妊娠后则可诊断为绝经。

围绝经期是指从绝经过渡期到最后一次月经后一年的这段时间，其起点比较模糊，通常认为始于出现绝经趋势（如月经周期紊乱等）的临床表现以及内分泌学和生物学提示的卵巢功能走向衰竭。关于围绝经期起点，目前国内以 40 岁以后女性（以往月经规律）出现 2 次月经周期长度改变达到或超过 7 天为标志。

绝经症状是女性绝经前后出现与性激素波动及减少相关的一系列躯体及

心理不适的表现，具体表现为血管舒缩症状、神经精神症状、躯体症状及泌尿生殖道的症状。绝经症状平均历时 3～5 年，个别历时更长，少数为 1 年内。绝经症状几乎可以发生在每一个经历绝经的妇女，程度不等，有 50%～75% 的妇女有明显感觉，通常只有 10%～15% 的妇女经历较严重的绝经症状，需要药物治疗。绝经症状的发生率在不同种族、不同地域的人群中不同。但是，不同知识层次、不同社会阶层对妇女绝经症状发生率差异的影响，至今还无明确定论。有报道称，欧美国家妇女绝经症状的发生率高达 80% 以上，而亚洲女性的绝经症状发生率相对较低。中山大学孙逸仙纪念医院曾在 2004 年报道中国南方妇女绝经症状的发生率为 68.1%。

　　绝经可分为自然绝经和人工绝经两种。前者指卵巢内卵泡自然耗尽，或剩余的卵泡对促性腺激素丧失反应，卵泡不再发育和分泌雌激素，不能刺激子宫内膜生长，导致绝经。后者通常是指手术切除双侧卵巢或以其他方法如放射治疗或化疗等，停止了卵巢功能。与自然绝经相比，通常人工绝经引起的绝经症状发生快速且严重，常出现在术后一周内。

　　绝经是每个妇女必经的生理过程。由于卵巢功能衰退过程中性激素水平和中枢神经递质的改变引起生理和心理的不适，使处于该时期的女性在生活和工作中受到绝经症状的困扰，严重时影响女性的生活质量。早期识别绝经相关症状及其表现，对有需要的女性给予及时的药物治疗或心理支持，可以提高绝经期女性的总体健康水平。因此需要对围绝经期及绝经后女性开展全面健康管理，包括每年健康体检，推荐合理饮食和健康锻炼，并鼓励增加社交和脑力活动。

绝经过渡期及绝经期常见的症状

1. 近期症状

　　（1）月经紊乱：月经紊乱是绝经过渡期的常见症状，由于稀发排卵或无排卵，表现为月经周期不规则、经期持续时间长及经量增多或减少。此症状的出现取决于卵巢功能状态的波动性变化。

　　（2）血管舒缩症状：主要表现为潮热，为血管舒缩功能不稳定所致，是雌激素降低的特征性症状。其特点是反复出现短暂的面部、颈部及胸部皮肤阵阵发红，伴有烘热，继之出汗，一般持续 1～3 分钟。症状轻者每日发作数次，严重者发作十余次或更多，夜间或应激状态容易促发。该症状可持续 1～2 年，有时长达 5 年或更长时间。潮热严重时可影响妇女的工作、生活和睡眠，是绝经后期妇女需要性激素治疗的主要原因。

（3）自主神经失调症状：常出现如心悸、眩晕、头痛、失眠、耳鸣等自主神经失调症状。

（4）神经精神症状：围绝经期妇女常表现为注意力不易集中，并且情绪波动大，如激动易怒、焦虑不安或情绪低落、抑郁、不能自我控制等情绪症状。记忆力减退也较常见。

2. 远期症状

（1）泌尿生殖道症状：由于雌激素水平降低和缺乏，50% 以上的绝经期女性会出现泌尿生殖道绝经后综合征，主要表现为泌尿生殖道萎缩的症状，出现阴道干燥、性交困难及反复阴道炎，排尿困难、尿痛、尿急等反复发生的尿路感染及尿失禁。

（2）骨质疏松：绝经后妇女雌激素缺乏使骨质吸收增加，导致骨量快速丢失，从而出现骨质疏松。50 岁以上妇女半数以上会发生绝经后骨质疏松，一般发生在绝经后 5～10 年内，最常发生的部位在椎体。

（3）阿尔茨海默病：绝经后期妇女比老年男性患病风险高，可能与绝经后内源性雌激素水平降低有关。

（4）心血管病变：绝经后妇女糖脂代谢异常增加，动脉硬化、冠心病的发病风险较绝经前明显增加，可能与雌激素水平低下有关。

诊　断

绝经综合征根据年龄、病史及临床表现不难诊断，但需注意除外相关症状的器质性病变及精神疾病，卵巢功能评价等实验室检查有助于诊断。

1. 血清促卵泡素（FSH）值及雌二醇（estradiol，E_2）值测定

可通过检查血清 FSH 值及 E_2 值了解卵巢功能。绝经过渡期血清 FSH > 10 U/L，提示卵巢储备功能下降。闭经、FSH >40 U/L 且 E_2 <10～20 pg/mL，提示卵巢功能衰竭。

2. 抗米勒管激素（anti-müllerian hormone，AMH）测定

AMH 低至 1.1 ng/mL 提示卵子储备下降；低于 0.20 g/mL 提示即将绝经；绝经后 AMH 一般测不出。

治　疗

治疗目标：应能缓解近期症状，并能早期发现、有效预防骨质疏松症、动脉硬化等老年性疾病。

1. 一般治疗

通过心理疏导，使女性了解绝经过渡期的生理过程，并以乐观的心态来适应此阶段。必要时选用适量镇静药物以助睡眠，如睡前服用艾司唑仑 2 mg。谷维素有助于调节自主神经功能，每次口服 20 mg，每日 3 次。鼓励建立健康的生活方式，包括坚持身体锻炼、健康饮食、增加日晒时间、摄入足量蛋白质及含钙丰富食物，以及预防骨质疏松。

2. 激素补充治疗

有适应证且无禁忌证时选用激素补充治疗。激素治疗是针对绝经相关健康问题而采取的一种医疗措施，通过个体化给予低剂量的雌激素和（或）孕激素药物治疗，有效缓解绝经相关症状，从而改善生活质量。

1）适应证。

（1）绝经相关症状：潮热、盗汗、睡眠障碍、疲倦、情绪障碍（如易激动、烦躁、焦虑、紧张或情绪低落等）。

（2）泌尿生殖道萎缩相关的问题：阴道干涩、疼痛、排尿困难、性交痛、反复发作的萎缩性阴道炎、反复泌尿系统感染、夜尿多、尿频和尿急。

（3）骨量减少及骨质疏松症：有骨质疏松症的危险因素（如骨量减少）及绝经后期骨质疏松症。

2）禁忌证。已知或可疑妊娠、原因不明的阴道流血、已知或可疑患有乳腺癌、已知或可疑患有性激素依赖性恶性肿瘤、最近 6 个月内患有活动性静脉或动脉血栓栓塞性疾病、严重肝及肾功能障碍、血卟啉病、耳硬化症、

脑膜瘤（禁用孕激素）等。

3）慎用情况。慎用情况并非禁忌证，但在应用前和应用过程中，应该咨询相关专业医生，共同确定应用的时机和方式，并采取比常规随诊更严密的措施进行监测。慎用情况包括子宫肌瘤、子宫内膜异位症、子宫内膜增生史、尚未控制的糖尿病及严重高血压、有血栓形成倾向、胆囊疾病、癫痫、偏头痛、哮喘、高泌乳素血症、系统性红斑狼疮、乳腺良性疾病、乳腺癌家族史，以及已完全缓解的部分性激素依赖性妇科恶性肿瘤，如子宫内膜癌、卵巢上皮性癌等。

4）制剂及剂量选择。主要药物为雌激素，辅以孕激素。单用雌激素治疗仅适用于子宫已切除者，单用孕激素适用于绝经过渡期功能失调性子宫出血者。剂量和用药方案应个体化，以最小剂量且有效为佳。

（1）雌激素制剂：应用雌激素原则上应选择天然制剂。常用雌激素制剂：戊酸雌二醇片，每日口服 0.5～2 mg；或半水合雌二醇帖（1/2～1）帖/7 天；或雌二醇凝胶，1.25 g/d，经皮涂抹。

（2）组织选择性雌激素活性调节剂：替勃龙，每片 2.5 mg，每日口服 1.25～2.5 mg，适用于绝经后不希望来月经的妇女。根据靶组织不同，替勃龙在体内的 3 种代谢物分别表现出雌激素、孕激素及弱雄激素的活性，对情绪低落和性欲低下者有较好的效果。

（3）孕激素制剂：常用醋酸甲羟孕酮，每日口服 4～6 mg。近年来倾向于选用天然孕激素制剂，如微粒化孕酮，每日口服 100～300 mg，或者最接近天然的合成孕激素地屈孕酮，每日口服 10～20 mg。

5）用药途径及方案。

（1）口服：主要优点是血药浓度稳定，但对肝脏有一定损害，还可增加脑卒中和静脉血栓风险。用药方案：①单用雌激素，适用于已切除子宫的妇女。②雌、孕激素联合，适用于有完整子宫的妇女，包括序贯用药和联合用药。前者模拟正常月经周期，在用雌激素的基础上，后半周期加用孕激素 10～14 日。后者又分周期性用药和连续性用药：周期性用药每周期停用激素 5～7 日，有周期性出血，也称为预期计划性出血，适用于年龄较小、绝经早期或愿意有月经样定期出血的妇女；连续性用药，避免周期性出血，适用于年龄较长或不愿意有月经样出血的绝经后期妇女。

（2）非口服药物：能缓解潮热，防止骨质疏松，避免肝脏首过效应，对血脂影响较小。用药方案：①经阴道给药，主要用于治疗下泌尿生殖道局部低雌激素症状。常用药物有雌三醇乳膏，每克乳膏含雌三醇 1 mg；结合雌激素软膏，每克软膏含结合雌激素 0.625 mg；氯喹那多－普罗雌烯阴道片，每片含普罗雌烯 10 mg 和氯喹那多 200 mg。经阴道用药对子宫内膜刺激小，使血雌二醇水平轻微升高或对其无影响。②经皮肤给药，包括雌二醇凝胶，每 2.5 g 凝胶含雌二醇 1.5 mg，每天皮肤涂抹；半水合雌二醇皮贴，每贴每天释放 17β - 雌二醇 50 μg，每周更换 1 次。经皮肤给药可使雌激素水平恒定，应用简便。

6）用药剂量与时间。选择最小剂量和与治疗目的相一致的最短时期，在卵巢功能开始衰退并出现相关症状时即可开始应用。须定期评估，明确受益大于风险方可继续应用。停止雌激素治疗时一般主张缓慢减量或间歇用药，逐步停药，防止症状复发。

7）副作用及危险性。

（1）子宫出血：性激素补充治疗时的子宫异常出血多为突破性出血，必须高度重视，查明原因，必要时行诊断性刮宫，排除子宫内膜病变。

（2）性激素副作用：①雌激素，剂量过大可引起乳房胀、白带多、头痛、水肿、色素沉着等，应酌情减量，或改用雌三醇；②孕激素，副作用包括抑郁、易怒、乳房痛和水肿，患者常不易耐受；③雄激素，有发生高血脂、动脉粥样硬化、血栓栓塞性疾病危险，大量应用出现体重增加、多毛及痤疮，口服时影响肝功能。

（3）子宫内膜癌：长期单用雌激素，可使子宫内膜异常增生和子宫内膜癌危险性增加，所以对有子宫者，已不再单用雌激素。联合应用雌、孕激素，不增加子宫内膜癌发病风险。

（4）卵巢癌：长期应用激素替代治疗，卵巢癌的发病风险可能轻度增加。

（5）乳腺癌：应用天然或接近天然的雌、孕激素可使乳腺癌的发病风险减小，但乳腺癌仍是激素补充治疗的禁忌证。

（6）心血管疾病及血栓性疾病：绝经对心血管疾病的发生有负面影响，激素补充治疗对降低心血管疾病发生有益，但一般不主张作为心血管疾病的二级预防。没有证据证明天然雌、孕激素会增加血栓风险，但对于有血栓疾病者尽量选择经皮肤给药。

（7）糖尿病：激素补充治疗能通过改善胰岛素抵抗而明显降低糖尿病风险。

3. 非激素类药物治疗

（1）选择性 5 - 羟色胺再摄取抑制剂：盐酸帕罗西汀 20 mg，每日 1 次，早晨口服，可有效改善血管舒缩症状及精神神经症状。

（2）钙剂：氨基酸螯合钙胶囊，每日口服1粒（含钙1 g），可减缓骨质丢失。

（3）维生素D：适用于围绝经期妇女缺少户外活动者，每日口服400～500 U，与钙剂合用有利于钙的吸收。

（何　科　何　勉）

参考文献

［1］中华医学会妇产科学分会绝经学组．中国绝经管理与绝经激素治疗指南
（2018）［J］．协和医学杂志，2018，9（6）：19 – 32.

［2］中华医学会妇产科学分会绝经学组．绝经期管理与激素补充治疗临床应
用指南（2012版）［J］．中华妇产科杂志，2013（10）：795 – 799.

［3］DEVILLIERS T J, HALL J E, PINKERTON J V, et al. Revised global
consensus statement on menopausal hormone therapy ［J］. Climatic, 2016,
19：313 – 315.

［4］BABER R J, PANAY N, FENTON A. 2016 IMS Recommendations on
women's midlife health and menopause hormonetherapy ［J］. Climatic,
2016, 19：109 – 150.

［5］The NAMS 2017 Hormone Therapy Position Statement Advisory Panel. The
2017 hormone therapy position statement of the North American Menopause
Society ［J］. Menopause, 2017, 24：728 – 753.

第九章　老年健康管理

何谈健康：

对于老年人，可以说功能（日常生活能力）是第六大生命体征。维护老年人功能，防治老年人失能，即让老年人生活能够自理和提高老年人生活质量是老年医学最重要的目的。延长失能卧床需要人照顾的老年人特别是痴呆者的寿命不是我们大家所希望的，有时甚至可以说是增加了其痛苦。衰弱是很多老年人走向失能的共同通道，而痴呆者占所有失能老年人一半以上。因而防治痴呆和衰弱是老年健康管理中最重要的课题。

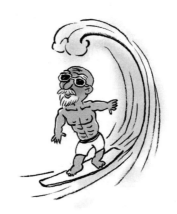

坚持自己热爱的事情
我们才能更慢地老去

小林漫画

衰弱和肌少症

何谈健康：

在老年医学，可以说功能（日常生活能力）是老年人第六大生命体征。维护老年人功能和防治老年人失能是老年医学最重要的目的。延长失能/伤残损失寿命年（years lost due to disability，YLDs）毫无意义。衰弱是很多老年人走向失能的共同通道，因而防治衰弱是防治老年人失能的重要节点和抓手。肌少症是衰弱的重要机制之一，也可看作是衰弱的前期疾病，肌少症会发展为衰弱。防治肌少症是防治衰弱的关口前移。从某种意义或某个方面来讲，衰弱是衰老的具体表

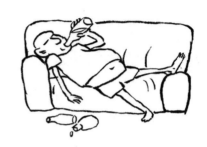

现，从而使衰老在临床上可诊断、可治疗、可预防。描述健康可从很多维度至少几十个维度进行，同样衰老也是的。但引入衰弱概念，可仅从两个维度（物质和能量）或一个维度（运动）来描述或定义衰老。在公认的衰弱诊断标准——Fried发明的Fried衰弱表型中，体重/营养为物质维度，握力、步速、活动量、乏力均为能量维度。著名衰弱专家Rockwood教授用运动来定义健康和衰弱：①非常健康：定期运动，精力充沛，动机（目标）明确；②健康：定期运动；③维持健康：无定期运动；④脆弱易损伤：乏力；⑤轻度衰弱：部分日常生活活动（IADLs）需要帮助……由此可见运动在衰弱即衰老的防治中的重要作用。运动抗衰老，运动即青春！

干细胞治疗和粪菌移植是很多疾病治疗研究的热点，也是目前衰弱/衰老防治研究的热点，但需要更多循证医学证据。如何保障干细胞治疗的安全是需要重点关注的问题。

肠道菌群号称人类"第二基因组"，与人类健康和衰老均密切相关。研究表明，近90%的疾病可能与肠道菌群紊乱有关。基因背景、不良饮食（如

高脂饮食等）、母体定植（剖宫产）、机会感染、抗生素、压力、年龄等均影响肠道菌群健康，健康饮食、运动、益生菌可促进肠道菌群健康。一些中药可调节肠道菌群。粪菌移植是重要手段。

衰弱的定义

根据《2017 亚太临床实践指南：衰弱的管理》，衰弱是一种力量下降和生理储备/功能下降状态，导致依赖性、脆弱性和死亡风险的增加。

衰弱的流行病学及危害

衰弱是失能前的一种状态，老年人尤其是高龄老人中衰弱很常见，在 65 岁以上的社区人群中衰弱的比例占 10%～25%，85 岁以上的社区人群中衰弱的比例达到 30%～45%，其中，女性衰弱的比例大于男性，住院老年人多于社区老年人。衰弱导致的跌倒、死亡风险增高，给个人、家庭及社会带来了沉重的负担。

衰弱的病因和危险因素

衰弱的病因及危险因素是多方面的，主要包括以下几个方面：
（1）生理变化和（或）与疾病相关的衰老炎症。
（2）肌肉减少症。
（3）多重用药。
（4）内分泌紊乱。
（5）蛋白质及能量摄入不足，营养不良。
（6）社会隔离和贫困。

衰弱的临床表现

衰弱主要的临床表现包括疲劳、体重下降、反复感染、跌倒、谵妄和波动性失能。其临床特点可以概括为：①脆弱易损伤（vulnerability），即对应激源如冷、热、感染、损伤等很敏感。②恢复慢，如病后或跌倒后恢复缓慢。③易失能，易造成功能损伤，生活不能自理；并发症多；住院率高及死亡率高。衰弱在同一个患者身上呈现一种动态及可逆的转化过程。

衰弱的筛查工具与评估标准

2019 国际衰弱和肌少症研究会（International Conference of Frailty and Sarcopenia Research，ICFSR）推荐所有 65 岁及以上的老年人都应使用一种简单、有效、适合特定环境或背景的衰弱检测手段，对衰弱进行筛查（强建议；证据确定性低）。2019 ICFSR 推荐衰弱筛查工具包括 Rockwood 的临床衰弱量表（clinical frailty scale，CFS）（表 9 - 1）、国际老年营养和保健学会（International Association of Nutrition and Ageing，IANA）的 FRAIL 量表（表 9 - 2）及埃德蒙顿衰弱量表（Edmonton frailty scale，EFS）。

表 9 - 1　Rockwood 临床衰弱量表（CFS）

	1. 非常健康（等级 1）	身体强壮、目标明确、精力充沛、充满活力，定期进行体育锻炼，处于所有年龄段最健康的状态
	2. 健康（等级 2）	无明显的疾病症状，但不如等级 1 健康，经常进行体育锻炼，偶尔非常活跃，如季节性的
	3. 维持健康（等级 3）	存在的健康缺陷能被控制，除了常规行走外，无定期的体育锻炼
	4. 脆弱易损伤（等级 4）	日常生活不需要他人帮助，但身体的某些症状会限制日常活动，常见的主诉为白天"行动缓慢"和感到疲乏
	5. 轻度衰弱（等级 5）	明显的动作缓慢，高级的工具性日常生活活动（instrumental activity of daily living，IADLs）需要帮助，轻度衰弱会进一步削弱患者独自在外购物、行走、备餐及干家务活的能力
	6. 中度衰弱（等级 6）	所有的室外活动均需要帮助，在室内上下楼梯、洗澡需要帮助，可能穿衣服也会需要辅助
	7. 严重衰弱（等级 7）	个人生活完全不能自理，但身体状态较稳定，一段时间内不会有死亡的危险（生存期 >6 个月）
	8. 非常严重的衰弱（等级 8）	生活完全不能自理，接近生命的终点，已不能从任何疾病中恢复
	9. 终末期（等级 9）	接近生命终点，生存期 <6 个月的垂危患者，除此之外不明显衰弱

注：得分高于 6 分时，筛查个体可以被认为日常生活活动（activity of daily living，ADL）障碍。

表 9-2　国际老年营养和保健学会（IANA）的 FRAIL 量表

序号	条目	询问方式
1	疲乏	过去 4 周内大部分时间或所有时间感到疲乏
2	阻力增加/耐力减退	在不用任何辅助工具及不用他人帮助的情况下，中途不休息爬 1 层楼梯有困难
3	自由活动下降	在不用任何辅助工具及不用他人帮助的情况下，走完 1 个街区（100 m）较困难
4	疾病情况	医生曾告诉你存在 5 种以下疾病：高血压、糖尿病、急性心脏疾病发作、卒中、恶性肿瘤（微小皮肤癌除外）、充血性心力衰竭、哮喘、关节炎、慢性肺病、肾脏疾病、心绞痛等
5	体重下降	1 年或更短时间内出现体重下降≥5%

标准：具备≥3 条可诊断为衰弱综合征，<3 条为衰弱前期，0 条为无衰弱的健康老人。

衰弱的评估标准：2019 ICFSR 推荐 Fried 衰弱表型（表 9-3）用作衰弱的评估，Fried 衰弱表型能更好地适用于临床，尤其用于死亡、失能、跌倒、住院和手术风险的评估。

表 9-3　Fried 衰弱表型（frailty phenotype，FP）

序号	检测项目	男性	女性
1	体重下降	过去 1 年中，意外出现体重下降 >4.5 kg 或 >体重	
2	行走时间 （4.57 m）	身高≤173 cm：≤7 s 升高 >173 cm：≥6 s	身高≤159 cm：≤7 s 升高 >159 cm：≥6 s
3	握力 （kg）	BMI≤24.0：≤29 BMI 24.1～26.0：≤30 BMI 26.1～28.0：≤30 BMI >28.0：≤32	BMI≤23.0：≤17 BMI 23.1～26.0：≤17.3 BMI 26.1～29.0：≤18 BMI >29.0：≤21
4	体力活动［明达休闲时间活动问卷（MLTA）］	每周 <383 kcal （约散步 2.5 h）	每周 <270 kcal （约散步 2 h）
5	疲乏	流调中心抑郁量表（CES-D）的任一问题得分 2～3 分 过去 1 周内以下现象发生了几天？ （1）我感觉做每一件事都需要经过努力； （2）我不能向前行走。 0 分：<1 天；1 分：1～2 天；2 分：3～4 天；3 分：>4 天	

注释：MLTA，明达休闲时间活动问卷；CES-D，流行病学调查用抑郁自评量表。

标准：具备≥3条可诊断为衰弱综合征，<3条为衰弱前期，0条为无衰弱健康老人。

衰弱的干预与治疗

2019 ICFSR推荐衰弱的干预与治疗意见包括以下几方面：

（1）针对衰弱的综合治疗护理计划应解决多重危害，如肌少症管理、体重下降及乏力的病因治疗（抑郁、贫血、低血压、甲状腺功能减低和维生素B_{12}缺乏）。

（2）在适当的情况下，晚期（严重）衰弱患者应转诊至老年科。

（3）应为衰弱老年人提供多种体育活动方案（或为衰弱前期老年人提供预防衰弱运动方案）。

（4）强烈鼓励卫生从业人员将衰弱老年人转介进行渐进、抗阻训练的体育锻炼计划。

（5）《2017亚太临床实践指南：衰弱的管理》：抗阻训练能够增强力量、减少失能发生、缓解疲劳，降低住院或入住护理院的风险。建议起始的数周内进行多关节抗阻运动，此后逐渐过渡到单关节抗阻运动，鼓励进行模拟日常活动的运动。运动内容还推荐包含平衡训练和有氧运动。

（6）当诊断为体重下降或营养不良时，可考虑为衰弱老年人补充蛋白质/热量。

（7）医务人员可为衰弱老年人提供营养/蛋白质补充，结合运动处方。

（8）建议衰弱老年人重视口腔健康。

肌少症的定义

肌少症（sarcopenia）是一种进行性和全身性骨骼肌疾病，与不良后果增加有关，包括跌倒、骨折、残疾和死亡。肌肉力量下降可能为肌少症，如果同时出现肌肉质量减少可诊断为肌少症，如同时又伴躯体功能减退则考虑诊断为重度肌少症。

肌少症的流行病学

肌少症的发病率目前国内外报道不一，据美国新墨西哥州的数据，70岁以下人群发病率为 13.5%～24.1%，70 岁以上为 18.3%～35.9%，80 岁以上为 43.2%～60%。目前报道的亚洲人群发病率为 7.8%～35.3%。

肌少症的危险因素及危害

肌少症的危险因素：增龄、慢性炎症、营养不足、缺乏锻炼，肌肉、骨骼和关节问题及糖尿病等。肌少症的危害：衰弱、跌倒、骨折、功能障碍、失能、增加住院患者不良事件发生风险、增加死亡率。

肌少症的筛查工具

目前推荐采用肌少症筛查问卷（SARC-F）量表（表 9－4）对肌少症进行筛查。

表 9－4　肌少症筛查问卷（SARC-F）量表

评估项目	询问内容	回答选项	得分
行走迟缓	"这个星期您连续步行过 400 m 吗？有几次这样的步行"	＞2 次	0
		1～2 次	1
		0 次	2
步行辅助	"您走过一个房间有多大困难"	没有困难	0
		有一些困难	1
		有很大困难，或需使用步行工具，或完全无法完成	2
从椅子上起身	"您从床或椅上起身有多大困难"	没有困难	0
		有一些困难	1
上台阶	"你走 10 级台阶有多大困难"	没有困难	0
		有一些困难	1
		有很大困难，或没有他人帮助无法完成	2
跌倒	"过去一年中您跌倒过几次"	没有跌倒	0
		1～3 次	1
		4 次或以上	2

评价：0～3 分，无肌少症风险；4～10 分，有肌少症风险。

肌少症的诊断

2019 年亚洲肌少症工作组（Asian Working Group for Sarcopenia，AWGS）推荐肌少症的诊断流程，如图 9 – 1 所示。

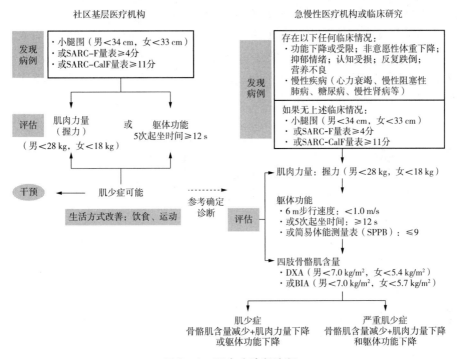

图 9 – 1　肌少症诊断流程

1. 握力（肌肉力量）

采用电子握力计测量优势手，AWGS 推荐肌少症的握力诊断界值：男 < 28 kg，女 < 18 kg。

AWGS 2019 推荐握力工具包括：

（1）液压式握力器，坐位，90 度屈肘测量握力。

（2）弹簧式握力器，站立位，伸肘测量握力。如果老年人不能独立站立，则选用坐位测量。用优势手或两只手分别以最大力量等距收缩，至少进行 2 次测试，选取最大读数。

2. 6 m 步速（肌肉功能）

AWGS 2019 统一的步速测量是：从移动开始以正常步速行走 6 m 所需时间，中途不加速不减速，并至少测量 2 次，记录平均速度。AWGS 2019 将肌少症的步速诊断界值提高至 1.0 m/s 并建议 <1.0 m/s。

AWGS 2019 推荐简易体能测量表（short physical performance battery，SPPB）≤9 分反映躯体功能下降（图 9 - 2）。此外，考虑到部分诊室没有 6 m 步行路程的空间，日本研究证实步速界值 1.0 m/s 对应 5 次起坐时间 11.6 s。因此，AWGS 2019 建议将 5 次起坐时间 ≥12 s 作为反映躯体功能下降的界值，并且可以替代 6 m 步速。

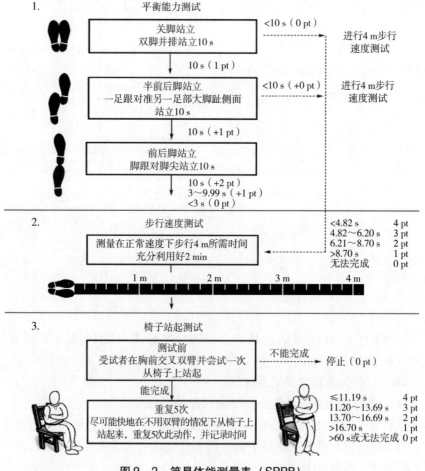

图 9 -2　简易体能测量表（SPPB）

3. 肌肉质量测定

（1）双能 X 线吸收法（dual energy X-ray absorptiometry，DEXA）为金标准。

（2）间接法：生物电阻抗分析法（bioelectrical impedance analysis，BIA）。

（3）MRI 或 CT。

4. 肌肉质量标准

（1）用双能 X 线吸收测量法（DEXA）：男 < 7.0 kg/m^2，女 < 5.4 kg/m^2。

（2）用生物电阻抗分析法（BIA）：男 < 7.0 kg/m^2，女 < 5.7 kg/m^2。

肌少症的干预及治疗

（1）运动：7 个随机对照试验的 Meta 分析，单独运动干预 3 个月以上可有效提高肌肉力量、四肢骨骼肌质量（appendicular skeletal muscle，ASM）和步速。推荐每天累计 40～60 分钟中等强度运动（如慢跑、爬楼梯、踏步锻炼、走步等），其中抗阻运动 20～30 分钟，每周运动≥3 天。对于肌少症患者需要更多的运动量。

（2）营养：补充热量和蛋白质［老年人应该保证摄入 1.2 g/（kg·d）］，运动联合营养干预对改善肌少症是有效的，但是否可长期（>3 个月）获益尚不确定。4 个 RCT 在医院内的抗阻训练联合营养补充包括支链氨基酸、维生素 D、乳清蛋白和羟甲基丁酸盐（hydroxy methyl butyrate，HMB）强化牛奶，可显著提高躯体功能、肌肉质量和力量。关于蛋白质补充推荐：动物蛋白 > 植物蛋白，乳清蛋白 > 酪蛋白，运动后补充 > 运动前补充，早、中餐 > 晚餐。

（3）其他的干预包括雄激素、雌激素、生长激素、维生素 D、血管紧张素转化酶抑制剂/血管紧张素受体拮抗剂、羟甲基丁酸盐（HMB）、选择性雄激素受体调节剂（selective androgen receptor modulators，SARMs）、肌抑素（myostatin）抗体、物理治疗等，但证据尚不充分。

（4）肥胖型肌少症（sarcopenic obesity）：临床上有不少老年患者，体脂率高、肥胖，也可能存在肌少症或诊断为肌少症，其运动尤为重要，且需要搭配合理饮食控制，以达到减脂增肌的目标。

（张　玲）

参考文献

［1］赫秋奎，李峻，董碧蓉，等. 老年患者衰弱评估与干预中国专家共识 ［J］. 中华老年医学杂志，2017，36（3）：251 – 256.

［2］DENT E, LIEN C, LIM W S, et al. The Asia-Pacific clinical practice guidelines for the management of frailty ［J］. JAMDA, 2017, 18: 564 – 575.

［3］CRUZ-JENTOFT A J, BAEYENS J P, BAUER J M, et al. Sarcopenia: European consensus on definition and diagnosis: report of the European working group on sarcopenia in older people ［J］. Age and ageing, 2010, 39: 412 – 423.

［4］ALFONSO J CRUZ-JENTOFT, GÜLISTAN B, JÜRGEN B, et al. Sarcopenia: revised European consensus on definition and diagnosis ［J］. Age and ageing, 2019, 48 (4): 601.

痴　呆

何谈健康：

美国前总统里根及英国前首相"铁娘子"撒切尔夫人，都患了阿尔茨海默病（痴呆的一种），让大家对痴呆有了一定认识。痴呆占老年人失能的一半以上，被WHO列为全球重大公共卫生问题。根据2015年《世界阿尔茨海默病报告》，中国痴呆患病率与世界上大多国家和地区相似。近年荟萃分析显示，中国60岁及以上人群的痴呆总体患病率为5.3%，其中60%为阿尔茨海默病。痴呆患者特别是有精神行为异常的患者最难照护，给家庭和社会带来沉重负担。研究表明，在痴呆的危险因素中，针对青年群体，缺乏教育占7%；针对中年群体，听力障碍占8%，脑外伤占3%，高血压占2%，饮酒（>21单位/周）和肥胖各占1%；针对老年群体，吸烟占5%，抑郁和社交孤立各占4%，缺乏运动和空气污染各占2%，糖尿病占1%，还有60%病因不明。也许我们可从中了解应该如何预防痴呆。目前痴呆的治疗手段有限，胆碱酯酶抑制剂（如多奈哌齐、卡巴拉汀）和N－甲基－D－天冬氨酸受体拮抗剂（如美金刚）是主要药物。国产原研新药甘露特钠给患者带来新的希望，但需更多证据。可尝试进行认知训练和康复。"记忆会遗忘，但爱一直在""关爱老人，关注记忆"。

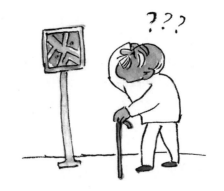

人生之路已经没有困惑
但回家之路经常迷失

痴呆（dementia）是以认知功能障碍为核心表现的获得性智能损害综合征，认知损害可累及记忆、语言、运用、判断、计算、视空间等功能，其受损程度足以影响患者的正常生活、工作或社会功能，在病程的某些阶段常伴有精神、行为和人格异常。阿尔茨海默病（Alzheimer's disease，AD）是痴呆中最常见的类型，占痴呆病因的60%～70%，也是老年人最常见的中枢神经系统变性疾病。临床特征为隐匿起病，进行性智能衰退，在几年内丧失独立生活能力，10年左右常因并发感染而死亡。我们日常生活中所讲的痴呆常常是指 AD。

流行病学及危害

目前全球范围内 AD 患病人数增长迅速。2018 年全球范围内痴呆患者数达5000万，每3秒新增一位痴呆患者，预计至2050年这一数字将增长至1.5亿。中国目前老龄化严重，AD 患者约有700万人，65岁以上老年人群中 AD 发病率为3.21%。AD 带来了沉重的疾病负担，对于患者，降低了其生活质量，增加了残疾与死亡风险；对于照料者，增加了其精神压力、躯体负担、经济负担；对于医生，由于治疗效果欠佳，缺少成就感和信心，也增加了其治疗负担；对于社会，造成了很大的经济负担，2018 年世界范围内痴呆相关费用达1万亿美元，2015 年中国 AD 患者的全部社会经济费用已达1677.4亿美元。

病因和危险因素

痴呆的病因有很多种，包括神经退行性变性引起的痴呆，如阿尔茨海默病、额颞变性痴呆、路易体痴呆、帕金森病痴呆、进行性核上性麻痹、皮质基底节综合征、亨廷顿舞蹈病等；脑血管疾病、头部外伤、营养代谢障碍性疾病、肿瘤和脑积水、中枢神经系统感染、自身免疫性脑炎、中毒等都可以引起痴呆。最常见的 AD 的发生是多种机制相互作用的结果，包括 Aβ 沉积、tau 蛋白过度磷酸化、N－甲基－D－天冬氨酸受体慢性病理性激活等。AD 的危险因素包括高龄、AD 家族史、受教育程度低、女性、过量饮酒、退休、环境发生大的变化、亲人或朋友亡故、遭受重大打击等。

临 床 表 现

痴呆患者的核心症状为认知功能障碍，此外，很多患者会伴有精神行为异常，导致患者日常生活能力下降。

1. 认知功能障碍

痴呆患者多数隐匿起病，起初表现为记忆力轻度减退，常常忘记一些小事，尤其是刚刚做过的事情不记得，以前熟悉的名字容易搞混。词汇减少，有时不断地重复一个问题，有时刚刚讨论的事情也记不起来。一般认为早期以近事记忆减退为主，远事记忆相对保留。随着病情进展，当记忆障碍较显著时，其他大脑功能受累的情况也渐渐表现出来。记不起要用的词汇，使语言中断或书写中断。早期可保持对语言的理解力，以后渐渐不能执行较为复杂的指令。语言功能障碍的进展使患者不能讲完整的语句，最后表现为失语。患者还可出现计算力障碍，常常弄错物品的价格，逐渐连最简单的计算也不能做。严重时出现视空间、定向力障碍，表现为穿外套时手伸不进袖子，回家时走错方向或迷路。还会出现失用，不会使用最常用的物品或工具。

2. 精神行为异常

痴呆患者可出现妄想、错觉，有时伴幻觉，怀疑自己的年老配偶有外遇，或者怀疑子女偷自己的钱财、物品。有时出现贪食行为，但多数情况下忽略进食。初期可保持一般的外貌，以后逐渐表现为坐立不安，易激动或少动，不注意衣着，不洗澡、剃胡子等。

3. 日常生活能力下降

痴呆患者起初受影响的是工具性日常生活能力，如做饭、购物、打电话、理财、独自出行等。随着病情进展，基础性日常生活能力，如穿衣、梳洗、如厕、进食和行走等也逐渐下降。后期患者整天卧床，生活全靠他人照料。AD 病程通常持续 5～20 年，患者常常死于肺部感染、褥疮等并发症。

筛查与诊断

如果担心自己或家人患了痴呆，可通过记忆障碍自评表（ascertain dementia，AD8）（表 9 – 5）先自行进行初步筛查。若有 ≥2 项为"是，有改变"，则必须前往医院的记忆障碍门诊就诊。记忆障碍门诊的医生将会通过详细全面的病史询问、完整的体格检查以及针对性的神经心理量表检查，获得初步印象，必要时则进行影像学检查（如头部 MRI）或血液方面的化验。

表 9 –5　记忆障碍自评表（AD8）

姓名：＿＿＿＿＿　　年龄：＿＿＿＿＿　　评估人：＿＿＿＿＿　　评估日期：＿＿＿＿＿

第一栏中的"是，有改变"表示在过去的几年在认知能力方面（记忆或者思考）出现问题	是，有改变	无，没变化	不知道
1. 判断力出现问题（例如，做决定存在困难，错误的财务决定，思考障碍）			
2. 兴趣减退，爱好改变，活动减少			
3. 不断重复同一件事（例如，总是问相同的问题，重复讲同一个故事或者同一句话）			
4. 学习使用某些简单的日常工具或家用电器、器械（例如，VCD、电脑、遥控器、微波炉）有困难			
5. 记不清当前月份或年份等			
6. 处理复杂的个人经济事务有困难（例如，忘了如何对账，如何交付水、电、煤气账单等）			
7. 记不住和别人的约定			
8. 日常记忆和思考能力出现问题			
总分			

如果以上问题，您或您的家人回答"是，有变化"达 2 项及以上，您或您的家人需要去医生处就诊，并向医生描述您或您家人身上的变化。

很多因素会导致健忘，一些是可逆的。您也许并没有在您或您的家人身上观察到以上这些具体的表现，但是也许您对他们最近一些行为举止的改变感到担忧。

这张筛查表能帮助您确定是否存在问题，但是，请注意，只有医生能诊断阿尔茨海默病或者其他类型的痴呆，请和您的医生一起来确定您或您的家人究竟发生了什么问题。

注意：这张筛查表不能用来诊断您或您的家人是否存在疾病，只能确定他/她是否需要就诊检查。

痴呆的诊断主要分三个步骤进行：①明确是否为痴呆；②明确痴呆的病因；③明确痴呆的严重程度。协助明确是否为痴呆常用的神经心理量表有简易智能状态检查量表（mini mental state examination，MMSE）、蒙特利尔认知评估（Montreal cognitive assessment，MoCA）、日常生活活动量表（activities of daily living scale，ADL）等。协助明确痴呆严重程度的神经心理量表有临床痴呆评定量表（clinical dementia rating，CDR）、总体衰退量表（global deterioration scale，GDS）以及严重损害量表（severe impairment battery，SIB）等。

目前临床上对 AD 的诊断常用 2011 年美国国立衰老研究所 – 阿尔茨海默病协会（National Institute on Aging and Alzheimer's Association，NIA-AA）很可能 AD 的诊断标准。很可能 AD 的核心临床诊断标准：

1）隐匿起病，症状缓慢进展。

2）患者或知情者报告或医生观察到患者存在明确的认知功能受损。

3）在询问病史和体检中发现的早期、显著的认知损害属于以下情形：

（1）遗忘症状：学习和回忆新近习得知识的功能受损。

（2）非遗忘症状：① 语言障碍，最突出的是找词困难；② 视空间障碍，最突出的是空间认知障碍，包括物体失认、面孔失认、视觉图像组合失认及失读；③执行功能障碍，最突出的是推理、判断和解决问题的能力受损。

4）出现以下证据之一则不能诊断为很可能的 AD：

（1）伴发严重的脑血管病。

（2）具有路易体痴呆的核心特征。

（3）具有行为变异型额颞叶痴呆的显著特征，或具有原发性进行性语义型失语或原发性进行性非流利型/语法错乱型失语的显著特征。

（4）具有其他影响认知功能的神经系统疾病及非神经系统疾病，或具有药物产生严重认知损害的证据。

干预和管理

痴呆的治疗需要根据病因进行治疗。对于 AD，推荐尽早足量使用抗痴呆药物（胆碱酯酶抑制剂如加兰他敏、卡巴拉汀、多奈哌齐，N – 甲基 – D – 天冬氨酸受体拮抗剂如美金刚）进行治疗。对于血管性痴呆，除了使用改善认知功能的药物，还需要同时对引起痴呆的脑血管病进行治疗。对于营养代谢障碍性疾病引起的痴呆，需纠正营养代谢障碍。对于肿瘤或脑积水引起的痴呆，需采用手术的方法进行治疗。

对于痴呆患者日常的管理，需采用痴呆友善照顾技术。医护人员、照料者在管理过程中应在如下几方面进行考虑。

1. 安全

总体目标是要让痴呆患者保持镇定、解决引起患者焦虑的原因；对患者进行监督预防其走失，同时又要满足患者一定的探索需求；防止或减少患者跌倒。对于医护人员，在保障患者安全的前提下，尽量减少医疗管路如胃管、尿管、深静脉置管等的数量；保证患者的水分和营养摄入，降低脱水及营养不良发生的风险。

2. 环境

避免将患者安置于嘈杂的房间内，避免更换房间，移走居住环境中可能引起激烈反应的装饰品，粘贴一些简单明了的图片及大标语引导患者。对居住环境的设置，需考虑到患者一些最基本的日常生活活动。比如考虑到患者的大小便，可将患者睡床放在厕所边以缩短患者去厕所的路程、在厕所门上放置标牌、使用夜灯等。

3. 疼痛

痴呆患者常使用非语言沟通表达疼痛，如呻吟、痛苦表情、激动、拒绝进行日常生活活动、尖叫等。可使用直观的疼痛评估工具与患者进行沟通。必要时带患者到疼痛科就诊。

4. 药物

患者如果出现精神状态突然改变、体重下降或者厌食、脱水、躁动不安、尿潴留、白天嗜睡，需考虑是否由痴呆患者常用的一些药物引起。如果症状明显，可暂时停用相关药物。

5. 日常生活活动

在患者日常生活活动安排中，尽可能维持家庭日程安排不变；活动尽量安排在患者得到充分休息时；应该以人为中心，而非以任务为中心，在不造成压力的前提下鼓励患者尽可能自己做到，过程中需耐心对患者进行逐步指导。

（郑一帆）

参考文献

[1] SINDI S, MANGIALASCHE F, KIVIPELTO M. Advances in the prevention of Alzheimer's Disease [J]. F1000Prime Rep, 2015, 7: 50.

[2] JIA J, WEI C, CHEN S, et al. The cost of Alzheimer's disease in China and re-estimation of costs worldwide [J]. Alzheimer's & Dementia, 2018, 14 (4): 483 – 491.

[3] QIU C, KIVIPELTO M, VON STRAUSS E. Epidemiology of Alzheimer's Disease: occurrence, determinants, and strategies toward intervention [J]. Dialogues in clinical neuroscience, 2009, 11 (2): 111 – 128.

[4] Alzheimer's association. 2018 Alzheimer's disease facts and figures [J]. Alzheimer's & dementia, 2018, 14 (3): 367 – 429.

[5] 中国痴呆与认知障碍指南写作组, 中国医师协会神经内科医师分会认知障碍疾病专业委员会. 2018 中国痴呆与认知障碍诊治指南 (一): 痴呆及其分类诊断标准 [J]. 中华医学杂志, 2018, 98 (13): 965 – 970.

跌　　倒

何谈健康：

袁隆平院士因跌倒而病重不治，引起大家密切关注。老年人跌倒确实是个大问题，跌倒一次也许问题不大，反复跌倒就要小心了，下一次跌倒可能就会导致失能，就需要人照顾了。老年人跌倒一定要重视，要及早评估和干预，"在哪里跌倒，就从哪里爬起来"，避免"人生最后一摔"。衰弱和痴呆均为跌倒的重要危险因素，还有视力、心血管、神经系统、骨关节疾病、药物、足疾、鞋袜、环境等因素，因而要综合评估、综合干预。

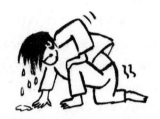

成功不过是站起比倒下多一次

小林漫画

跌倒（fall）是一种不能自我控制的意外事件，指个体突发的、不自主的、非故意的体位改变，使脚底以外的部位停留在地上、地板上或者更低的地方。国际疾病分类（international classification of diseases，ICD-10）将跌倒分成两类：①从一个平面至另一个平面的跌落；②同一平面的跌倒。

流行病学及危害

跌倒在老年人群中发生率高，据报道，每年有25%的老年人发生跌倒，80岁以上可高达50%。跌倒可导致严重的后果，如骨折、颅内血肿甚至死亡。美国和我国的调查均发现，跌倒是老年人因伤致死的首因。

危 险 因 素

导致跌倒的原因有很多，既有老年人本身的原因，也有环境等外界的因素。

1. 患者生理因素

（1）年龄：60岁以后随着年龄增大，跌倒风险随之增加。
（2）疾病：眩晕、贫血、脑卒中、心律失常、电解质失衡、肌肉骨关节病等。
（3）视力：视觉障碍。
（4）活动及平衡功能下降。
（5）排泄：大小便失禁、夜尿多。

2. 患者心理、认知因素

（1）害怕跌倒。
（2）认知障碍。
（3）不接受帮助。

3. 药物因素

（1）降压药。
（2）利尿药。
（3）泻药。
（4）镇静、静痛、安眠药。

4. 环境因素

（1）地面：湿、滑、不平整。
（2）洗手间：没有安装扶手、未做好防滑。
（3）空间：物品放置多、乱，通道不够宽敞、明亮、通畅。
（4）照明：照明不够，晚上未留夜灯。

5. 装置

不合适的用具、装置,如不合适的助行器或助行器使用不恰当;床高度过高、床栏过高;衣裤过大过长、鞋子不合适、鞋底未防滑;身上有管道和(或)管道固定欠合理。

筛　　查

每年筛查1次,询问有无跌倒史。如有跌倒史则进一步评估。

评　　估

1. 自我评估

老年人及照顾者居家自我评估,是识别跌倒高风险因素的重要举措。
(1) 跌倒风险自我评估量表(表9-6)。

表9-6　跌倒风险自我评估量表

问题	选项(得分)	
近一年发生跌倒	是(2)	否(0)
使用或被建议使用助行器以便安全活动	是(2)	否(0)
有时感到行走不稳定	是(1)	否(0)
在家行走时,需要扶家具	是(1)	否(0)
担心跌倒	是(1)	否(0)
从椅子上起身时需要用力撑扶手	是(1)	否(0)
有时上台阶困难	是(1)	否(0)
控制大小便困难	是(1)	否(0)
下肢感觉障碍	是(1)	否(0)
服用可能会导致头晕或疲倦的药物	是(1)	否(0)
服用帮助睡眠或改善心情的药物	是(1)	否(0)
常感到悲伤或抑郁	是(1)	否(0)
总分		

注:将各项得分相加,若总分大于4分,提示有跌倒风险,需要咨询医生。

（2）居家跌倒风险筛查量表（home falls and accidents screening tool，HOME FAST，表9-7）。

该量表包含25个条目，涉及家庭环境因素和老年人躯体功能因素两个方面，每个条目采用二级评分法，即有或没有（或不适用），得分范围0~25分。得分越低居家跌倒的风险越大。

表9-7 居家跌倒风险筛查量表

居家环境因素		
1. 通道是否有杂乱物品	1. 是	2 否
2. 地板状况是否良好	1. 是	2 否
3. 地板是否防滑	1. 是	2 否
4. 地板上是否有固定的防滑垫	1. 是	2 否
7. 灯的亮度是否能够让您看清东西	1. 是	2 否
8. 在床上开关灯是否方便	1. 是	2 否
9. 晚上外边的路灯、楼道的灯的明亮度是否良好	1. 是	2 否
13. 淋室和浴池旁是否有扶手	1. 是	2 否
14. 在浴池和浴室是否有固定的防滑垫	1. 是	2 否
15. 厕所是否接近浴室	1. 是	2 否
18. 室内的楼梯旁是否都有可用的扶手	1. 是	2 否
19. 室外的楼梯旁是否都有可用的扶手	1. 是	2 否
21. 楼梯的边缘是否清晰	1. 是	2 否
22. 房屋周围的路况是否良好	1. 是	2 否
躯体功能因素		
5. 上下床是否方便、安全	1. 是	2 否
6. 能否从躺椅上方便安全地站起来	1. 是	2 否
10. 进出厕所是否方便安全	1. 是	2 否
11. 进出浴池是否方便安全	1. 是	2 否
12. 进出淋浴通道是否方便安全	1. 是	2 否
16. 在不失衡的状态下，能否轻松拿到常用物品	1. 是	2 否
17. 能否方便安全地将饭菜从厨房拿到餐桌上	1. 是	2 否
20. 能否方便安全地下室内外的楼梯	1. 是	2 否
22. 能否方便安全地使用入口的门	1. 是	2 否
24. 是否穿舒适、防滑的鞋	1. 是	2 否
25. 在没有跌倒风险时，能否照看宠物	1. 是	2 否

（3）修订版跌倒自我效能量表（表9-8）。

下列评分0～10分的量表，是测量您在做以下活动时，对自己不跌倒的把握有多大。0分，一点把握也没有；5分，有一定的把握；10分，有充足把握。介于二者之间者则选择对应数值。

表9-8　修订版跌倒自我效能量表

	一点把握 也没有	有一定把握	有充足的 把握

活动	0 1 2 3 4 5 6 7 8 9 10
1. 更衣	
2. 准备简单的饭菜	
3. 冲凉	
4. 从椅子上起落	
5. 上床与下床	
6. 应门或接电话	
7. 在房子里走动	
8. 伸手到椅子或抽屉里拿东西	
9. 做轻体力家务活	
10. 简单的购物	
11. 乘坐公共交通工具	
12. 过马路	
13. 做轻体力的园艺或晾衣服	
14. 上下楼梯	

备注：

（1）如果您因为害怕跌倒而停止做该项活动，哪怕只占部分原因，选0分。

（2）如果您不做某项活动仅仅是因为身体方面的原因，则该项不填。

（3）如果您因其他原因目前不做此项活动，请按您在今天必须做该条目的假定情况下评分。

2. 躯体功能状态评估

躯体功能能客观地反映老年人的状态，对预测老年人跌倒的风险具有很好的敏感性。

（1）平衡测试：双足前后错开半足距站立，正常 > 10 秒。如果不能完成，则做并足站立试验；增加难度则做足跟抵足尖直线站立。

（2）5 次起坐试验：双手抱肩，5 次起坐，评估下肢肌力和关节活动，正常参考值 < 10 秒。

（3）起立 - 步行试验：从有扶手的椅子（高度 46 cm）上站起来走 3 m，转身走回来坐下。可使用辅助工具，但不能搀扶，可综合评估患者的下肢肌力、平衡以及步态，正常 < 12 秒。

（4）体位性低血压测试：卧位变为直立体位的 3 分钟内，收缩压下降 ≥ 20 mmHg 或舒张压下降 ≥ 10 mmHg。但也有一些老年人直立时间超过 3 分钟才出现明显的血压下降。

干预和管理

1. 评估跌倒风险因素

老年人跌倒的发生，并不像一般人认为的是一种意外，而是存在潜在的危险因素。跌倒的风险因素有多种，明确跌倒的风险因素并对其进行评估有助于制订跌倒预防方案。

2. 针对风险因素的预防措施

从跌倒风险因素评估中分析老年人跌倒的原因，确定哪些因素是可以进行改善的，从而制订有针对性的预防措施。跌倒的多因素干预包括：精简药物；启动个性化锻炼计划；治疗视力障碍；管理体位性低血压、心率和心律异常；补充维生素 D；处理足疾和鞋袜问题；改善居家环境。

3. 环境安全

全国调查显示，老年人的跌倒有一半以上是在家中发生的，因此，家庭内部的干预非常重要。家庭环境的改善和家庭成员的良好护理可以很有效地减少老年人跌倒的发生。例如，家具的摆放位置不要经常变动，使老年人熟悉生活空间，移走可能影响老年人活动的障碍物，尽量设置无障碍空间，等等。

4. 用具安全

老年人的用具安全同样非常重要。例如，应合理安排室内家具高度和位置，日用品固定摆放在方便取放的位置；由于许多老年人行动不便，起身、坐下、弯腰都比较困难，建议在卫生间内安装扶手，卫生间最好使用坐厕而不使用蹲厕，浴缸或淋浴室地板上应放置防滑橡胶垫等。

5. 降低跌倒伤害

（1）选择合适的穿戴设备，减轻跌倒时的损伤。如髋关节保护器（hip protector，HP）可降低跌倒后髋部骨折发生率。

（2）感觉要跌倒时，扶着触手可及的物件缓慢坐下或躺下。

跌倒后急救及管理

1. 跌倒后的应急处理

发现老年人跌倒，不要急于扶起。询问老年人跌倒情况及对跌倒过程是否有记忆，如不能记起跌倒过程，可能为晕厥或脑血管意外；询问是否有剧烈头痛或发现有口角歪斜、言语不利、手脚无力等提示脑卒中的情况；有外伤、出血，立即止血、包扎；查看有无肢体疼痛、畸形、关节异常、肢体位置异常等提示骨折的情形。出现以上情形，不要随便搬动老年人，以免加重病情，应立即拨打急救电话。

（1）外伤的处理：表皮外伤，用清水或自来水冲洗，必要时可以用棉签蘸碘伏消毒。血管破裂，根据破裂血管的部位，采取不同的止血方法。毛细血管破裂，只需贴上创可贴，便能消炎止血；静脉破裂，必须用消毒纱布包扎后，根据医生指示服用消炎药；动脉破裂，必须加压包扎后，急送医院治疗。

（2）扭伤及肌肉拉伤时，要使受伤处制动，可以冷敷减轻疼痛，在承托受伤部位的同时可用绷带扎紧。

（3）骨折或疑为骨折时，要对伤肢加以固定与承托（有出血者要先止血后固定）。

（4）跌倒时若头部着地，可造成颈椎脱位和骨折，多伴有脊髓损伤、四肢瘫痪。必须在第一时间通知急救中心速来抢救。应让伤者就地平躺，颈部两侧放置沙袋，使颈椎处于稳定状态，保持颈椎与胸椎轴线一致，切勿过伸、过屈或旋转。

（5）颅脑创伤，轻者为脑震荡，一般无颅骨骨折，有轻度头痛头晕，若昏迷，也不超过30分钟；重者颅骨骨折，可致脑出血、昏迷不醒。对颅脑创伤者，要分秒必争，通知急救中心前来及时救治。要保持伤者呼吸道通畅。

2. 跌倒后评估

跌倒后评估："S"，跌倒时产生的症状；"P"，之前跌倒或近期跌倒的次数；"L"，跌倒地点；"A"，跌倒时从事的活动；"T"，跌倒发生的时间；"T"，跌倒相关的伤害（身体或心理伤害）。

（陈妙虹）

参考文献

［1］郭启云，郭沐洁，张林，等. 居家跌倒风险筛查量表在中国社区老年人中的应用［J］. 中华护理杂志，2015，50（9）：1128－1132.

［2］刘墩秀，丁福. 美国STEADI工具介绍及其对我国跌倒防范的启示［J］. 中国护理管理，2018，18（5）：656－660.

［3］郝燕萍，刘雪琴. 修订版跌倒效能量表在我国老年人群中的测试研究［J］. 中华护理杂志，2007，42（1）：19－21.

［4］刘晓红，朱鸣雷. 老年医学速查手册［M］. 北京：人民卫生出版社，2014.

［5］华琦，范利，李静，等. 老年人异常血压波动临床诊疗中国专家共识［J］. 中国心血管杂志，2017，22（1）：1－11.

［6］老年人跌倒干预技术指南［J］. 中国实用乡村医生杂志，2012，19（8）：1－13.

骨质疏松症

何谈健康：

老年人既要防跌倒，更要防骨折。因而防治骨质疏松症是很重要的。老年人骨质疏松症发生率高，60 岁以上人群骨质疏松症患病率高达 32%，女性患病率更高。国际骨质疏松基金会（International Osteoporosis Foundation, IOF）骨质疏松症风险一分钟测试题可筛查骨质疏松症风险，有 1 项及以上风险因素者建议行骨密度测定。骨质疏松症应早期诊断和规范治疗，要多晒太阳，多运动。维生素 D 和钙剂是骨健康基本补充剂，也可以说是骨质疏松症预防性药物，老年人都需要补充。骨质疏松症目前主要的治疗药物有 RANKL 抑制剂（如地舒单抗）、双膦酸盐制剂（如唑来膦酸）、甲状旁腺激素类似物（特立帕肽）等。"不要让骨质疏松折弯你的脊梁""向你的骨骼投资"。

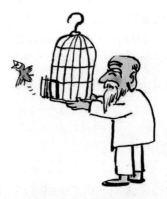

没认真年轻过
就该认真地老去

小林漫画

骨质疏松症的定义

骨质疏松症（osteoporosis, OP）是一种以骨量低下、骨组织微结构破坏，导致骨脆性增加、易发生骨折为特征的全身性骨病。骨质疏松症可发生于任何年龄，但多见于绝经后女性和老年男性。骨质疏松症分为原发性和继发性两大类。我们现在提到的大部分骨质疏松症都是原发性骨质疏松症。

原发性骨质疏松症包括绝经后骨质疏松症（Ⅰ型）、老年骨质疏松症（Ⅱ型）和特发性骨质疏松症（包括青少年型）。绝经后骨质疏松症一般发生在女性绝经后 5～10 年内；老年骨质疏松症一般指 70 岁以后发生的骨质疏松；特发性骨质疏松症主要发生在青少年，病因尚未明。

流行病学及危害

骨质疏松症是与年龄增长密切相关的老年常见疾病。国家卫生健康委员会于 2018 年 10 月发布的中国骨质疏松症流行病学调查结果显示：我国 50 岁以上人群骨质疏松症患病率女性为 19.2%，男性为 6.0%；60 岁以上人群骨质疏松症患病率明显增高到 32%，女性尤为突出。人口老龄化使患骨质疏松症的人越来越多，WHO 已将骨质疏松列为危害中老年健康的三大杀手之一，并将每年的 10 月 20 日定为世界骨质疏松日。

骨质疏松性骨折（或称脆性骨折）指受到轻微创伤或日常活动即发生的骨折，是骨质疏松症的严重后果。骨质疏松性骨折的常见部位是椎体、髋部、前臂远端、肱骨近端和骨盆等，其中最常见的是椎体骨折。骨质疏松导致的髋部骨折还可以间接导致死亡，髋部骨折发生后，高达 20% 的患者将于 1 年内因各种合并症而死亡。而幸存者的能力和独立性也将会严重丧失：40% 不能独立行走，60% 在 1 年后需要照看。骨质疏松导致的骨折使患者生活质量严重下降，并带来沉重的经济负担和精神压力。

病因及危险因素

骨质疏松的发生与人体骨量密切相关，儿童时期适当的钙、维生素 D 及蛋白质等营养的摄入对骨骼健康有很大影响。青少年时期是骨骼快速发育阶段，至青年时期骨的代谢旺盛，骨合成大于消耗，通常在 30～35 岁达到峰值骨量，此后骨量逐年平稳下降（男性中年以后每年骨丢失率约为 1%，女性绝经后因雌激素不足，每年骨丢失率为 2%～4%），而随着机体老化，其对钙的吸收率也逐步下降（图 9-3）。老年人骨量的多少，主要取决于年轻时的峰值骨量和此后的骨丢失率。

骨质疏松的危险因素分为不可控因素和可控因素。不可控的因素包括种族、老龄化、女性绝经、脆性骨折家族史等；可控因素包括不健康的饮食和生活方式、影响骨代谢的疾病和药物等（表 9-9）。提早认识骨质疏松的危险因素进行干预和预防十分重要。

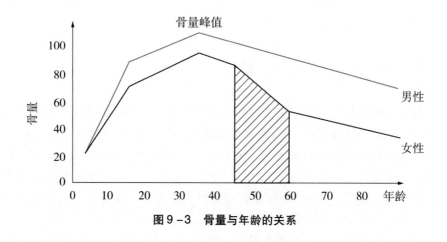

图 9 - 3　骨量与年龄的关系

表 9 - 9　骨质疏松危险因素

不可控因素	可控因素		
	不健康饮食和生活方式	药物	疾病
种族、老龄、女性绝经、脆性骨折家族史	过量吸烟、饮酒过多、饮用含咖啡因的饮料、蛋白质摄入过多或不足、钙和（或）维生素D缺乏、日照不足、体力活动少、低体重	糖皮质激素、抗癫痫药物、抗病毒药物、芳香化酶抑制剂、质子泵抑制剂	性腺功能减退症、多种内分泌系统疾病、风湿免疫疾病、胃肠道疾病、血液系统疾病、神经系统疾病

临 床 表 现

　　骨质疏松症初期通常没有明显的临床表现，因而被称为"寂静的疾病"。但随着病情进展，骨量不断丢失，骨微结构破坏，患者会出现骨痛、脊柱变形（变矮了、驼背了），甚至发生骨质疏松性骨折等后果，部分患者可没有临床症状，仅在发生骨质疏松性骨折等严重并发症后才被诊断为骨质疏松症。发生骨质疏松性骨折后，老年患者自主生活能力下降，缺少与外界的接触和交流，会产生恐惧、焦虑、抑郁、自信心丧失等巨大的心理负担。

筛查与评估

1. 骨质疏松症风险自我筛查

骨质疏松症是受多因素影响的复杂疾病，个体进行骨质疏松症风险评估，对疾病早期防治有益。骨质疏松症风险初筛的工具如下：

（1）国际骨质疏松基金会（IOF）骨质疏松症风险一分钟测试题（表9-10）。

表9-10　国际骨质疏松基金会（IOF）骨质疏松症风险一分钟测试题

	编号	问题	回答
不可控因素	1	父母曾被诊断有骨质疏松或曾在轻摔后骨折？	是□否□
	2	父母中一人有驼背？	是□否□
	3	实际年龄超过40岁？	是□否□
	4	是否成年后因为轻摔而发生骨折？	是□否□
	5	是否经常摔倒（去年超过一次），或因为身体较虚弱而担心摔倒？	是□否□
	6	40岁后的身高是否减少超过3 cm以上？	是□否□
	7	是否体质量过轻？（BMI小于19 kg/m²）	是□否□
	8	是否曾服用类固醇激素（例如可的松、泼尼松）连续超过3个月？（可的松通常用于治疗哮喘、类风湿关节炎和某些炎性疾病）	是□否□
	9	是否患有类风湿关节炎？	是□否□
	10	是否被诊断患有甲状腺功能亢进或是甲状旁腺功能亢进、1型糖尿病、克罗恩病或乳糜泻等胃肠疾病或营养不良？	是□否□
生活方式（可控因素）	11	女士回答：是否在45岁或以前就停经？	是□否□
	12	女士回答：除了怀孕、绝经或子宫切除外，是否曾停经超过12个月？	是□否□
	13	女士回答：是否在50岁前切除卵巢又没有服用雌/孕激素补充剂？	是□否□

续上表

	编号	问题	回答
生活方式（可控因素）	14	男性回答：是否出现过阳痿、性欲减退或其他雄激素过低的相关症状？	是□否□
	15	是否经常大量饮酒［每天饮用超过两个单位的乙醇（相当于啤酒1斤、葡萄酒3两或烈性酒1两)]？	是□否□
	16	目前习惯吸烟，或曾经吸烟？	是□否□
	17	每天运动量少于3分钟？（包括做家务、走路和跑步等）	是□否□
	18	是否不能食用乳制品，又没有服用钙片？	是□否□
	19	每天从事户外活动时间是否小于10分钟，且没有服用维生素D？	是□否□
结果判断		上述问题，只要其中有一题回答结果为"是"，即为阳性，提示存在骨质疏松症的风险，并建议进行骨密度检查或FRAX	

BMI：身体质量指数；FRAX：骨折风险评估工具。

（2）亚洲人骨质疏松症自我筛查工具（osteoporosis self-assessment tool for Asians，OSTA）（图9-4）。OSTA筛查仅用于绝经后女性。OSTA指数=［体质量(kg)-年龄(岁)］×0.2（表9-11）。

表9-11 OSTA指数评价骨质疏松症风险级别

风险级别	OSTA指数
低	> -1
中	-1 ～ -4
高	< -4

2. 骨质疏松性骨折的风险预测

世界卫生组织（World Health Organization，WHO）推荐的骨折风险评估工具（fracture risk assessment tool，FRAX®），可用于评估患者未来10年髋部骨折及主要骨质疏松性骨折（椎体、前臂、髋部或肩部骨折）的概率。只要有骨质疏松性骨折高危险因素且未骨折、骨量减少者均可以做FRAX®评估，对于FRAX®评估阈值为骨折高风险者，建议进行骨密度测量，并考虑给予治疗。

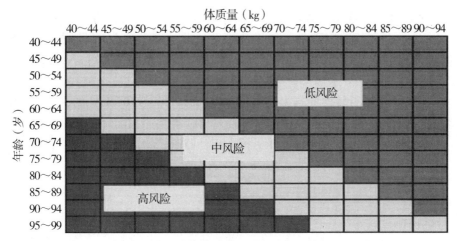

图9-4　年龄、体质量与骨质疏松症风险级别的关系（OSTA）

OSTA：亚洲人骨质疏松症自我筛查工具。

针对中国人群的FRAX®可通过登录以下网址获得：http://www.shef-field.ac.uk/FRAX/tool.aspx? country=2。

FRAX®工具不适用于已诊断为骨质疏松症或已发生脆性骨折者，以及已经接受有效抗骨质疏松药物治疗的人群。

诊　　断

目前临床和科研常用的骨密度测量方法有双能X线吸收检测法（dual energy X-ray absorptiometry, DXA）、定量计算机断层照相术（quantitative computed tomography, QCT）、外周QCT（peripheral quantitative computed tomography, pQCT）和定量超声（quantitative ultrasound, QUS）等。我国已经将骨密度检测项目纳入40岁以上人群常规体检内容。

目前公认的骨质疏松症诊断标准是基于DXA测量的结果和（或）脆性骨折（表9-12）。

表9-12　基于DXA测定骨密度分类标准

分类	T值
正常	T值≥-1.0
低骨量	-2.5<T值<-1.0
骨质疏松	T值≤-2.5
严重骨质疏松	T值≤-2.5+脆性骨折

符合以下三条之一者，即可诊断为骨质疏松症：①髋部或椎体脆性骨折；② DXA 测量的中轴骨骨密度或桡骨远端 1/3 骨密度的 T 值 ≤ -2.5；③骨密度测量符合低骨量（-2.5 < T 值 < -1.0）且肱骨近端、骨盆或前臂远端脆性骨折。

另外，血清骨转换标志物（bone turnover markers，BTMs）的测定有助于鉴别原发性和继发性骨质疏松症、判断骨转换类型、预测骨丢失速率、评估骨折风险、了解病情进展、选择干预措施、监测药物疗效及依从性等。对于有骨质疏松症风险者可检测血清 25 - 羟维生素 D 的水平。

治　疗

骨质疏松症的防治措施主要包括基础措施、药物干预和康复治疗。

1. 基础措施

骨质疏松症防治的基础措施包括调整生活方式和骨健康基本补充剂。

1）调整生活方式。

（1）加强营养，均衡膳食：建议摄入富含钙、低盐和适量蛋白质的均衡膳食，推荐每日蛋白质摄入量每千克体重为 0.8 ~ 1.0 g，且每日摄入牛奶 300 mL 或相当量的奶制品。

（2）充足日照：建议上午 11：00 到下午 3：00 间，尽可能多地暴露皮肤于阳光下晒 15 ~ 30 分钟（取决于日照时间、纬度、季节等因素），每周 2 次，以促进体内维生素 D 的合成，尽量不涂抹防晒霜，以免影响日照效果。但需注意避免强烈阳光照射，以防灼伤皮肤。

（3）规律运动：建议进行有助于骨健康的体育锻炼和康复治疗。运动可改善机体敏捷性、力量、姿势及平衡等，减少跌倒风险。运动还有助于增加骨密度。适合于骨质疏松症患者的运动包括负重运动及抗阻运动，推荐规律的负重运动及肌肉力量练习，以减少跌倒和骨折风险。肌肉力量练习包括重量训练、其他抗阻运动及行走、慢跑、太极拳、瑜伽、舞蹈和乒乓球等。运动应循序渐进、持之以恒。骨质疏松症患者开始新的运动训练前应咨询临床医生，进行相关评估。

（4）戒烟。

（5）限酒。

（6）避免过量饮用咖啡。

（7）避免过量饮用碳酸饮料。

（8）尽量避免或少用影响骨代谢的药物。

2）骨健康基本补充剂。

（1）钙剂：成人每日钙推荐摄入量为 800 mg（元素钙），50 岁及以上人群每日钙推荐摄入量为 1000～1200 mg。尽可能通过饮食如乳制品摄入充足的钙，如饮食摄入不足可给予钙剂补充。营养调查显示我国居民每日膳食约摄入元素钙 400 mg，故尚需补充元素钙 500～600 mg/d。

（2）维生素 D：充足的维生素 D 可增加肠钙吸收、促进骨骼矿化、保持肌力、改善平衡能力和降低跌倒风险。成人推荐维生素 D 摄入量为 400 IU（10 μg）/d；65 岁及以上老年人因缺乏日照以及摄入和吸收障碍，常存在维生素 D 缺乏，推荐摄入量为 600 IU（15 μg）/d；人体可耐受最高摄入量为 2000 IU（50 μg）/d；维生素 D 用于骨质疏松症防治时，剂量可为 800～1200 IU/d。

2. 药物干预

抗骨质疏松症药物按作用机制可分为骨吸收抑制剂、骨形成促进剂、其他机制类药物及传统中药（表 9-13）。抗骨质疏松症药物须在医生建议下使用，根据骨密度检查结果、骨代谢指标，且在排除其他继发性疾病的状态下使用，使用过程中须定期检测各项指标。抗骨质疏松症治疗过程中，与医生定期沟通很重要。

表 9-13 抗骨质疏松症主要药物

骨吸收抑制剂	骨形成促进剂	其他机制类药物	中药
双膦酸盐（唑来膦酸盐、阿仑膦酸盐、利塞膦酸盐、伊班膦酸盐等）、降钙素、雌激素、选择性雌激素受体调节剂、RANKL 抑制剂（地诺单抗）	甲状旁腺激素类似物（特立帕肽）	活性维生素 D 及其类似物、维生素 K_2 类、锶盐	骨碎补总黄酮制剂/淫羊藿苷类制剂/人工虎骨粉制剂

3. 康复治疗

针对骨质疏松症的康复治疗主要包括运动疗法、物理因子治疗、作业疗法及康复工程等。康复治疗对于增强肌力、改善肢体平衡能力及协调性、促进神经修复有辅助效果。

（蔡冬梅）

参考文献

[1] 夏维波，章振林，林华，等. 原发性骨质疏松症诊疗指南（2017）[J]. 中华内分泌代谢杂志，2017，33（10）：890 – 914.

[2] 中国骨质疏松症流行病学调查及"健康骨骼"专项行动结果发布[J]. 中华骨质疏松和骨矿盐疾病杂志，2019，12（4）：317 – 318.

[3] KANIS J A, HARVEY N C, COOPER C, et al. A systematic review of intervention thresholds based on FRAX：a report prepared for the National Osteoporosis Guideline Group and the International Osteoporosis Foundation [J]. Arch osteoporos, 2016, 11（1）：25.

[4] KANIS J A, COOPER C, RIZZOLI R, et al. European guidance for the diagnosis and management of osteoporosis in postmenopausal women [J]. Osteoporos Int, 2019, 30（1）：3 – 44.

[5] LI F, ECKSTROM E, HARMER P, et al. Exercise and fall prevention：narrowing the research – to – practice gap and enhancing integration of clinical and community practice [J]. J Am Geriatr Soc, 2016, 64（2）：425 – 431.

[6] 国务院办公厅. 国务院办公厅关于印发中国防治慢性病中长期规划（2017—2025 年）的通知[J]. 中华人民共和国国务院公报，2017（7）：17 – 24.

骨 关 节 炎

何谈健康:

疼痛是第五大生命体征，有时疼痛比疾病更让人痛苦和绝望。解除疼痛是医生的责任，而缓解疼痛是患者的基本权利（pain relief is a human right）。

骨关节炎是老年人疼痛和失能的重要原因之一，严重影响老年人的生活质量。关于运动如散步、跑步，对膝关节的影响，有很多争议。研究表明，适量运动可增强肌肉力量，从而保护关节，如锻炼股四头肌可保护膝关节。但也要避免运动损伤。关于运动损伤，有疼痛则有损伤，无疼痛则无损伤。运动中出现关节疼痛，如上楼、下楼容易出现膝关节疼痛，出现疼痛提示发生

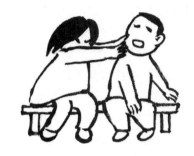

别嫌弃一直陪你的人
别陪一直嫌弃你的人

了运动损伤，要马上停止运动，疼痛缓解以后再恢复运动。走平路相对上下坡而言，相对不容易出现膝关节疼痛，即相对不容易引起关节损伤。运动要循序渐进，逐渐增加运动量。

骨关节炎是一种以关节软骨损害为主，可出现关节软骨退变、纤维化、断裂、溃疡及整个关节面损伤的常见的关节疾病。

危险因素与流行病学

年龄是与骨关节炎最密切相关的危险因素，65 岁以上人群 50% 以上合并骨关节炎，超过 75 岁的人群中有 80% 以上受到骨关节炎的困扰。女性的发病率是男性的 2 倍，其中，50 岁以上的女性患病率明显增加，以膝关节骨

关节炎多见。其他危险因素包括肥胖、遗传易感性、关节结构及力线异常、创伤、长期从事反复使用某些关节的职业或剧烈的文体活动、吸烟以及其他共存病等。

临床表现与诊断

骨关节炎好发于膝、髋、颈椎和腰椎等负重关节及指间关节、第一腕掌关节和第一跖趾关节，踝关节和肘关节也可受累。根据受累部位，可分为手骨关节炎、膝骨关节炎、髋关节骨关节炎、足骨关节炎和全身性骨关节炎。

关节痛是骨关节炎最常见的临床表现，多于活动后加重，休息时好转，疼痛常与天气变化有关，在寒冷、潮湿环境下加重。病变严重时关节内可形成骨赘或合并积液，关节外观上可出现肿大，活动常受限。由于长期的关节疼痛或活动能力下降，关节周围的肌肉会出现萎缩。

影像学检查对骨关节炎的诊断十分重要，主要的检查方法包括 X 线、关节 CT 及核磁共振。根据临床表现和影像学检查结果，排除其他炎症性关节疾病如痛风、类风湿关节炎等，可诊断骨关节炎。

治　疗

骨关节炎的治疗目标是缓解疼痛，延缓疾病进展，改善关节功能，提高生活质量。所有骨关节炎的患者，都应该改变不良生活及工作习惯，避免长时间跑、跳、蹲，减少或避免爬楼梯、爬山等，维持正常体重。

正确的运动方式是关节保护的重要环节。提倡低强度的有氧运动，如慢跑、游泳、瑜伽、太极拳等。加强关节周围肌肉训练，包块股四头肌等长收缩训练、直腿抬高加强股四头肌训练、臀部肌肉训练、静蹲训练、抗阻力训练、关节被动活动、牵拉、关节助力运动和主动运动等（图 9-5）。

物理疗法对促进关节血液循环、减轻炎症、缓解疼痛有一定的帮助，包括水疗、冷疗、热疗等。减少受累关节负重对减轻关节疼痛也有益，常用的方式包括辅助支具、手杖、助行器等，也可以选择平底、厚实、柔软的鞋子辅助行走。

治疗骨关节炎的药物包括控制症状药物、改善病情药物及软骨保护剂。非甾体类抗炎药既有止痛又有抗炎作用，是最常用的一类控制骨关节炎症状的药物。轻症患者或老年人首选局部外用非甾体类抗炎药，可减轻关节疼痛，不良反应小。外用药物无法缓解症状时，可改为口服。尽量使用最低有

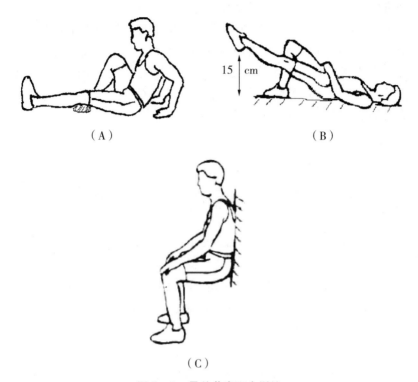

（A） （B）

（C）

图9-5 骨关节炎肌肉训练

（A）股四头肌等长收缩训练。下肢向下压毛巾，股四头肌收缩，保持30秒。（B）直腿抬高训练。保持膝关节伸直，抬高下肢离地面约15 cm，保持10秒。抬高10次为一组，通常每次可训练五组。（C）静蹲训练：保持双脚与肩同宽，膝盖和脚尖方向一致，上身挺直靠墙，脚掌踩地，重心放在两腿之间，两腿均匀发力，保持1分钟为一组。

效剂量，避免过量或同类药物叠加使用。一般用药3个月后需根据病情重新调整用药。非甾体类抗炎药的主要不良反应有胃肠道症状、肾或肝功能损害、可增加心血管不良事件发生的风险。上述药物不能充分缓解疼痛或有用药禁忌时，可考虑弱阿片类药物，这类药物耐受性好而成瘾性小，如曲马多等。其他治疗药物包括抗抑郁药等。应避免全身使用激素，但对于急性发作的剧烈疼痛、夜间痛、关节积液等严重病例，可采用关节腔内注射糖皮质激素，但同一关节每年注射最多不超过2～3次，注射间隔不应短于3个月。改善病情药物、软骨保护剂包括双醋瑞因、氨基葡萄糖和关节腔内注射透明质酸等。目前这些药物的临床疗效仍有争议，对于有症状的骨关节炎患者可选择性使用。

如关节疼痛已严重影响患者的日常生活、非手术治疗无效，可行外科手术，能有效缓解疼痛及恢复关节功能。

骨关节炎有一定的致残率，在美国，骨关节炎是导致中年以上人群丧失劳动能力和生活自理能力的主要原因之一。此外，骨关节炎可增加心血管事件的发生率及死亡率，有症状的膝关节骨关节炎可导致全因死亡率增加1倍。因此，当关节出现可疑骨关节炎表现，尤其是合并高危因素的患者，应尽早完善关节影像学检查，同时至骨科门诊就诊。

（劳敏曦）

参考文献

[1] 葛均波，徐永健，王辰. 内科学 [J]. 9 版. 北京：人民卫生出版社，2018.

[2] HAWKER G A，CROXFORD R，BIERMAN A S，et al. All-cause mortality and serious cardiovascular events in people with hip and knee osteoarthritis：a population-based cohort study [J]. PLoS one，2014，9 (3)：e91286.

[3] LIU Q，NIU J，LI H，et al. Knee symptomatic osteoarthritis，walking disability，NSAIDs use and all-cause mortality：population-based Wuchuan osteoarthritis study [J]. Sci Rep，2017，7 (1)：3309.

[4] XING D，XU Y，LIU Q，et al. Osteoarthritis and all-cause mortality in worldwide populations：grading the evidence from a meta-analysis [J]. Sci Rep，2016，6：24393.

[5] LIU Q，NIU J，HUANG J，et al. Knee osteoarthritis and all-cause mortality：the Wuchuan osteoarthritis study [J]. Osteoarthritis cartilage，2015，23 (7)：1154 – 1157.

帕 金 森 病

何谈健康：

1817 年英国医学家 James Parkinson 首先报道了帕金森病（Parkinson's disease，PD）。1997 年 4 月 11 日，欧洲帕金森病联合会成立，确定以 James Parkinson 的生日——4 月 11 日为"世界帕金森病日"。"震、慢、僵、倒"是 PD 的临床特点，即震颤、行动迟缓、肌僵直、容易跌倒。出现这些情况须及时找专科医生就诊。PD 为一种神经系统慢性退行性疾病，早期不容易察觉，目前尚不可治愈。故早诊断、早干预，对延缓 PD 的进展至关重要。控制症状常用复方左旋多巴，疾病修饰治疗药物（如司来吉兰、雷沙吉兰等）可延缓疾病进展。康复和运动疗法应该用于 PD 患者的全病程。手术如脑深部电刺激（deep brain stimulation，DBS）对 PD 的运动症状有显著疗效，但需严格筛选合适患者。"早期发现，全面了解""科学治疗，避免误区""提高帕金森病患者生存质量"。

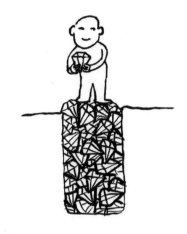

你羡慕的生活
都是你没熬过的苦

小林漫画

神经调控是一门新兴学科，近年来发展迅速，神经调控方法分为有创和无创，包括脑深部电刺激（DBS）、经颅磁刺激（transcranial magnetic stimulation，rTMS）、迷走神经刺激（vagus nerve stimulation，VNS）、星状神经节阻滞（stellate ganglion block，SGB）、脊髓电刺激（spinal cord stimulation，SCS）、骶神经刺激（sacral nerve stimulation，SNS）、低强度聚焦超声等，广泛应用于多学科的许多疾病，包括神经精神疾病（如帕金森病、癫痫、痴呆、昏迷、抑郁等）、慢性疼痛、心律失常、外周血管疾病、肥胖、二便失禁等，内科保守治疗等效果欠佳的，可尝试神经调控技术。

帕金森病（PD）是一种常见的中枢神经系统退行性疾病。其症状包括运动症状和非运动症状。由于PD具有病程长、病情逐渐加重并严重影响患者的生活自理能力的特点，家庭照顾者和患者自身在疾病管理中都有着非常重要的地位。

流行病学及危害

PD的患者群体主要为中老年人，且患病率会随着年龄的增长而增加。在65岁以上人群中PD的患病率为1%～2%，而在85岁以上的人群中则达到3%～5%。PD的发病风险在不同性别人群中也存在差异，40岁以上的女性患病风险为1.3%，而男性为2%。我国目前约有300万名PD患者。随着人口老龄化加剧，全球PD患者数量将稳步上升并预计于2030年增加至870万，中国约有500万，占57%。

PD具有致残率高、病程长的特点。在缺少合适的干预和管理的情况下，PD患者可发生一系列的功能障碍。这些功能障碍将使患者更加依赖照料者的帮助完成日常生活活动，严重影响患者的语言沟通和交流能力，导致患者的生活质量受到严重影响，家庭和社会要承受巨大的经济负担。

病因和危险因素

PD的病因尚未完全明确，目前普遍认为是多种因素共同作用的结果。PD根据有无遗传史可分为家族性与散发性两种。其中家族性帕金森病的主要病因是遗传基因的缺陷。而散发性帕金森病患者数则占PD患者总数的85%以上，是遗传与环境等因素共同作用的结果。

随着PD致病基因的发现，遗传因素被证实在PD发病中起到至关重要的作用。到目前为止，已经发现了20多种与PD有关的致病基因及其位点。PD遗传方式一般为常染色体显性及隐性遗传，发病年龄相对较早。

除了遗传因素，流行病学研究发现环境因素也可增加PD的发病率。最早有学者发现杀虫剂的基本分子结构（1-甲基-4-苯基-1，2，3，6-四氢吡啶）以及与其结构相似的百草枯和其他吡啶类化合物可导致接触者出现帕金森病样症状。特定的生活条件如在农村居住生活、从事农业生产以及摄入奶制品、井水等饮食习惯也被证明是PD的危险因素。

流行病学调查显示PD的患病率和发病率随着年龄的增长而增加，提示年龄因素是PD的危险因素之一。随着年龄增加，中脑黑质分泌多巴胺的神经元出现退行性病变，并且数量呈渐进性减少。尽管如此，正常年龄老化过程中神经元的变性坏死的程度并不足以导致发病，因此目前普遍认为神经系统老化只是 PD 的促发因素之一。

临 床 表 现

PD 的临床表现复杂多样，患者可表现出多种形式的运动症状和非运动症状。其起病隐匿，首发症状通常包括震颤、行动迟缓、肌僵直，后期出现姿势平衡障碍等运动症状。症状通常从单侧上肢远端开始出现并随着病程的发展蔓延至同侧下肢或对侧肢体。患者也可出现一系列的非运动症状，其中包括感觉障碍如嗅觉减退、睡眠障碍、认知和精神障碍以及便秘、泌尿障碍、流涎、多汗和体位性低血压等自主神经系统功能障碍。

筛查与诊断

PD 为一种神经系统慢性退行性疾病，早期不容易察觉，进展缓慢，目前尚不可治愈。故早发现、早诊断、早干预，对延缓 PD 的进展至关重要。

PD 患者的成年子女应注意有无 PD 的早期表现，如嗅觉减退、快速眼动睡眠行为障碍（rapid eye movement sleep behavior disorder，RBD）、便秘、抑郁等非运动症状和轻微的运动症状，并进一步明确诊断（图 9 - 6）。

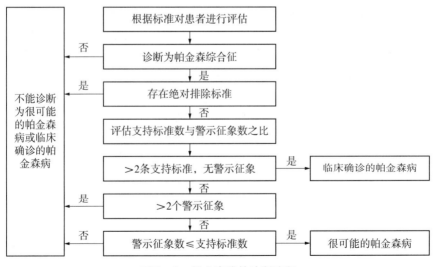

图 9 - 6 帕金森病的诊断流程

PD 的诊断主要根据患者的病史、临床症状以及体征。确认患者有运动迟缓的临床表现，并且存在静止性震颤和肌强直两个症状中的一处，患者即可被诊断为帕金森综合征。在确立了帕金森综合征诊断的基础上，仍需结合支持标准、绝对排除标准以及警示征象来进行 PD 的临床诊断。诊断明确后用统一帕金森病评定量表（unified Parkinson's disease rating scale，UPDRS）评估患者运动症状的严重程度。

支持标准包括患者对多巴胺能药物的反应明确且疗效显著；出现左旋多巴诱发的异动症；检查显示单个肢体存在静止性震颤；存在嗅觉减退或丧失，头颅超声异常，或心脏间碘苄胍闪烁显像法显示心脏去交感神经支配。

当确认患者出现下列任何一项排除标准，PD 的诊断即可被排除。这些排除标准包括：

（1）明确的小脑共济失调或小脑性眼动异常。

（2）出现向下的垂直性核上性凝视麻痹，或者向下的垂直性扫视选择性减慢。

（3）发病后 5 年内，高度怀疑为行为变异型额颞叶痴呆或原发性进行性失语。

（4）发病 3 年后仍局限于下肢的帕金森病样症状。

（5）患者对左旋多巴治疗缺乏应答。

（6）多巴胺受体阻滞剂或多巴胺耗竭剂治疗诱导的帕金森综合征，其剂量和时程与药物性帕金森综合征相一致。

（7）尽管根据国际运动障碍学会统一帕金森病评定量表（Movement Drsorder Society-unified Parkinson's disease rating scale，MDS-UPDRS）评定病情为中等严重程度，但患者对高剂量左旋多巴（大于或等于 600 mg/d）治疗缺乏显著应答。

（8）呈现出明确的皮质复合感觉丧失，以及进行性失语。

（9）存在明确的可导致帕金森综合征或疑似与患者症状相关的其他疾病，或者基于全面诊断评估，由专业医生判断其可能为其他综合征，而非 PD。

警示征象也可以协助诊断 PD，包括：

（1）发病后 5 年内出现快速进展的步态障碍，以致需要经常使用轮椅。

（2）发病后 5 年内出现吸气性呼吸功能障碍，即在白天或夜间出现吸气喘鸣或者频繁的吸气性叹息。

（3）发病后 5 年内出现严重的自主神经功能障碍，包括体位性低血压、严重的尿潴留或尿失禁以及男性患者中伴发的勃起功能障碍。

（4）发病后 3 年内由于平衡障碍而反复跌倒。

（5）发病后 10 年内出现不成比例的颈部前倾或手足挛缩。

（6）发病后 5 年内不出现任何一种常见的非运动症状，包括嗅觉减退、睡眠障碍、自主神经功能障碍、精神障碍。

（7）出现其他原因不能解释的锥体束征。

（8）起病或病程中表现为双侧对称性的帕金森综合征症状，没有任何侧别优势，且客观体检未观察到明显的侧别性。

警示征象不能超过 2 个，出现 1 个警示征象需 1 个支持标准对冲方可诊断。

干预和管理

PD 作为一种常见的中枢神经系统慢性退行性疾病，具有病程长、病情逐渐加重、可管理的特点。根据《中国帕金森病治疗指南（第四版）》，对 PD 的早期诊断、早期治疗可以更好地改善症状，并且延缓疾病的进展。PD 的治疗需要多学科治疗模式，并进行全程管理以达到长期获益。目前可使用的治疗方法和手段包括药物治疗、手术治疗、肉毒毒素治疗、运动疗法、心理干预和照料护理等，整体的治疗方案需要根据病程、病情发展状况和患者的切实需求进行个性化的调整。

药物治疗是帕金森病的主要治疗手段，以改善症状、避免或降低不良反应、提高工作能力和生活质量为目标。用药原则是尽可能以小剂量达到满意的临床效果，并坚持"剂量滴定"以避免产生药物急性不良反应。

帕金森病常用药物见表 9 - 14。

表 9 - 14　帕金森病常用药物

药物类别	常见药物名称（商品名）	常见不良反应
复方左旋多巴	左旋多巴苄丝肼（美多芭）、左旋多巴卡比多巴（息宁）	恶心、呕吐、厌食、轻度血压降低、心脏症状、剂末现象、异动症
多巴胺受体激动剂（dopamine agonists，DAs）	普拉克索（森福罗）、吡贝地尔（泰舒达）、罗匹尼罗（力备、植恩）、罗替戈汀透皮贴剂（优普洛）	恶心、食欲减退、足踝水肿、嗜睡、精神症状和体位性低血压

续上表

药物类别	常见药物名称（商品名）	常见不良反应
B型单胺氧化酶抑制剂（B-type monoamine oxidase inhibitor, MAOBI）	司来吉兰（咪多吡、金思平）、雷沙吉兰（安齐来）	直立性低血压、轻度心律失常、骨骼肌不适感、幻觉、焦虑或精神错乱
儿茶酚-O-甲基转移酶抑制剂（Catechol-O-methyl transferase inhibitor, COMTI）	恩他卡朋（珂丹）、托卡朋、恩他卡朋双多巴（达灵复）	尿色变黄或红、肝功能损害、不自主运动
抗胆碱能药	苯海索（安坦）	口干、无汗、便秘、视蒙、记忆力减退
金刚烷胺	无	恶心、失眠、头晕、幻觉、精神错乱、皮肤网状青斑及足踝水肿

对于早发 PD 患者伴智能减退应选择复方左旋多巴，不伴智能减退可选上表六种药物中的任何一种，注意 COMTI 须与复方左旋多巴合用。对于中晚期 PD 患者的治疗，既要力求改善运动症状，又要妥善处理运动并发症和非运动症状。随着疾病病程的发展，药物治疗的效果会明显减退。

手术治疗可作为药物治疗的有效补充手段。手术治疗方法主要有神经核毁损术和脑深部电刺激疗法（DBS），因 DBS 的损伤小及具有可逆性，现更多地选择 DBS。DBS 常用靶点为丘脑底核（subthalamus nucleus, STN）及内侧苍白球（globu pallidus interna, GPi），STN-DBS 减药更多，GPi-DBS 改善异动更好。手术治疗须严格筛选合适的病患群体，因为手术仅对 PD 有效，对帕金森叠加综合征患者无效。手术对 PD 的运动症状有显著疗效，但对中轴症状如语言障碍、吞咽障碍、步态及平衡障碍疗效不显著。

《中国帕金森病治疗指南（第四版）》推荐康复和运动疗法应用于 PD 患者的全病程，目前被证明有效的康复治疗包括物理与运动治疗、作业治疗、语言治疗以及吞咽治疗。康复和运动训练计划的制订需要在确保患者的长期依从性好的基础上，针对患者的特点进行个体化和适应性调整。若患者能每日坚持康复和运动训练，其生活自理能力和运动功能都能得到改善，进展中的日常生活活动障碍也能得到延缓。

心理干预在 PD 的治疗中也十分必要，它为 PD 患者常见的精神障碍、认知功能障碍以及睡眠障碍提供了一种可行的非药物治疗方案。对 PD 患者的神经精神症状予以和药物治疗并重的有效的心理干预治疗能减轻患者的身体症状，改善心理精神状态，最终达到更好的治疗效果。

科学的照料护理对维持 PD 患者的生活质量、预防并发症、防止可能的意外事件发生、有效控制病情和改善症状有非常重要的作用。对 PD 患者的照料护理需要对运动症状和非运动症状进行综合护理，包括药物使用指导、DBS 术后管理、心理护理以及康复训练。需要对患者普及药物的用法和注意事项，规范药物的使用且避免不良反应的发生。饮食方案需要根据患者的情况制订个性化的方案，以满足患者的营养需求。及时评估患者的心理状态，予以积极引导，调节患者的负面情绪，并在必要的时候寻求专业医生的帮助。与家属配合促进康复训练计划的执行，以维持患者的运动功能，提高患者的自理能力。

（叶嘉玮　陈　玲）

参考文献

［1］ MA C L, SU L, XIE J J, et al. The prevalence and incidence of Parkinson's disease in China：a systematic review and meta-analysis ［J］. J Neural Transm, 2014, 121 (2)：123 – 134.

［2］ ZHANG Z X, ROMAN G C, HANG Z, et al. Parkinson's disease in China：prevalence in Beijing, Xi'an and Shanghai ［J］. Lancet, 2005, 365 (9459)：595 – 597.

［3］ DORSEY E R, CONSTANTINESCU R, THOMPSON J P, et al. Projected number of people with Parkinson disease in the most populous nations, 2005 through 2030 ［J］. Neurology, 2007, 68 (5)：384 – 386.

［4］ 中华医学会神经病学分会帕金森病及运动障碍学组. 中国帕金森病的诊断标准（2016 版）［J］. 中华神经科杂志, 2016, 49 (4)：268 – 271.

［5］ 中华医学会神经病学分会帕金森病及运动障碍学组. 中国帕金森病治疗指南（第四版）［J］. 中华神经科杂志, 2020, 53 (12)：973 – 986.

下尿路症状、良性前列腺增生和尿失禁

何谈健康：

前列腺增生和代谢疾病密切相关，加强代谢疾病如高血压、糖尿病、肥胖等的处理可能改善前列腺增生和下尿路症状。尿失禁号称"社交癌"，特别困扰女性患者，严重影响老年人生活质量，但是可防可治。盆底肌肉训练和康复是疗效不错的无创治疗方法。手术治疗效果也不错。新技术骶神经电刺激（SNS）对于保守治疗效果欠佳的急迫性尿失禁、难治性膀胱过度活动是一个可以考虑的选择。防治尿失禁，告别"难言之隐"。

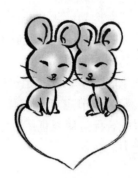

人生的幸福莫过于
有人信任
有人懂得
有人陪你
有人等你

小林漫画

下尿路症状

王婶昨天可尴尬了，在回家的路上走到半路感觉尿频、尿急，找不到厕所尿湿了裤子，而且小便时火辣辣的不舒服。她喃喃自语，真是老来小啊，以前光嘲笑老伴李大爷一晚上起来好几回，憋不了尿，说他工资不升前列腺增生。她是个女人，没有前列腺，怎么也会有尿路症状？

事实上，在中老年人群中，"尿裤子"的现象并不少见，如果你仔细回忆一下，就会发现日常生活中经常能听到"尿频""尿急""尿失禁"这几个词语。尿液从肾脏分泌，到经尿道外口排出体外的路径，称为尿路。膀胱以上称为上尿路，膀胱以下称为下尿路。下尿路症状（lower urinary tract symptom，LUTS）是指尿频、尿急、急迫性尿失禁和排尿困难等与下尿路相关的症状的统称。

下尿路症状流行病学和危害

根据我国首个泌尿外科门诊患者 LUTS 现状调查显示，40 岁以上的中老年 LUTS 患者占泌尿外科门诊患者的70%；而全球现有40%的老年人会被尿不尽、尿频、尿急、排尿困难甚至尿失禁等一系列 LUTS 问题困扰。LUTS 使35.9%的男性和53.3%的女性患者产生焦虑情绪，29.8%的男性和37.6%的女性患者则出现抑郁症状。很多患者受传统观念的束缚而对 LUTS 羞于启齿，常贻误最佳治疗时机。"憋不住"和"尿不出"是患者最明显的两种感受，这给他们的日常生活带来了巨大的困扰，他们不敢出远门、休息质量变差、心理负担加重、精神压抑等，生活质量被严重影响。

下尿路症状危险因素

引起 LUTS 的原因很多，男女各不相同，不同年龄者也可以不同。主要有以下原因：

（1）梗阻性前列腺增生：前列腺是男性独有的器官，随着年龄的增加，在 45 岁后前列腺增生逐渐发病。

（2）逼尿肌无力：逼尿肌急性或者慢性受损导致逼尿肌无力，原因有药物、年龄、过度充盈损伤、慢性尿潴留、逼尿肌无收缩、神经源性膀胱、脊髓损伤等。

（3）尿路感染：女性由于尿道、生殖道的独特解剖结构，容易发生尿路感染，特别是绝经后老年女性，其雌激素降低，更易发生。

（4）慢性前列腺炎：与男性的不良生活习惯如久坐、少动、辛辣饮食等息息相关，青年男性往往发病率较高。

（5）尿结石：输尿管下端结石和膀胱、尿道结石可以刺激膀胱、尿道引起症状。

（6）前列腺癌或膀胱癌：肿瘤增生引起梗阻或者侵犯、刺激到膀胱、尿道感受器。

（7）神经系统疾病或者脊髓受伤：主要是神经电生理反射异常，常常出现尿失禁，为排尿自控能力下降或者丧失，使尿液不自主流出。

下尿路症状临床表现

专科系统划分 LUTS 的主要临床症状，根据尿液蓄积、排出的过程，分为三个阶段：储尿期症状、排尿期症状以及排尿后症状。储尿期、排尿期及排尿后分别是指储存尿液到排尿前、尿液排出到结束及排尿后的一段时间。当然，这三个时期不是绝对分开的，有时互相交叉。下尿路症状分类见图 9 - 7。

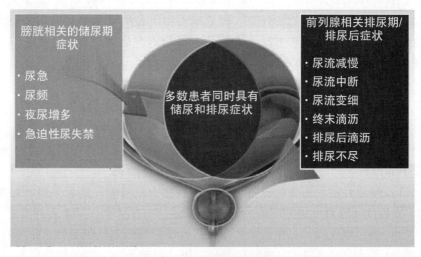

图 9 - 7　下尿路症状分类

1. 储尿期症状

该期的症状包括尿频、尿急、尿失禁以及夜尿增多等。

（1）尿频：正常人膀胱容量男性约 400 mL，女性约 500 mL。一般白天排尿4～6 次，夜间 0～1 次，但这一数值受到睡眠时间和饮水习惯等诸多因素的影响。尿频是指患者感到有尿意的次数明显增加，严重时几分钟排尿一次，每次尿量仅几毫升。

（2）尿急：有尿意即迫不及待地要排尿而难以自控，但尿量却很少，常与尿频同时存在。

（3）尿失禁：一般为急迫性尿失禁，严重的尿频、尿急而膀胱不受意识控制而发生排空。

（4）夜尿增多：夜间（睡后到起床时间）因尿意而觉醒排尿 1 次以上。

2. 排尿期症状

该期的症状包括排尿踌躇、排尿困难以及间断排尿等。

（1）排尿踌躇：排尿开始时间延迟。

（2）排尿困难：包括排尿费力及尿线无力、分叉、变细等。排尿费力是增加腹压以启动排尿的过程；尿流分叉为尿流形成双股状或散射状；排尿变细是由于尿流阻力的增加，尿线变细。

3. 排尿后症状

该期症状包括排尿不尽、尿后滴沥等。

（1）排尿不尽：患者排尿后仍感到膀胱内有尿液未排出。

（2）排尿滴沥：排尿完毕后仍有少量尿液从尿道口滴出。

如果遇到长辈、伴侣或者自己有受到 LUTS 的困扰，不要担心，更不要因症状尴尬或认为这些症状是老龄化的自然结果，因此忌讳就医。只有正确地就医查找到病因，对因、对症治疗，才能避免出现严重的并发症和功能损害，还能够帮助家人或者自己恢复正常的生活。

下尿路症状的诊断

LUTS 的诊断应基于病史和多种检查综合判断。就医时需要重视详细的病史报告，向医生全面、真实反映自己的发病情况，以便医生能从蛛丝马迹中找到病因，例如最主要的症状、最多见的症状、症状持续时间、症状是间歇性的还是持续性的、排尿次数。向医生报告自己的烦恼、来医院就诊的主要目的、有无排尿困难、是否能排尽尿、有无尿失禁、尿失禁在什么情况下发生等。总之，强调详细报告病史，必要时记录 24 小时排尿日记等，相关调查问卷可以帮助医生更为准确地了解病情。同时，选择尿常规、泌尿系彩超或者 CT 等查找病因，必要时选择尿动力学检查等专业检查项目找出 LUTS 的真正原因。

下尿路症状的管理

由于 LUTS 病因的多样性、复杂性导致临床诊治效果差别巨大。只有到医院进行相关检查以明确诊断，然后选取对应的治疗方式，才能使疾病得到及时正确的治疗。LUTS 的治疗原则是在控制症状的基础上最大程度保证患者生活质量。治疗方法包括：①行为治疗，纠正平时生活、工作中的不良习惯，如经常久坐不起、熬夜等；②饮食治疗，避免食用辛辣、高热量食物，禁止喝酒；③药物治疗，是主要的治疗方法，可使用抗生素，或 α1 受体阻滞剂、M 受体阻滞剂、β3 受体激动剂，以及植物类药物、中药进行治疗；④其他治疗，如针灸、肉毒素治疗、电生理反馈治疗、按摩前列腺。

总之，随着老龄化社会的到来，LUTS 的发生率逐渐上升，对正常生活有极大的影响，一旦出现 LUTS 需要及时进行治疗，除了规范用药物治疗外，在生活上也要养成良好的习惯，避免久坐、熬夜等，饮食上同样要注意尽量选择清淡饮食，避免辛辣刺激性及高热量的食物。

良性前列腺增生

良性前列腺增生（benign prostatic hyperplasia，BPH）是中老年男性常见疾病之一，随着全球人口老龄化，其发病人数日渐增多。良性前列腺增生的发病率随年龄递增，但有增生病变时不一定有临床症状。城镇发病率高于农村，而且种族差异也影响增生程度。

良性前列腺增生的临床症状

良性前列腺增生的早期由于代偿，症状不典型，随着下尿路梗阻加重，症状逐渐明显，临床症状包括储尿期症状、排尿期症状、排尿后症状以及其他症状。

1. 储尿期症状

该期的主要症状包括尿频、尿急、尿失禁以及夜尿增多等。

（1）尿频、夜尿增多。尿频为早期症状，夜尿次数增加，但每次尿量不多。膀胱逼尿肌失代偿后，发生慢性尿潴留，膀胱的有效容量因而减少，排尿间隔时间更为缩短。若伴有膀胱结石或感染，则尿频愈加明显，且伴有尿痛。

（2）尿急、尿失禁。下尿路梗阻时，50%～80%的患者有尿急或急迫性尿失禁。

2. 排尿期症状

该期症状包括排尿踌躇、排尿困难以及间断排尿等。

随着腺体增大，机械性梗阻加重，排尿困难也加重，下尿路梗阻的程度与腺体大小不成正比。由于尿道阻力增加，患者排尿起始延缓，排尿时间延长，射程不远，尿线细而无力，小便分叉，有排尿不尽感觉。如梗阻进一步加重，患者必须增加腹压以帮助排尿。呼吸使腹压增减，出现尿流中断及淋漓不尽。

3. 排尿后症状

该期症状包括排尿不尽、尿后滴沥等。

尿不尽、残余尿增多：残余尿是膀胱逼尿肌失代偿的结果。当残余尿量很大，膀胱过度膨胀且压力很高，高于尿道阻力时，尿便自行从尿道溢出，称为充溢性尿失禁。有的患者平时残余尿不多，但在受凉、饮酒、憋尿、服用药物或有其他原因引起交感神经兴奋时，可突然发生急性尿潴留。患者尿潴留的症状可时好时坏。部分患者可以急性尿潴留为首发症状。

4. 其他症状

（1）血尿。前列腺黏膜上毛细血管充血及小血管扩张并受到增大腺体的牵拉或与膀胱摩擦，当膀胱收缩时可以引起镜下或肉眼血尿，是老年男性常见的血尿原因之一。膀胱镜检查、金属导尿管导尿、急性尿潴留导尿时膀胱突然减压，均易引起严重血尿。

（2）泌尿系感染。尿潴留常导致泌尿系感染，可出现尿急、尿频、排尿困难等症状，且伴有尿痛。当继发上尿路感染时，会出现发热、腰痛及全身中毒症状。平时患者虽无尿路感染症状，但尿中可有较多白细胞，或尿培养有细菌生长，手术前应治疗。

（3）膀胱结石。下尿路梗阻，特别是在有残余尿时，尿液在膀胱内停留时间延长，可逐渐形成结石。伴发膀胱结石时，可出现尿线中断、排尿末疼痛、改变体位后方可排尿等表现。

（4）肾功能损害。肾功能破坏多由于输尿管反流，肾积水导致，患者就诊时的主诉常为食欲不振、贫血、血压升高，或嗜睡和意识迟钝。因此，对老年男性出现不明原因的肾功能不全症状，应首先排除良性前列腺增生。

（5）长期下尿路梗阻可出现因膀胱憩室充盈所致的下腹部包块或肾积水引起的上腹部包块。长期依靠增加腹压帮助排尿可引起疝、痔和脱肛。

良性前列腺增生的检查

1. 外生殖器检查

进行外生殖器检查以排除尿道外口狭窄或其他可能影响排尿的疾病（如包茎、阴茎肿瘤等）。

2. 直肠指诊（digital rectal examination，DRE）

直肠指诊为简单而重要的诊断方法，需要在膀胱排空后进行。应注意前列腺的界限、大小、质地。良性前列腺增生时，腺体可在长度或宽度上增加，或二者均有增加。临床用不同方法描述前列腺增大的程度。

直肠指诊估计前列腺大小有一定误差。如前列腺中叶突入膀胱，直肠指诊时判断的前列腺腺体增大则不明显。同时，直肠指诊如发现前列腺上有可疑硬结，应做穿刺活检，以排除前列腺癌的可能。DRE 异常的患者最后确诊为前列腺癌的比例为 26% ～ 34%，而且其阳性率随着年龄的增加呈上升趋势。同时应注意肛门括约肌收缩功能，以排除神经源性膀胱功能障碍。

3. 局部神经系统检查（包括运动检查和感觉检查）

进行肛周和会阴外周神经系统的检查以提示是否存在神经源性疾病导致的神经源性膀胱功能障碍。

4. 尿常规

做尿常规检验以确定下尿路症状患者是否有血尿、蛋白尿、脓尿及尿糖等。

5. B超检查

做B超检查以观察前列腺的大小、形态及结构，有无异常回声、突入膀胱的程度，以及残余尿量（post void residual volume）。常用的方法有经直肠及经腹超声检查。前者较准确但对设备要求高，后者操作简单可普及。

做经直肠B超检查时还可以测定前列腺体积，从排尿期声像图判断尿道的变形、移位，了解下尿路梗阻的动态变化，了解治疗后状态。经腹B超检查在国内应用较普遍，观察腺体内部结构不如经直肠B超检查清楚。

6. 残余尿测定

由于膀胱逼尿肌可通过代偿的方式克服增加的尿道阻力，将膀胱内尿液排空，因此良性前列腺增生早期无残余尿也不能排除下尿路梗阻的存在。一般认为残余尿量达50～60 mL即提示膀胱逼尿肌处于早期失代偿状态。

排尿后导尿测定残余尿较准确。用经腹B超测定残余尿的方法更加简便，患者无痛苦，且可重复进行，但残余尿量较少时则测量不够准确。使用静脉肾盂造影在膀胱充盈期及排尿后各摄片一张以观察残余尿的方法，因不能定量使用价值不大。同位素浓度测定，即浓度定量，可根据不同浓度溶液容量的方法测定残余尿，为最准确的方法，但成本较高，难以普及。

7. 其他

磁共振成像对良性前列腺增生的诊断无特殊价值，但可协助鉴别早期前列腺癌。必要时还可进行尿流动力学检查、泌尿系造影等。

临床中良性前列腺增生的诊断主要靠病史、直肠指诊及B超检查。膀胱镜检查在必要时可施行，并需进一步了解有无上尿路扩张及肾功能损害，有无神经源性膀胱功能障碍、糖尿病所致的周围神经炎及心血管疾病，最后评估全身情况后决定治疗方案。

良性前列腺增生的诊断

良性前列腺增生患者由于多为老年患者，因此常合并有其他慢性疾病。

诊断时应重视患者全身情况，进行详细问诊、体检、化验，注意心、肺、肝、肾功能。根据排尿困难症状结合诸项检查，可明确诊断。

1. IPSS 评分

1995 年国际泌尿外科学会推出了国际前列腺症状评分体系（international prostate symptom score，IPSS），力图将症状量化，便于比较和协助诊断，也可作为治疗后评价标准。该体系通过 6 个问题回答确定分数，最高达 35 分，目前认为 7 分以下为轻度，7～18 分为中度，18 分以上为重度，需外科处理。IPSS 是目前国际公认的判断 BPH 患者症状严重程度的最佳手段，主要是 BPH 患者下尿路症状严重程度的主观反映，与最大尿流率、残余尿量以及前列腺体积无明显相关性，临床工作中可采取此评分体系协助诊疗。

2. 询问病史

（1）下尿路症状的特点、持续时间及其伴随症状。
（2）手术史、外伤史，尤其是盆腔手术或外伤史。
（3）既往史，包括性传播疾病、糖尿病、神经系统疾病、可能与夜尿症有关的心脏病病史。
（4）用药史，了解患者目前或近期是否服用影响膀胱出口功能或导致 LUTS 的药物。
（5）患者的一般状况。

良性前列腺增生的鉴别诊断

1. 膀胱颈挛缩

患者有下尿路梗阻症状，直肠指诊未发现前列腺明显增大，除可能是增大腺叶突向膀胱外，还应考虑膀胱颈挛缩的可能。一般认为膀胱颈挛缩继发于炎症病变。膀胱颈部平滑肌为结缔组织所代替，可伴有炎症。膀胱颈挛缩患者有下尿路梗阻病史。膀胱镜检查时，膀胱颈抬高，后尿道与膀胱三角区收缩变短。膀胱镜下见前列腺段尿道无挤压变形，尿道内口缩小。而单纯的良性前列腺增生腺叶突向膀胱颈部时，被柔软黏膜覆盖，膀胱三角区下陷，后尿道延长。

膀胱颈挛缩可同时伴有良性前列腺增生，由于增生腺体与外科包膜之间分界不清，实施摘除术常较困难，且腺体较直肠指诊或 B 超预测结果明显为小。如摘除腺体后不同时处理挛缩的膀胱颈，下尿路梗阻难以解除。

可试用 α 受体阻滞剂进行治疗。如症状严重，尿路感染反复发作，或尿流动力学检查异常时，可考虑行尿道电切术，耻骨上经膀胱颈楔形切除或膀胱颈 Y－V 成形术。

2. 前列腺癌

前列腺癌尤其是导管癌类型可能以下尿路梗阻为首发症状。部分患者则是在良性前列腺增生的同时伴发前列腺癌，血清前列腺特异性抗原（PSA）浓度升高，多大于 10.0 ng/mL。直肠指诊示前列腺表面不光滑，岩石样感觉。B 超引导下经直肠活检，可明确诊断。

3. 神经源性膀胱，逼尿肌、括约肌协同失调

神经源性膀胱，逼尿肌、括约肌协同失调常表现为下尿路排尿异常、尿失禁等。需详细询问有无外伤史，检查有无提肛反射，应通过尿流动力学检查（如充盈性膀胱测压、尿道压力图、压力/流率同步检测）加以排除。

4. 无力性膀胱（膀胱壁老化）

无力性膀胱表现为尿潴留、下尿路排尿异常、大量残留尿，应与良性前列腺增生相鉴别，应排除损伤、炎症、糖尿病等因素，主要通过尿流动力学检查进行排除，特别是尿道压力图、压力/流率同步检测。膀胱压力图显示膀胱压力低、无收缩压力波形等。

良性前列腺增生的治疗

良性前列腺增生的危害在于引起下尿路梗阻后所产生的病理生理改变。其病理改变个体差异性很大，而且也不都呈进行性发展。一部分病变至一定程度即不再发展，所以出现梗阻症状也并非均需手术。

1. 观察等待

对症状轻微、IPSS 评分 7 分以下者可观察，无须治疗。

2. 药物治疗

（1）5α-还原酶抑制剂：适用于治疗前列腺体积增大同时伴中、重度下尿路症状的 BPH 患者。研究发现 5α-还原酶是睾酮向双氢睾酮转变的重要酶。双氢睾酮在良性前列腺增生中有一定的作用，因此采用 5α-还原酶抑制剂可以对增生予以一定的抑制。

（2）α1-受体阻滞剂：适用于有中、重度下尿路症状的 BPH 患者。目前认为此类药物可以改善尿路动力性梗阻，使阻力下降以改善症状，常用药有高特灵等。此类药的常见副作用包括头晕、头痛、乏力、困倦、体位性低血压、异常射精等。

（3）其他药物包括 M 受体拮抗剂、植物制剂、中药等。M 受体拮抗剂通过阻断膀胱 M 受体，缓解逼尿肌过度收缩，降低膀胱敏感性，从而改善BPH 患者的储尿期症状。植物制剂如普适泰等适用于 BPH 及相关下尿路症状的治疗。

综上所述，进行药物治疗前对病情应有全面评估，对药物的副作用及长期用药的可能性等也应充分考虑。观察药物疗效应长期随访，定期行尿流动力学检查，以免延误手术时机。

3. 手术治疗

手术仍为良性前列腺增生的重要治疗方法，适用于具有中、重度下尿路症状并已明显影响生活质量的 BPH 患者。经典的外科手术方法有经尿道前列腺电切术（transurethral resection of the prostate，TURP）、经尿道前列腺切开术（transurethral incision of the prostate，TUIP）以及开放性前列腺摘除术。目前 TURP 仍是 BPH 治疗的"金标准"。

手术适应证包括：①有下尿路梗阻症状，尿流动力学检查已明显改变，或残余尿量在 60 mL 以上；②不稳定膀胱症状严重；③已引起上尿路梗阻及肾功能损害；④多次发作急性尿潴留、尿路感染、肉眼血尿；⑤并发膀胱结石；⑥合并腹股沟疝、严重的痔疮或脱肛，临床判断不解除下尿路梗阻难以达到治疗效果者。对有长期尿路梗阻，肾功能已有明显损害，严重尿路感染或已发生急性尿潴留的患者，应先留置导尿管解除梗阻，待感染得到控制，肾功能恢复后再行手术。如插入导尿管困难或插管时间长已引起尿道炎时，可改行耻骨上膀胱穿刺造瘘。应严格掌握急诊前列腺切除手术的适应证。

4. 微创治疗

（1）经尿道前列腺电气化术（transurethral vaporization of prostate，TU-VP）：适用于凝血功能较差和前列腺体积较小的 BPH 患者，是除 TUIP 或 TURP 外的另外一种选择，主要是电极金属材料学创新，使其生物学热效应不同于 TUIP 与 TURP。由于热转化快，可产生 400 ℃高温，迅速造成组织汽化，或产生凝固性坏死，其止血特点极其显著。因此 TUVP 临床应用显示：①适应证增加，60 g 以上的腺体可施行；②术野清晰，由于止血效果显著，冲洗液清晰，便于手术；③手术时间减少，由于减少了止血步骤，因此手术切除加快，缩短了手术时间；④并发症减少，不易产生水中毒（凝固层厚），清晰术野减少了误伤，不易产生括约肌及包膜损伤；⑤术后恢复快，冲洗时间缩短。

（2）经尿道前列腺等离子双极电切术（bipolar transurethral plasma kinetic prostatectomy，TUPKP）和经尿道等离子前列腺剜除术（transurethral plasma kinetic enucleation of the prostate，TUKEP）：是使用等离子双极电切系统，并以与单极 TURP 相似的手术方式行经尿道前列腺切除手术。TUPKP 的主要优点包括术中、术后出血少，降低输血率以及缩短术后导尿和住院时间。TUKEP 将前列腺于包膜内切除，更加符合前列腺解剖结构，具有切除前列腺增生组织更完整、术后复发率低、术中出血少等特点。

（3）微波治疗：适用于药物治疗无效（或不愿意长期服药）而又不愿意接受手术的患者，以及伴反复尿潴留而又不能接受外科手术的高危患者。其利用微波对生物组织的热凝固原理以达到治疗目的。微波放射极的放置可通过直肠超声波定位，或经尿道镜直视下定位。后者可准确地避开尿道外括约肌，减少尿失禁的并发症。

（4）激光治疗：激光治疗的共同特点是术中出血相对较少，尤其适于有高危因素如高龄、贫血、重要脏器功能减退等的患者。利用激光热效应凝固汽化或切除前列腺组织，方法类似经尿道腔内操作。有表面照射，有插入热疗，也有利用激光束切除腺体。疗效肯定的是用激光剜除腺体，从膀胱将组织粉碎吸出，但远期疗效和性价比有待观察。

5. 其他治疗

（1）经尿道针刺消融术（transurethral needle ablation，TUNA）：是一种简单、安全的治疗方法，适用于前列腺体积小于 75 mL，不能接受外科手术的高危患者，对一般患者不推荐作为一线治疗方法。

（2）前列腺支架（stents）：是通过内镜放置在前列腺部尿道的金属（或聚亚氨脂）装置，以缓解 BPH 所致下尿路症状。仅适用于伴反复尿潴留又不能接受外科手术的高危患者，作为导尿的一种替代治疗方法。常见并发症有支架移位、钙化，支架闭塞，以及感染、慢性疼痛等。

尿　失　禁

尿失禁即膀胱内的尿不能控制而自行流出。尿失禁可发生于各年龄组的患者，但老年患者更为常见。由于老年人尿失禁较多见，致使人们误以为尿失禁是衰老过程中不可避免的自然后果。事实上，老年人尿失禁的原因很多，应寻找各种原因，采取合理的治疗方法。前列腺增生可以导致充溢性尿失禁。

尿失禁的病因

1. 中枢神经系统疾患

中枢神经系统疾患如脑血管意外、脑萎缩、脑脊髓肿瘤、侧索硬化等引起神经源性膀胱。

2. 手术

手术如前列腺切除术、膀胱颈部手术、直肠癌根治术、子宫颈癌根治术、腹主动脉瘤手术等，损伤膀胱及括约肌的运动或感觉神经。

3. 尿潴留

前列腺增生、膀胱颈挛缩、尿道狭窄等引起尿潴留。

4. 不稳定性膀胱

膀胱肿瘤、结石、炎症、异物等引起不稳定性膀胱。

5. 妇女绝经期后

雌激素缺乏引起尿道壁和盆底肌张力减退。

6. 分娩损伤

子宫脱垂、膀胱膨出等引起括约肌功能减弱。

尿失禁的类型

1. 急迫性尿失禁

这种类型的尿失禁包括膀胱不稳定、逼尿肌反射亢进、膀胱痉挛和神经源性膀胱（未抑制膀胱），尿失禁与逼尿肌收缩未被控制有关。

2. 压力性尿失禁

身体运作如咳嗽、喷嚏、颠簸，或推举重物时腹内压急剧升高后发生不随意的尿液流出，无逼尿肌收缩，膀胱内压升高超过尿道阻力时即发生压力性尿失禁。压力性尿失禁的缺陷在膀胱流出道（括约肌功能不全），致使尿道阻力不足而使尿液漏出。

3. 充溢性尿失禁

当长期充盈的膀胱的压力超过尿道阻力时即出现充溢性尿失禁，其原因可以是无张力（不能收缩）膀胱或膀胱流出道功能性或机械性梗阻。无张力膀胱常由脊髓创伤或糖尿病引起。老年患者膀胱流出道梗阻常由粪便嵌顿引起，便秘的患者约50%有尿失禁。膀胱流出道梗阻的其他原因有前列腺增生、前列腺癌及膀胱括约肌失调，个别病例属精神性尿潴留。

4. 功能性尿失禁

患者能感觉到膀胱充盈，只是由于身体运动、精神状态及环境等方面的原因，忍不住或不自主地排尿。

尿失禁的检查

尿失禁的实验室检查有尿常规，尿培养，尿素氮，肌酐，血清钾、钠、氯，血糖检查。如排尿记录提示患者有多尿现象，应行血糖、血钙、白蛋白检查；如尿频尿急同时伴有镜下血尿，应除外泌尿系结核、炎症、肿瘤等。

尿动力学检查可确诊尿失禁。常用的尿动力学检查有两种：①逼尿肌过度活动的尿动力学检查；②压力性尿失禁的尿动力学检查。

尿失禁的诊断

尿失禁根据病因、临床表现和实验室检查确诊。

尿失禁的治疗

尿失禁治疗的主要原则是尽可能减少不必要的卧床以纠正诱因。

阴道炎或尿道炎、急性尿路感染时用抗生素。停用或替换致尿失禁的药物，纠正代谢紊乱。一般措施有限制液体摄入（尤其是夜间），白天定时排尿，限制黄嘌呤如含黄嘌呤的咖啡或茶的摄入，注意会阴部卫生及皮肤护理，避免压疮及局部皮肤感染。治疗尿失禁除药物疗法外，有些患者宜用手术治疗，如前列腺切除术、压力性尿失禁的修复术等，能收到较好效果。有些患者可用行为疗法、生物反馈疗法，或单纯的物理治疗。

1. 急迫性尿失禁

对于未抑制膀胱（逼尿肌不稳定），最常用的药物是抗胆碱能的溴丙胺太林，其对逼尿肌的特异性较强，中枢神经系统不良反应较少，作用时间比阿托品长。青光眼患者禁用，冠心病或前列腺病患者慎用，有流出道梗阻时也应禁用。

2. 括约肌功能不全

对于括约肌功能不全引起的尿失禁，去甲麻黄碱对中枢神经的刺激性较小，效果优于麻黄碱。高血压和冠心病患者慎用。

3. 无张力膀胱

对无张力膀胱最有效的药物是氯贝胆碱，该药物的特异性较高，对中枢神经系统的效应小，作用时间较乙酰胆碱长，对肌张力失代偿膀胱的治疗效果优于神经源性无张力膀胱。用药应排除机械性梗阻病变。氯贝胆碱的不良反应主要限于胃肠道，但哮喘患者禁用，冠心病及心动过缓患者慎用。

4. 括约肌协同作用失调

神经源性、功能性或药物如氯贝胆碱等原因引起的括约肌协同作用失调导致膀胱流出道阻力增加，针对这种情况最有效的治疗方法是用 α - 受体拮抗药降低括约肌张力，常用的是酚苄明。使用小剂量时不良反应轻微，大剂量时易见直立性低血压和反射性心动过速，但对老年人反射性心率增加的程度有限。哌唑嗪也是有效的药物，对括约肌的选择性较强，对高血压和充血性心力衰竭患者更为适宜。

（张亚东）

参考文献

[1] 朱兰，郎景和，王宏，等. 北京地区成年女性尿失禁的流行病学研究[J]. 中华医学杂志，2006，86（11）：728 - 731.
[2] 宋岩峰，林坚，李亚钦，等. 女性压力性尿失禁发生的危险因素分析[J]. 中华妇产科杂志，2003，38（12）：737 - 740.
[3] 李环，吴瑞芳，光晓燕，等. 产后盆底康复时间选择对尿失禁及盆底肌的影响研究[J]. 中国全科医学，2013，16（31）：3699 - 3704.

多 重 用 药

何谈健康：

口服药种类≥10种的患者药品不良反应的发生率高达47.6%，服药数量≥30粒的患者药品不良反应发生率高达82.8%。精简处方应该贯穿老年人慢性病管理的整个过程，建议社区老年居民每半年或1年进行一次药物核查。可到老年医学门诊精简处方。"管理多重用药"，保证患者"用药安全""药无伤害"。

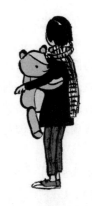

老年患者常患多种疾病，若2种或大于2种慢性病共存于同一位老年人，称之为共病（multimorbidity）。共病状态在老年人群中非常普遍，老年共病不仅涉及老年人常见病（如高血压、冠心病、脑血管疾病、糖尿病等），还包括老年人特有的老年问题或老年综合征（如阿尔茨海默病、营养不良、睡眠障碍等）。老年共病治疗往往需要使用多种药物，患者使用5种或以上药物的情况称为多重用药（polypharmacy），也有美国的研究者提出将服用超出临床实际需求药物的行为认定为多重用药。适当的多重用药可以改善患者症状，延缓疾病进展。而不适当的多重用药常会引起药物间相互作用和不良事件发生。

要珍惜每个对你好的人
因为他们本可以不这么做的

小林漫画

流行病学及危害

从全球范围来看，老年患者多重用药问题普遍存在。美国一项调查研究发现13869名社区老年人（≥65岁），服用5种及以上药物的比例从1988年的 12.8% 增至 2010 年的 39.0%；欧洲 65 岁以上老年人长期使用 5 种以上药物的占 26.3%～39.9%。据部分国内文献报道，我国 60 岁以上社区老年慢性病患者服用 5 种以上药物的比例为 24.38%～69.6%，住院患者服用 5 种以上药物的比例为 48.0%～95.7%，患者人均口服药种类为 10.2±5.6 种，其中中药制剂使用率达 40.2%～60.7%。老年住院患者衰弱的发生率与共病数量、多重用药及年龄有密切关系。据报道，长期护理机构老年患者多重用药率达 38.1%～91.2%，且多重用药可导致入院风险、药物不良反应、跌倒等不良健康结局。因此，多重用药会给老年人带来严重的危害。

1. 降低患者用药依从性

多重用药可能造成老年患者用药依从性下降，药品种类和服用次数过多会造成忘记服药或主动漏服，而较差的用药依从性又可能引起多重用药。

2. 增加药物不良反应

老年人由于各种器官功能逐渐衰退，机体耐受性降低，对药物的敏感性发生变化，因此药物不良反应发生率随之增高。有研究表明，老年住院患者服用 5 种及以上药物者占 81.4%。口服药种类≥10 种的药品的不良反应发生率高达 47.6%，服药数量≥30 粒的药品的不良反应发生率高达 82.8%，服药种类及数量与药物不良反应发生率呈正相关。

3. 增加不良的药物相互作用风险

合并多种慢性疾病的老年患者通常需要多种药物联合治疗，而联合用药导致药物相互作用的风险明显增加，多药合用影响药物的药物代谢动力学（吸收、分布、代谢、排泄）过程，最终影响血药浓度，改变其药理作用和毒性强度。参与药物代谢动力学相互作用的机体因素主要有药物代谢酶和药物转运蛋白。多药合用在药物效应动力学方面存在疗效的相加、协同或拮抗作用，或者存在不良反应的相加作用。

病因和危险因素

高龄、未按期进行药物随访和评估、单科治疗模式可能是造成多重用药的原因。多病共存、多科室就诊、未能及时停药以及"处方瀑布"也会导致患者多重用药。由于我国的医疗体制模式，老年人往往辗转于多家医院、多个专科就诊，从而出现了反复开药、重复用药的情况。并且由于老年人获取、理解、评价药物信息，运用这些信息做出正确用药决策和行为的能力较差，容易受朋友或电视广告的影响擅自更改药物，或易受药店售货员不专业的引导自行购买药物或保健品。另外，对于部分健康保健意识强和经济条件较好的离退休高龄人群，过度医疗可能也是导致其多重用药的因素之一。

筛查与诊断

针对老年人多科室就诊或接受多名医生处方、至少患有 2 种以上慢性病、使用 5 种或以上治疗药物、服用高风险药物、遭受过药物不良反应、医疗监护和治疗方案发生变化、出现不依从用药、健康素养差和文化程度低等情况，可利用 Beers 标准、老年人处方筛选工具（screening tool of older person's prescription）等评估患者用药方案合理性。

干预和管理

处方精简/药物重整模式是解决不适当多重用药问题的重要方式。针对导致患者损害或患者不再获益的用药，减少该药剂量或停用该药的计划和管理过程，即为处方精简（deprescribing），其目标是减少用药负担和损害，同时维持或提高生活质量。药物重整是比较患者目前正在应用的所有药物方案与医嘱是否一致的过程。其也是将患者药物清单与患者既往服用的所有药物进行比较，以避免漏服、重复用药、剂量错误、产生药物相互作用等用药问题的用药方案优化方法。正确的药物重整可以预防患者医疗过程中75%～80%的临床重要药物的偏差。

针对老年患者多种慢性病共存、多重用药的现状，临床医生或药师通过处方精简/药物重整模式服务，对老年患者目前使用的药物进行全面的分析与评估，可以有效减少老年患者用药数量，提高老年患者用药依从性，防范药物治疗差错，降低患者医疗费用，预防和减少药物相关不良事件发生。

处方精简/药物重整模式主要包括 4 个步骤：

（1）收集准确完整的用药史：在患者就诊前，临床医生或药师通过问诊，获取患者用药信息，并填写结构化的用药清单。清单内容至少包括以下项目：患者的基本信息，包括姓名、性别、年龄、受教育程度、入院/转科日期、诊断、药物食物过敏史等；药品相关信息，包括名称、实际使用剂量与频次、使用起止时间及药品来源等。临床医生或药师将填写的结构化用药清单与病历记录中的既往史和住院医嘱进行比较，通过整合得到较完整的用药史。

（2）重整用药清单：获得用药清单后，与现行医嘱进行对比，分析有无用药重复、药物遗漏、用法用量错误等用药偏差及药物相互作用等潜在用药问题。若存在以上问题，与医生交流沟通，商讨确定是否存在用药偏差并确定其类型。

（3）提供重整后的用药清单：将重整后的精确用药清单交付专科或全科医生，并帮助患者理解药物变更的原因，对患者及其家属进行用药教育。

（4）药物调整或精简：专科或全科医生对药物进行药物调整或药物精简，保留最合适的药物，减少用药品种数，或调整用药品种以满足治疗需求。

处方精简/药物重整应该贯穿老年人慢性病管理的整个过程，建议社区老年居民每半年或1年进行一次药物核查，患者住院或转诊时也需要做药物重整，临床医生或药师需要提醒患者及其家属定期门诊随访，如疾病或用药有所变动，需建立用药日记卡并及时与临床医生或药师联系，临床医生或药师将根据患者认知功能、生活方式、用药依从性、药物相互作用、药物不良反应及疾病变化等重新调整用药。

（陈　杰）

参考文献

［1］HE D, ZHU H, ZHOU H, et al. Potentially inappropriate medications in Chinese older adults：a comparison of two updated Beers criteria［J］. Int J Clin Pharm, 2021, 43（1）：229 –235.

［2］MCNEILL R, HANGER H C, CHIENG J, et al. Polypharmacy in palliative care：two deprescribing tools compared with a clinical review［J］. J Palliat Med, 2021, 24（5）：661 –667.

［3］ALI M U, SHERIFALI D, FITZPATRICK-LEWIS D, et al. Polypharmacy and mobility outcomes［J］. Mech Ageing Dev, 2020, 192：111356.

［4］UNLU O, LEVITAN E B, RESHETNYAK E, et al. Polypharmacy in older adults hospitalized for heart failure［J］. Circ Heart Fail, 2020, 13

（11）：e006977.

［5］FRAHM N，HECKER M，LANGHORST S E，et al. The risk of polypharmacy，comorbidities and drug-drug interactions in women of childbearing age with multiple sclerosis ［J］. Ther Adv Neurol Disord，2020，13：1–14.

第十章　少儿健康管理

何谈健康：

少儿健康管理主要包括喂养/营养补充、生长发育、疫苗接种等，每一个细节都需要关注。例如，婴儿4～6月龄就要开始添加辅食。出生后数日即可开始补充维生素D，补充剂量为400 U/d，至出生后2～3岁。2岁以下婴幼儿是维生素A缺乏的高危人群，维生素A缺乏高危地区儿童维生素A补充剂量为1500 U/d。4～6月龄后的婴幼儿，需要通过食物增加锌摄入，预防锌缺乏。早产儿及低出生体重儿建议3～6月龄进行缺铁筛查。新生儿做听力筛查1次。出生后28～30天开始进行视力初筛，以后每年筛查1次。1～36月龄间，每月测量身高/体重1

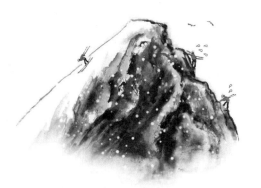

人生有两段路要走
一段是必须走的路
一段是想走的路
必须走的路先走好
才有机会走想走的路

小林漫画

次。6月龄开始口腔卫生风险评估，第一颗乳牙萌出后开始刷牙，1岁开始龋齿风险评估。6～18月龄前行尿道下裂排查。18月龄前行隐睾排查。女童8～13岁、男童9～14岁第二性征开始发育，提前或推迟均需注意。运动对少儿健康非常重要。研究表明，运动是对孩子大脑最好的投资，是孩子坏情绪最好的解药。离运动场越近，离焦虑和抑郁就越远。弱不禁风的身体，撑不起孩子的未来。WHO 强烈推荐：儿童和青少年平均应进行至少 60 分钟/天的中等强度到高强度的运动，主要是有氧运动；每周至少 3 天应进行高强度的有氧运动，以及增强肌肉和骨骼的运动。"青春就是奔跑。"儿童疫苗接种参见国家免疫规划疫苗儿童免疫程序表（2021 年版）。

婴　儿　期

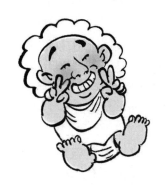

居 住 环 境

　　婴儿自身温度调节能力差，所居住环境的温度以 18～24 ℃为宜，过低容易发生新生儿硬肿，过高则易出现婴儿发热，同时也应避免捂热。6月龄内婴儿出现发热（体温超过 37.3 ℃）均应及时就诊。

喂　　养

　　母乳喂养是 WHO 推荐的首选婴儿喂养方式，母乳喂养的益处已然众所周知，如果条件允许，母乳喂养可坚持至 2 岁。无论是母乳喂养或者是配方奶喂养，抑或是混合喂养，均是为了使婴儿正常生长与发育。根据国家婴幼

393

儿喂养建议，喂养婴儿时须注意以下事项。

1. 喂养量

按需喂养是婴儿喂养的基本原则。母乳喂养时难以判断婴儿是否喂养量充足。一般而言，体重增长好，生长正常，每日尿量（可以通过称量尿片的方式来预估婴儿的奶量；也可以通过小便次数来评价，一般出生后 7 天以上的新生儿排尿次数大于 6 次/天）适当，喂养后不哭闹、睡眠安稳，则提示喂养量充足。如果连续 2 个月体重增长不足，喂养后仍哭闹，睡眠不安稳，则应注意是否存在喂养量不足，如不足则需补充喂养。4～6 月龄的婴儿奶量可达 800～1000 mL/d。

正确按需纯母乳喂养的婴儿，6 月龄内无须额外补充水分。配方奶喂养的婴儿，可按每日 10～20 mL/kg 适当补充水分。

2. 喂养频次

1 月龄内婴儿每 2～3 小时喂养 1 次；1～3 月龄则可延长至 3～4 小时喂养 1 次（5～7 次/日）；4～6 月龄则可至 4～6 小时喂养 1 次（4～5 次/日），可停夜奶。

3. 配方奶的配制

配制配方奶时，舀取一平勺奶粉，避免压实或摇晃磕碰。奶粉过多可导致配制过浓，加重婴儿肾脏负担；配制过稀则可诱发营养不良，体重增长不足。室温下放置超过 1 小时的配方奶应该弃去。

4. 辅食添加

婴儿达到 4～6 月龄，且每日喂养 5 次时奶量就能达到 800～900 mL 以上时，说明婴儿达到接受其他食物的条件。此时可以在不影响奶量的情况下，开始引入辅食。4～6 月龄是辅食引入的关键窗口期，辅食的引入不得晚于 8 月龄。辅食的作用是引导婴儿由乳类过渡至普通食物，所以辅食也应由精细过渡至普通食物质地（第一阶段食物，泥状；第二阶段食物，末状—碎状—指状）。正确的食物质地过渡有利于训练婴儿正常的咀嚼功能及饮食习惯。7～8月龄可以开始加入第二阶段食物，可在出生后6～12月内完成以上食物质地的过渡，但2岁后儿童的消化系统才能完全接受成人普通食物。需要注意的是，1岁以内婴儿添加辅食的过程中，仍需要保证600～800 mL/d的奶量。3岁以前避免摄入坚果类食物。

辅食添加的过程，也应注意引入进食技能。比如用勺喂养，用杯喂养，婴儿自己手抓食物进食，学会自己用勺子。

5. 特殊喂养

早产儿、低出生体重儿、小于胎龄儿的早期可能需要特殊奶粉喂养；合并湿疹、牛奶蛋白过敏的婴儿也可能需要特殊奶粉喂养，应每3～6个月重新评估以调整特殊奶粉的治疗时间；乳糖不耐受婴儿需要使用无乳糖配方奶或添加乳糖酶。在遵医嘱使用特殊奶粉喂养后改为普通奶粉（转奶）时，或因故需要更改配方奶品牌时均需注意慢慢转奶。如从每日替换一顿奶到每日替换两顿再到每日替换三顿，最后至全部替换，节奏根据具体情况而定。

排尿：新生儿一般在出生后24小时内排尿，尿量多少与喂养量有关。如出现血尿、尿道口充血，则应及时就诊。

粪便：出生后3～4天内胎便（墨绿色）可排净。母乳喂养的婴儿出生后1月内大便次数可多达6～8次/天，呈黄色膏状。配方奶喂养的新生儿大便次数则相对较少，为2～5次/天。到3～4月龄时大便次数减少，添加辅食后可减少到1～2次/天。如大便次数过少或过多、稀水样便、泡沫样便、大便酸臭、大便带血丝，且体重增长欠佳、腹胀、面部有湿疹等均应及时就诊。

生 长

每个新生儿出生后，所在辖区的居委会均会进行访视，并提供婴幼儿保健手册，包含1～36月龄间的随访，可根据手册的计划进行婴幼儿基本保健，包括体重、身长、头围、大动作发育情况。出生后7天内存在生理性体重下降期，并在10天内体重回升至正常；出生后1月龄时体重可增长1～1.5 kg，身长可增长4～5 cm；出生后3月内平均每月体重增长0.97 kg，身长增长3.25 cm，此后身长和体重增长的速度渐渐减慢。体重进行性偏离既有的水平，如1月龄时评价为"中"，3月龄为"中下"，或体重持续无增长则应及时进行医疗咨询。经过疾病控制、营养调整后，2～3岁时身长、体重仍低于正常同性别同龄儿 −2SD 以下，应前往儿童内分泌专科就诊。

皮　肤

新生儿红斑：30%～70% 的足月新生儿，可出现全身皮肤散在大小不等的玫瑰红色片状疹，中心部位可有丘疹，为新生儿红斑。新生儿红斑为良性生理反应，一般在数日内自行消退，无须处理。

新生儿痤疮：新生儿出生后 1～2 周时出现的面部粉刺样皮疹，分布在额、鼻部、面部皮肤，为新生儿痤疮，与母体雌激素有关系，日常清洁、预防继发感染即可，一般 1 月内可自行消退。

尿布皮炎：婴儿尿布区皮肤易发生皮炎，需注意勤换尿片；大便次数过多时也可能导致尿布皮炎难以痊愈。护理原则为皮肤保湿、局部干爽、预防感染。

新生儿黄疸：新生儿可出现皮肤黄染。正常足月儿生理性黄疸一般最迟 2 周消退。根据日龄、危险因素（新生儿窒息、母亲 O 型血、出生低体重、低血糖症等）不同，需处理的皮测胆红素值界值不同，应遵医嘱定期监测皮测胆红素值，并评价是否需要治疗，严重的黄疸可能导致核黄疸，是严重的不可逆神经系统后遗症。充分喂养及排便通畅都可以促进黄疸的消退。皮肤黄染持续不退或退而复现，且大便颜色渐渐变白，呈白陶土样便，应及时就医排除胆道闭锁，避免延误治疗时机。纯母乳喂养的婴儿可能发生母乳性黄疸，可持续 1～3 个月，但皮肤黄染程度较轻，一般情况好，停母乳 48～72 小时后症状可明显减轻。

疫 苗 接 种

国家免疫规划疫苗：2021 年国家免疫规划疫苗儿童免疫程序说明对疫苗接种做出了说明，程序表上的接种年龄是疫苗所能接种的最小年龄。

乙肝疫苗应在 12 月龄内完成接种；卡介苗在 3 月龄内完成接种（未及时接种则需根据具体情况决定是否补种，没有卡疤形成者不再补种）；脊髓灰质炎疫苗第 3 剂、百白破疫苗第 3 剂、麻风疫苗、乙脑减毒活疫苗第 1 剂（乙脑灭活疫苗第 2 剂）应在 12 月龄内完成接种；A 群流脑多糖疫苗在 18 月龄内完成接种；百白破疫苗第 4 剂、麻腮风疫苗及甲肝疫苗第 1 剂在 24 月龄内完成接种；乙脑减毒疫苗第 2 剂（乙脑灭活疫苗第 3 剂）及甲肝疫苗第 2 剂在 3 周岁内完成接种；A 群 C 群流脑多糖疫苗第 1 剂在 4 周岁内完成接种；脊髓灰质炎疫苗第 4 剂在 5 周岁内完成接种；白破疫苗、A 群 C 群流脑多糖疫苗第 2 剂、乙脑灭活疫苗第 4 剂在 7 周岁内完成接种。未按时完成接种者应咨询补种流程。

其他疫苗：如轮状病毒疫苗、流感疫苗、肺炎链球菌疫苗、肠道病毒 A71（EV-A71）型灭活疫苗（预防手足口病）等。非免疫规划疫苗是自行选择并自费接种的疫苗。根据国家卫生健康委发布的对上述四类疾病防治指南或共识，此类疫苗的接种不仅可降低感染率，且即使发生感染，也可减少发展为重症状态的概率。轮状病毒疫苗在 6 周龄以上的儿童应尽早接种，超过 2 岁不建议接种。流感疫苗可对 6 月龄以上儿童提供保护。2 月龄以上的儿童可以开始肺炎链球菌 13 价疫苗基础程序的接种。EV-A71 导致的手足口病的预防可接种 EV-A71 型灭活疫苗，可保护 6 月龄至 5 岁儿童，建议 12 月龄内接种完。

疾 病 预 防

从婴儿期就要注意疾病的防治。

1. 维生素 D 缺乏症

出生后数日即可开始补充维生素 D，补充剂量为 400 U/d，至出生后 2 ～ 3 岁；早产儿、双胎儿、低出生体重儿则应补充 800 ～ 1000 U/d，3 月龄后改为 400 U/d。配方奶喂养、夏天户外阳光接触充足时可适当减少补充量，但需避免烈日下暴晒。婴幼儿期在喂养量足够且规范补充维生素 D 的情况下无须额外补钙。

2. 缺铁

6 ～ 24 月龄婴幼儿、母亲孕期未补铁的婴幼儿、早产儿、低出生体重儿、牛乳喂养儿童均为缺铁高危人群。故早产儿及低出生体重儿建议 3 ～ 6 月龄进行缺铁筛查；出生后 4 ～ 6 月龄仍为纯母乳喂养的婴儿需进行缺铁复查，人工喂养婴儿、单纯牛乳喂养的婴儿则在 9 ～ 12 月龄进行缺铁筛查，需监测红细胞及血红蛋白值，并进行预防或治疗性补铁。

3. 其他微量元素缺乏

2 岁以下婴幼儿是维生素 A 缺乏的高危人群，因婴儿出现湿疹而母亲进行饮食回避的进行母乳喂养的婴幼儿更容易发生维生素 A 缺乏。维生素 A 缺乏高危地区儿童维生素 A 的补充剂量为 1500 U/d。肝脏、绿叶蔬菜、黄色的水果和蔬菜都含有丰富的维生素 A。4～6 月龄后的婴幼儿，母乳已无法满足足够的锌来源，需通过辅食补充，摄入富含锌的辅食如肉类、肝脏等均有助于增加锌摄入，预防锌缺乏。

4. 食物过敏

婴幼儿食物过敏的发生率高达 5%。遗传因素、过早或过晚引入固体食物是食物过敏的高危因素。牛奶蛋白过敏的表现包括反流、呕吐、腹泻、便秘、便血、缺铁性贫血、湿疹、眼唇肿胀、咳嗽、喘息，这些都是能及时发现的症状；另外，有些婴幼儿可能仅表现出生长迟缓、体重增长欠佳的症状，故发生牛奶蛋白过敏时均应及时就诊。预防牛奶蛋白过敏包括对过敏高风险婴儿母乳喂养至少至 4 月龄、对不能纯母乳喂养的高风险婴儿采用低敏配方奶喂养、避免过早或过晚添加辅食。

5. 听力障碍

正常的听力才能保证儿童正常的语言学习。婴幼儿的听觉能力需较长时间才能达到成年人水平。我国正常的新生儿耳聋合并发病率为 0.2%。50% 的先天性听力障碍儿童通过常规体检或者父母识别难以在 1 岁内发现听力障碍。

婴幼儿听力发育的标志性事件如下：1 月龄内对声音有惊跳反应，4 月龄内会寻找声源，8 月龄内对自己的名字有反应、对成人指令有反应，1 岁内确定声源、注意电视的内容。4～9 月龄期间开始咿呀学语，最晚不超过 11 月龄，这是语言发育的重要阶段性标记，4～9 月龄是听力及语言学习的关键期。6 月龄内发现听力障碍并纠正儿童语言理解及表达能力的效果明显好于 6 月龄后发现者。

早期诊断听力障碍是预防听力损害儿童语言发育的唯一重要因素，而重要策略之一就是新生儿听力筛查。我国政府已在 2000 年开始对全国的新生儿广泛开展听力筛查。听力筛查未通过者，应遵医嘱在 3 月龄内完成听力筛查流程，如确认听力障碍，应在 6 月龄内进行干预。

6. 视力筛查

正常儿童视觉发育需要光的刺激，故有高危因素的新生儿，如早产儿、小于胎龄儿、家族有低视力者，出生后 28 ～ 30 天应开始进行视力初筛。视力障碍容易发现，但弱视、斜视、屈光不正则需要通过视力筛查才能发现，一般在 6 ～ 12 月龄筛查 1 次，以后每年 1 次。

心理行为发育

儿童大运动发育里程碑：3 月龄抬头稳、6 月龄扶坐、8 月龄坐稳、7 ～ 8 月龄会爬、11 月龄站立、15 月龄独走、2 岁时可以双足并跳。大运动发育出现延迟应及时就诊评价精神运动发育状况（详见表 10 – 1）。

表 10 – 1　小儿神经精神发育进程

年龄	粗、细动作	语言	适应周围任务的能力与行为
新生儿	无规律、不协调动作；紧握拳	能哭叫	铃声使全身活动减少
2 个月	直立及俯卧位能抬头	发出和谐的喉音	能微笑、有面部表情；眼随物转动
3 个月	仰卧位变为侧卧位；用手摸东西	咿呀发音	头可随看到的物品或听到的声音转动 180°；注意自己的手
4 个月	扶着髋部时能坐；可在俯卧位时用两手支持抬起胸部；手能握持玩具	笑出声	抓面前物体；自己玩弄手，见食物表示喜悦；较有意识地哭和笑
5 个月	扶腋下能站得直；两手各握一玩具	能喃喃地发出单词音节	伸手取物；能判别人声；望镜中人笑
6 个月	能独坐一会；用手摇玩具	—	能认识熟人和陌生人；自拉衣服；自握足玩

续上表

年龄	粗、细动作	语言	适应周围任务的能力与行为
7个月	会翻身；会自己独坐很久；将玩具从一手换入另一手	能发"爸爸""妈妈"等复音，但无意识	能听懂自己的名字；自握饼干吃
8个月	会爬；会自己坐起来、躺下去；会扶着栏杆站起来；会拍手	重复大人所发简单音节	注意观察大人的行动；开始认识物体；两手会传递玩具
9个月	试独站；会从抽屉中取出玩具	能懂几个较复杂的词句，如"再见"等	看见熟人会手伸出来要人抱；或与人合作游戏
10～11个月	能独站片刻；扶椅或推车能走几步；拇、示指对指拿东西	开始用单词，一个单词表示很多意义	能模仿成人的动作；招手、挥手表示"再见"；抱奶瓶自食
12个月	独走；弯腰拾东西；会将圆圈套在耍棍上	能叫出物品名字，如灯、碗；指出自己的手和眼	对人和食物有喜憎之分；穿衣能合作；用杯喝水
15个月	走得好；能蹲着玩；能叠一块方木	能说出几个词和自己的名字	能表示同意、不同意
18个月	能爬台阶；有目标地扔皮球	能认识和指出身体各部分	能表示要拉大、小便；懂命令；会自己进食
2岁	能双脚跳；手的动作更准确；会用勺子吃饭	会说2～3个字构成的句子	能完成简单的动作，如拾起地上的物品；能表达喜、怒、怕、懂
3岁	能跑；会骑三轮车；会洗手、洗脸；脱、穿简单衣服	能说短歌谣，数几个数	能认识画上的东西；认识男、女；自称"我"；表现自尊心、同情心、害羞
4岁	能爬梯子；会穿鞋	能唱歌	能画人像；初步思考问题；记忆力强、好发问
5岁	能单腿跳；会系鞋带	开始识字	能分辨颜色；数10个数；知道物品用途及性能

续上表

年龄	粗、细动作	语言	适应周围任务的能力与行为
6～7岁	能参加简单劳动，如扫地、擦桌子、剪纸、做泥塑、结绳等	能讲故事；开始写字	能数几十个数；可简单加减；喜独立自主

资料来源：王卫平、孙锟、常立文：儿科学（第9版），人民卫生出版社，2018年。

（郭　松　马华梅）

参考文献

［1］ 中华预防医学会儿童保健分会. 中国儿童维生素A、维生素D临床应用专家共识［J］. 中国儿童保健杂志，2021，29（1）：110－116.

［2］ 中华医学会血液学分会红细胞疾病（贫血）学组. 铁缺乏症和缺铁性贫血诊治和预防多学科专家共识［J］. 中华医学杂志，2018，98（28）：2233－2237.

［3］ 中华人民共和国国家卫生和计划生育委员会. 国家免疫规划疫苗儿童免疫程序及说明（2016年版）［J］. 中国病毒病杂志，2017，7（2）：81－86.

儿 童 期

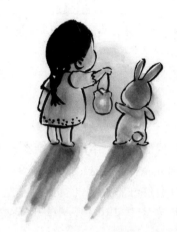

人生的旅程就是这样
用大量的时间迷茫
在几个瞬间成长

小林漫画

　　6 月龄后，母体给予的免疫性抗体水平降低，儿童开始容易发生感染性疾病。因此除营养性疾病外，儿童期的保健还需注意其他问题，如感染性疾病、牙齿发育、心理健康等。

感染性疾病

1. 呼吸道感染

　　1）普通上呼吸道感染：幼儿每年可感冒 2～6 次，甚至可达 8 次。其包括普通感冒、急性鼻窦炎、中耳炎、扁桃体炎、喉炎、会厌炎等。90% 的上呼吸道感染由病毒感染引起,为自限性疾病,病程一般 3~7 天,个别 10~14 天。但病毒感染容易继发细菌感染,所以当病程超过 7 天时,尤其是 3 岁内婴幼儿,应注意是否存在继发细菌感染或存在并发症,如支气管肺炎等。

治疗方面:主要是对症治疗,如退热、补足水分,减轻症状,无证据时一般不建议应用利巴韦林(病毒唑)、金刚烷胺等抗病毒治疗。

预防:加强体格锻炼、提倡母乳喂养、防治维生素 D 缺乏或营养不良、接种流感疫苗。

2)急症上呼吸道感染:急性喉炎、急性会厌炎。

(1)急性喉炎:多见于 6 月龄至 3 岁的婴幼儿,冬春季易发。早期见上呼吸道感染症状如发热、流涕、咳嗽,很快出现声音嘶哑,咳嗽声音呈犬吠样,病情进展快,严重时可导致窒息,应引起家长的高度重视。夜间病情加重,故不应等待,如出现急性喉炎迹象,应及时就诊。

(2)急性会厌炎:多见于 2~5 岁小儿,主要表现为高热、咽喉疼痛、吞咽困难、流涎、呼吸困难。起病突然,病情进展迅速,可能很快窒息,及时治疗方可获得痊愈,起病 24 小时内均应留院观察。

3)儿童常见传染病。

(1)流行性感冒(简称"流感"):根据《儿童流感诊断与治疗专家共识(2020 年版)》,流感病毒由呼吸道传播,潜伏期 1~4 天,小于 2 岁的婴幼儿及有基础病的儿童是重症流感的高危人群。儿童流感表现为突发高热、咳嗽、头痛、全身肌肉疼痛、咽痛、乏力、食欲减退等。新生儿流感少见、婴幼儿流感不典型,可能仅表现为嗜睡、拒奶、呼吸暂停,但常有严重的合并症,如支气管肺炎、脑膜炎等,故小于 2 岁的婴幼儿患流感时应及时就诊,及早发现重症迹象。

治疗方面:起病 48 小时内抗病毒治疗,疗程 5 天。3~5 天仍无好转,有继发细菌感染的可能,应及时复诊。

预防:①疫苗:6 月龄以上婴幼儿、有基础病的儿童、家有 6 月龄以下婴儿需要看护的成人均应接种流感疫苗,孕妇接种疫苗所产生的抗体也可保护胎儿。②药物预防:根据医嘱评判是否需要药物预防流感。③非药物预防:佩戴口罩,保持良好的个人卫生习惯,包括勤洗手。在流感流行季节,尽量避免去人群聚集场所,避免接触呼吸道感染患者。出现流感样症状后,要保持良好的呼吸道卫生习惯,咳嗽或打喷嚏时用纸巾、毛巾等遮住口鼻,咳嗽或打喷嚏后洗手,尽量避免触摸眼睛、鼻或口。家庭成员出现流感患者时,要尽量避免相互接触。带有流感症状的患儿去医院就诊时,应同时做好患儿及自身的防护(如戴口罩),避免交叉感染。学校、托幼机构等集体单位中出现流感样病例时，患儿应居家休息，减少疾病传播。

（2）手足口病：根据《手足口病诊疗指南（2018 年版）》，手足口病是一种肠道病毒感染导致的儿童常见传染病，5 岁以下儿童易感，通过接触传播，患者所接触的所有物品均是传染源，还可通过呼吸道传播。潜伏期 3 ～ 10 天。

出疹期表现为发热、皮疹（丘疹、疱疹，疱疹周围有红晕，分布在手、足、口腔黏膜、臀部），可伴有咳嗽、流涕、食欲欠佳；婴幼儿可由于口腔内疱疹疼痛而流涎、拒食。绝大多数普通型及曾接种过疫苗者病程仅止步于此，甚至只表现为口腔黏膜疱疹，1 周左右好转，病后 2 ～ 4 周有脱甲表现，新甲将于病后 1 ～ 2 月长出。

年龄小于 3 岁、病程 3 天内持续高热难以退热、出现神经系统症状（精神萎靡、头痛、眼球震颤、剧烈呕吐、震颤、惊跳、肢体抖动、站立不稳、坐不稳）提示可能存在重症表现，应及时就诊，并遵医嘱治疗。

治疗方面：普通型患者对症支持治疗，注意隔离、口腔及皮肤护理、清淡饮食、退热，早期抗病毒药物喷喉可缩短病程，减轻口腔黏膜疼痛症状。及早发现重症趋势并就诊是避免死亡的重要措施。

预防：①保持良好的个人卫生习惯，包括勤洗手、玩具等常消毒。②接种疫苗：EV-A71 灭活疫苗可保护 6 月龄以上的婴幼儿。接种疫苗可降低手足口病感染率、降低发生重症手足口病风险。

2. 消化道感染：腹泻（轮状病毒肠炎、诺如病毒肠炎）

6 月龄至 2 岁婴幼儿腹泻发病率高，1 岁以内占一半。秋冬季节的婴幼儿腹泻 80% 由病毒（包括轮状病毒、诺如病毒等）感染引起。

1）轮状病毒肠炎：通过接触传播、呼吸道传播；潜伏期 1 ～ 3 天。起病表现为发热、上呼吸道感染症状、呕吐，随后出现腹泻，呈稀水样便、蛋花样便，大便次数多。病程 3 ～ 8 天。

2）诺如病毒肠炎：是集体机构急性暴发性胃肠炎的首要病因。通过接触传播、呼吸道传播；潜伏期 12 ～ 36 小时。主要表现为腹痛、恶心、呕吐、腹泻，可有发热、头痛、乏力、肌肉疼痛。急性病程一般 12 ～ 72 小时，自然病程 3 ～ 7 天。

治疗方面：腹泻需注意的是预防脱水，保证液体摄入。出现精神萎靡、眼窝凹陷、前囟凹陷、哭时无泪、口唇干燥、排尿量减少、剧烈呕吐均应及时就诊。轮状病毒肠炎可添加乳糖酶以减轻腹泻症状，可在腹泻好转后

2～4周停用，以待肠黏膜上皮细胞的乳糖酶完全恢复。

预防：①保持良好的个人卫生习惯，包括勤洗手，玩具、毛巾等常消毒。②接种疫苗：轮状病毒疫苗接种有助于降低感染率，减轻病情严重程度。③集体机构出现胃肠炎暴发时，应停课。

牙 齿 发 育

1. 牙齿的发育

乳牙：出生时已萌出的牙齿为诞生齿；出生后30天内萌出的牙齿为新生齿。如牙齿松动易发生脱落误吸，应拔除。另因影响哺乳，下切齿易损伤舌系带，必要时也应拔除。

乳牙一共20颗。13月龄时乳牙还未萌出，则为乳牙萌出延迟，3岁时乳牙未出齐，均应就诊。恒牙一共28～32颗。

出牙是重要的发育标志。出牙可出现初生牙齿区域间歇性局部不适、流涎、全身烦躁不适、发热等，发热一般不超过38.3℃。减轻出牙不适有很多方法，如啃食磨牙棒、啃咬冰冻的奶嘴等。

口腔卫生：美国儿童牙科协会建议口腔卫生应在第一颗乳牙萌出即开始进行，每天2次用软牙刷清洁牙齿。第一颗牙萌出后，不轻易夜间哺乳。1岁时开始使用杯子，并停用奶嘴。减少糖摄入，优先吃捣碎的果泥或者水果而不是果汁。根据牙科医生的建议补充氟化物。

不健康的非营养性的口腔习惯（例如吮吸手指或奶嘴、磨牙症和张口呼吸）可能会向牙齿和牙槽结构施加推力，造成牙齿和牙槽骨发育异常。应避免养成不良的口腔习惯。

2. 龋齿的防治

40%的儿童在上幼儿园前存在龋齿。根据美国儿童牙科协会建议，口腔卫生风险评估应在6月龄开始提供，包括口腔卫生、优化氟化物暴露以及口腔疾病风险。1岁开始定期牙科门诊随访。应进行口腔卫生及龋齿风险评估，促进良好的儿童自身及家庭口腔保健措施。

心 理 健 康

1. 遗尿

遗尿是指 5～6 岁儿童每月至少发生 2 次夜间睡眠中不自主漏尿症状，7 岁及以上儿童每月至少尿床 1 次，且连续 3 个月以上，没有明显精神和神经异常。遗尿应及时诊治及干预。由于遗尿对生活质量及儿童心理的影响，对于大龄儿童及青少年，可适当放宽诊断标准，积极治疗。

2. 注意力缺陷

正常儿童有意注意维持时间为 5～6 岁维持 10～15 分钟，7～10 岁维持 15～20 分钟，如出现注意缺陷、多动、冲动等，应考虑专业医疗咨询。

3. 孤独症谱系障碍

孤独症谱系障碍（autism spectrum disorders，ASD）诊断不难，但应早期诊断及干预。在没有听力障碍的情况下，2 岁内可以发现一些警示指标：6 月龄后不能逗笑；10 月龄对自己名字没有反应；12 个月没有咿呀学语、没有模仿、没有目光追随、对外界没有兴趣；16 个月不说词汇、对语言反应少；18 个月不能手指指物或眼睛追随他人手指指向，没有给予行为；24 月龄没有自发的双词短语；出现语言或社交功能倒退。2017 年中华儿科杂志发表的孤独症谱系障碍儿童早期识别筛查和早期干预专家共识建议，如 2 岁内出现以下"五不"行为，应及时就诊。

（1）不（少）看：指目光接触异常，对有意义的社交刺激的视觉注视缺乏或减少，对人尤其是人眼部的注视减少。

（2）不（少）应：包括叫名反应和共同注意（joint attention，JA）。幼儿对父母的呼唤声充耳不闻、叫名反应不敏感通常是家长较早发现的 ASD 表现之一。

（3）不（少）指：即缺乏恰当的肢体动作，无法对感兴趣的东西提出请求。

（4）不（少）语：多数 ASD 患儿语言出现延迟。

（5）不当：12 月龄不恰当的物品使用及相关的感知觉异常。其中，言语的不当也应该注意，表现为正常语言出现后言语的倒退，如难以听懂，出现重复、无意义的语言。发现警示指标，应及时就诊。

（郭　松　马华梅）

参考文献

［1］国家呼吸系统疾病临床医学研究中心，中华医学会儿科学分会呼吸学组. 儿童流感诊断与治疗专家共识（2020 年版）［J］. 中华实用儿科临床杂志，2020，35（17）：1281 – 1288.

［2］中华人民共和国国家卫生健康委员会. 手足口病诊疗指南（2018 年版）［J］. 中华临床感染病杂志，2018，11（3）：161 – 166.

［3］黎海芪. 儿童保健学［M］. 北京：人民卫生出版社，2016.

青　春　期

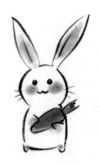

你还有大把时间
去把自己变得更棒

　　青春期是从第二性征发育开始至性成熟。1985 年联合国大会将青少年期定义为 10 ～ 24 岁年龄阶段，青少年经历一系列内分泌代谢变化、生长突增、脑结构重建和心理功能逐渐成熟，而后体格生长停止和社会与人格发育的相对稳定。青春期时传染性疾病较儿童期减少，但非传染性疾病增加，且青少年期开始的不良行为将影响成年期。

青春期第二性征发育

　　女童在 8 岁前、男童在 9 岁前出现第二性征发育，需注意性早熟，应及时就诊评估，以防影响成年终身高及少年心理发育；除此之外，女童在 13 岁后、男童在 14 岁后未出现第二性征发育，需考虑性发育延迟，也应及时就诊。

　　女童青春期发育分五期，首发特征表现是乳房发育，9 ～ 11 岁开始。随后出现阴毛、腋毛。12.5 ～ 13 岁月经初潮发生，为青春后期，月经初潮是女孩性成熟的标志。初潮后 1～3 年可出现无排卵性月经，月经不规则，3～5 年后月经规则（图 10－1）。青春期发育过早、过晚、进程过快都应及时就诊。

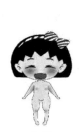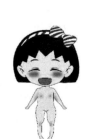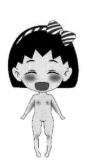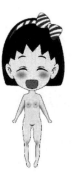

Ⅰ期
年龄：9～10岁
幼儿乳房
阴毛：无

Ⅱ期
年龄：10～12岁
乳房：芽孢状隆起，乳晕增大
阴毛：稀少，分布于大阴唇

Ⅲ期
年龄：12～13岁
乳房、乳晕半圆
阴毛：卷曲，耻骨联合上

Ⅳ期
年龄：13～15岁
乳晕突出乳房
阴毛卷曲增多

Ⅴ期
年龄：15岁以上
成人型乳房
阴毛：成人"倒三角形"分布

图 10－1 女性生长发育分期

男童的青春期发育启动不易察觉，以睾丸增大为特征性表现，11～13 岁开始。随后出现阴毛、腋毛。喉结、胡须及变声的出现是青春后期表现。首次遗精为 14～15 岁，遗精是男性性成熟的标志（图 10－2）。

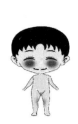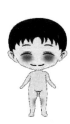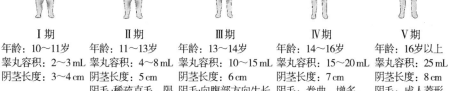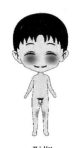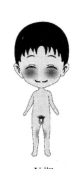

Ⅰ期
年龄：10～11岁
睾丸容积：2～3 mL
阴茎长度：3～4 cm

Ⅱ期
年龄：11～13岁
睾丸容积：4～8 mL
阴茎长度：5 cm
阴毛:稀疏直毛，限阴茎根部

Ⅲ期
年龄：13～14岁
睾丸容积：10～15 mL
阴茎长度：6 cm
阴毛:向腹部方向生长

Ⅳ期
年龄：14～16岁
睾丸容积：15～20 mL
阴茎长度：7 cm
阴毛：卷曲，增多，增粗

Ⅴ期
年龄：16岁以上
睾丸容积：25 mL
阴茎长度：8 cm
阴毛：成人菱形分布

图 10－2 男性生长发育分期

青春期启动的时间及青春期第二性征出现的顺序异常、进程过短都属于异常，应及时就诊咨询与评价，避免出现不良后果。

青春期生长

青春期生长是人生的第二个生长高峰期，身高突增是青春期的特点。

女童在青春期发育Ⅱ期（乳房发育后半年至 1 年）开始生长加速，每年约长 8 cm，一般持续 3 年左右，初潮后生长速度明显降低，初潮后 2 年骨骺闭合，至生长停止还能长 5 ～ 7 cm，到 17 岁时生长基本停止。女童在青春期可获得的身高约 25 cm。

男童在青春期发育Ⅲ期开始生长加速，每年长 7 ～ 8 cm，13 ～ 14 岁时生长速度最快，每年可达 10 cm，遗精后（约 16 岁）开始生长减速，18 ～ 20 岁生长基本停止。男童在青春期可获得的身高约 28 cm。

在青春期最大限度发挥生长潜能离不开规律适当的运动。弹跳类运动可促进生长，该类运动包括跳绳、篮球运动等。同时正确的运动方式也很重要。运动量为每天 60 分钟以上的中等强度身体活动、每周至少 3 天。

身高突增期提前可导致停止生长的时间提前，导致成年终身高受到影响，应及时就诊。青春期生长速度低于 7 厘米/年考虑为生长迟缓，应及时就诊。

青春期常见困扰

1. 月经异常

正常的月经表现为月经周期 21 ～ 35 天，平均 28 天。年龄 >16 岁，第二性征已发育，月经还未来潮，或者正常月经周期建立后，月经停止 6 个月以上，或按自身原有月经周期停止 3 个周期以上，称为闭经。

每次月经持续时间称为经期，一般 3 ～ 8 天，平均 4 ～ 6 天。经量为一次月经的总失血，正常为 20 ～ 60 mL，一片卫生巾吸满 2/3 大约为 5 mL，经量超过 80 mL 为月经过多。

2. 青春痘

青春痘表现为痤疮、脓疱、结节、囊肿、瘢痕等，常伴皮脂溢出、毛孔粗大，可能影响形象及心理。严重的青春痘应注意是否存在继发感染、特殊病原体感染及内分泌激素代谢异常，特别是合并肥胖、多毛、月经不规则或闭经等时，应及时到儿科内分泌专科就诊。

3. 乳房发育

乳房发育是女孩青春期发育的首个特征。女性 9 岁左右乳房开始发育，可能有乳腺肿痛且可能出现左右乳房不对称，发育进程不一致。应对女孩进行适当的青春期宣教，以正确心态面对青春期的身体变化。

4. 青春期心理变化

青春期认知发展，开始有抽象思维能力，开始有逻辑性知觉，空间想象能力提高，富有创造特点，集中注意力时长可达 40 分钟。发育较早的青少年有发生行为问题的危险性，须及时发现与纠正。在青春期独立的过程中，可能出现感情易于激动、不愉快、郁闷、不安，态度也可能粗鲁甚至出现对抗心理及行为，这是反抗期的表现，俗称叛逆期。待其对情感的自我调节能力和控制能力有所改善后，则可渡过反抗期。青春期是意志发展、自我意识发展及道德发展的重要时期，适于培养优良的意志和道德品质。

宣教正确的性行为，了解正常的性发育过程，可帮助青少年正确认识人体生理及发育，正确认识性发育过程，防止过早性行为。

（郭　松）

参考文献

中华医学会儿科学分会内分泌遗传代谢学组，《中华儿科杂志》编辑委员会.
中枢性性早熟诊断与治疗共识（2015）[J]. 中华儿科杂志，2015，53（6）：
412 - 418.

第十一章　心理体检

何谈健康：

心理健康关系到我们的幸福。总是不开心、兴趣低落，或总是紧张、焦虑、烦躁、担忧，就要小心了，体检时顺便做做心理筛查，及早发现问题，寻求医生帮助。心理问题可以治疗。心理体检，幸福的小测验！

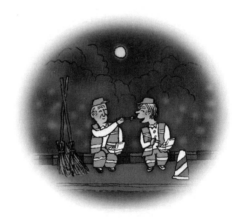

幸福不是拥有最好的一切
而是把当下一切变得最好

小林漫画

随着经济的发展、社会的不断进步，人们的健康意识也日益提高，定期进行健康体检成为人们的生活需求。1989 年联合国世界卫生组织（WHO）对健康做了新的定义，即"健康不仅是没有疾病，而且包括躯体健康、心理健康、社会适应良好和道德健康"。由此可见，心理健康是健康的重要组成部分。现代社会每个人都有精神压力，都存在或多或少的心理问题，而且，人的心理状态常处于动态的变化之中。因此，定期进行心理状况评估也应该是健康体检的必要组成部分。

心理体检的定义及方法

心理体检，就是依据心理学理论，由专业技术人员通过使用科学的心理测量方法及测评量表，对受检者的心理健康状况及心理素质进行系统评估。心理体检的方法就是使用专业的心理测评问卷对受检者进行评估。问卷分两类：一类是自评问卷，由参加体检的个人在专业心理体检工作人员指导下自己完成；另一类是他评问卷，由专业体检工作人员根据对参加体检人员的观察和提问填写。体检方式有纸笔作答和计算机呈现两种。

心理体检的作用

就个体而言，通过心理体检能够了解受检者的心理状态，筛查出易感人群，为其缓解工作压力、调节情绪提供有力依据；有助于及早干预，防止心理问题演变成严重的心理疾病，防止严重的心理危机出现；早期发现潜在的心理情绪障碍和影响心理健康的危险因素，及时诊断治疗；可以帮助个体了解自己的人格特征及行为倾向，帮助个体改善不良行为，塑造积极行为；可以评估个体能力倾向、职业倾向、创造力等，在个体面临重大选择前，为其提供可靠依据。另外，心理体检还可以帮助个体了解自己的婚恋方式、家庭环境状态、孩子教养方式等，为创造和谐家庭提供依据。于团体而言，心理体检可以帮助团体进行大规模心理健康水平筛查与评估，帮助企事业单位了解员工心理状态，预防危机事件发生；而且，心理体检还能够帮助企事业单位对员工能力水平、人格类型等进行评估，为其人员选拔、匹配、安置提供有力依据。

心理体检对象

心理体检对象较为宽泛，从年龄分布而言，心理体检可涵盖个体心理发展全部阶段；从职业状态而言，心理体检适用于各职业人员；从心理状态而言，心理体检的目标人群主要是处于健康状态和不良状态的个体，故心理体检适用于所有参加健康体检的人。医生建议以下人群尤其需要定期进行心理体检：一是慢性压力人群，如公务员、销售人员、中学生，其存在持续的压力，容易产生焦虑、抑郁的情绪。二是从事高压工作人群，如医生、警察、教师等，其长期精神高度紧张。三是强调沟通的劳动者，如服务行业人员，其负面情绪长期得不到宣泄。四是慢性病患者，其因躯体不适诱发负面情绪。五是新生和新入职者，其对学业、职业发展及人际关系感到焦虑，期望对自己的性格、心理特征、职业倾向有所了解。

心理体检的内容

心理状态测评既可以对心理健康水平进行评估，也可以用于心理疾病的筛查及辅助诊断。心理测评专业人员会根据不同体检者及个体需要选择不同的心理量表体检。一般心理状态测评的内容包括以下方面：

1. 情绪状态

用于了解人在某一段时间内的情绪状况、严重程度。如抑郁评估：采用9条目患者健康问卷（Patient Health Questionnaire-9，PHQ-9）进行评估。PHQ-9 是抑郁评估的筛查量表，应用简便、可自评，可用于抑郁的快速筛查。其他自评量表如抑郁自评量表（Self-rating Depression Scale，SDS）、Beck 抑郁问卷（Beck Depression Inventory，BDI）。他评量表最常用的是汉密尔顿抑郁评定量表（Hamilton Depression Scale，HAMD）。焦虑评估量表有：汉密尔顿焦虑评定量表（Hamilton Anxiety Scale，HAMA）、抑郁焦虑压力量表（The Depression Anxiety Stress Scale，DASS）、广泛性焦虑障碍量表（Generalized Anxiexy Disorde-7，GAD-7）、状态特质焦虑问卷（State-Trait Anxiety Inventory，STAI）。90 项症状自评量表（Symptom Checklist 90，SCL-90）和综合医院焦虑抑郁量表（Hospital Anxiety and Depression Scale，HADS）可以同时评定焦虑和抑郁。

2. 睡眠评估

使用匹兹堡睡眠质量指数量表（Pittsburgh Sleep Quality Index，PSQI）、阿森斯失眠量表（Athens Insomnia Scale，AIS）、Epworth 嗜睡量表（Epworth Sleepiness Scale，ESS）、失眠严重程度指数量表（Insomnia Severity Index，ISI）对失眠进行评估。睡眠信念与态度量表（Dysfunctional Beliefs and Attitudes about Sleep Scale，DBAS）用于评估睡眠相关的认知情况。

3. 记忆测试或痴呆筛查

常用的量表如下：简易精神状态检查（Mini-mental State Examination，MMSE），是一种认知筛查量表，内容覆盖定向、记忆、计算、语言、注意和视空间。蒙特利尔认知评估（Montreal Cognitive Assessment，MoCA），内容覆盖注意力、执行、记忆、语言、视空间、抽象思维、计算和定向。日常生活评定量表（Activity of Daily Living Scale，ADL），用于评估患者的日常生活能力。

4. 人格测试

通过问卷的方法对人格进行描述，广泛应用于人才选拔、人格测评、心理咨询和职业咨询等工作领域。最常用的量表有：艾森克个性问卷（Eysenck Personality Questionnaire，EPQ）、卡特尔 16 种人格因素问卷（the Sixteen Personality Factor Questionnaire，16PF）、明尼苏达多项人格调查问卷（Minnesota Multiphasic Personality Inventory，MMPI）、人格诊断问卷（Personality Diagnostic Questionnaire，PDQ4）等。

5. 职业测试

从员工的情绪衰竭、自我成就感、职业倦怠感、员工积极的心理素质状态等方面了解考察员工的情况。最常见的量表有：职业适应能力测试、职业倦怠测试等。

6. 婚恋家庭

用于了解受检查的婚姻状态、恋爱状态、爱情匹配度、子女教育心理等方面的情况。最常用的量表有：Olson 婚姻质量问卷（Evaluating and Nurturing Relationship Issues，Communication and Happiness，ENRICH）、家庭环境量表中文版（Family Environment Scale-Chinese Version，FES-CV）、子女教育心理控制源量表（The Parenting Locus of Control Scale，PLOC）。

7. 人际关系

人际关系的建立与发展会对人们的心理产生影响，人际关系的状况也反映一个人心理健康的发展水平。人际关系测验可了解参加体检人员的人际交往能力、沟通能力和合群性。最常用的量表有：人际关系综合评定测试、社会支持度测试等。

8. 儿童青少年

评估儿童青少年的注意力、学习态度等。最常用的量表有：Achenbach 儿童行为量表（Achenbach Child Behavior Checklist，CBCL），适用于 4 ～ 16 岁儿童，主要用于评定儿童的社交能力和行为问题，分为家长用、教师用和自填用量表（智龄在 10 岁以上儿童用）；Rutter 儿童行为问卷，分为父母用和教师用问卷，适用于学龄儿童；Conners 评定量表，包括父母用和教师用问卷，适用于 3 ～ 17 岁儿童。其他量表如学生发展趋势评估量表、学习态度测试问卷、中学生一般人际关系测量等。

心理体检的注意事项

（1）受检者在心理体检过程中要保持头脑清晰、行为配合。

（2）开始进行体检前应仔细阅读有关说明和指导语，确认自己已经正确理解指导语的内容。

（3）体检报告结果为受检者的个人隐私，心理体检机构有责任保护受检者隐私。

（4）体检报告必须由专业心理测试工作人员进行解释。

（崔立谦）

第十二章　记忆体检

何谈健康：

很多老年人说自己记忆力下降，这不一定是真有问题。但当记忆力下降影响工作、社交活动或日常生活时，比如应对不了工作、常常漏服药或重复服药、不断重复同一件事等，就要小心了。认知障碍自评量表（ascertain dementia 8, AD8）是筛查痴呆的常用自评量表，可由患者或家属自评，有2项及以上异常则需要进一步评估。日常生活能力量表（ADL）也是常用来筛查痴呆的量表之一。用于进一步评估的量表还有简易精神状态检查量表（Mini-mental State Examination, MMSE）、蒙特利尔认知评估量表（Montreal Cognitive Assessment, MoCA）等。

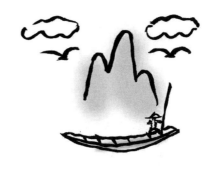

愿你眼中写满故事
脸上却不见风霜

小林漫画

由于我国公众对痴呆的认知率与就诊率普遍较低，临床常规诊疗不能有效满足痴呆及其危险人群早发现、早诊断、早干预的需要，因此，开展记忆体检成为早期发现痴呆、降低痴呆患者漏诊率、提高诊治率的重要途径。

记忆体检是针对特殊人群（如老年人、存在认知障碍相关危险因素者）所进行的一种不同于躯体检查的认知功能测查。选择进行记忆体检的老年人有些是为了确定是否存在记忆障碍或更严重的痴呆表现，但更多的是为了寻求自身大脑及记忆的健康，记忆体检已经逐渐成为我国老年人健康的基本需求。2014 年中国老年保健协会老年痴呆及相关疾病专业委员会召集全国有关专家经过深入研讨编写了《中国记忆体检专家共识》，旨在向社区卫生服务中心、健康体检机构等初级医疗卫生机构提供适宜的认知障碍检测技术，指导其建立有效的随访与转诊机制。（本章节主要内容均节选于《中国记忆体检专家共识》）

记忆体检的适宜人群

（1）65 岁以上老年人需要进行每年的例行记忆检查。

（2）对于 65 岁以下成人，具备下述危险因素之一者建议进行每年的例行记忆检查：①有症状/无症状脑血管病患者；②明显脑白质异常的患者；③有脑外伤病史的患者；④脑动脉狭窄患者；⑤帕金森病患者；⑥有昏迷、休克、癫痫发作等病史的患者；⑦有一氧化碳中毒病史的患者；⑧安眠药物成瘾患者；⑨有痴呆家族史者；⑩合并高血压、糖尿病、高血脂、吸烟、酗酒等多重危险因素者；⑪合并心肌梗死、心房颤动、慢性心功能不全的患者；⑫冠状动脉旁路移植术后患者；⑬全麻手术后患者；⑭髋骨骨折患者；⑮严重慢性阻塞性肺疾病或睡眠呼吸暂停综合征患者；⑯甲状腺功能减退患者；⑰叶酸、维生素 B 缺乏与高同型半胱氨酸血症患者；⑱已知血清学检测梅毒、HIV 阳性者。

（3）有记忆减退等主诉者，无论年龄是否在 65 岁以下，都应每半年进行 1 次记忆检查。对于存在上述危险因素而无记忆减退主诉者，建议每年进行 1 次记忆检查。

（4）在干部职工、离退休人员体检以及社区居民的常规健康体检中，建议增加记忆检查项目，并作为健康评估档案的一部分，鼓励自愿选择记忆体检。

记忆体检量表的选择原则

（1）科学：应首选已得到广泛应用，已建立中文常模的神经心理量表及工具。

（2）有效：应选择具有较高敏感度和特异度的量表及工具，建议自评量表与他评量表结合。

（3）实用：应优选简单易行、耗时短、具有普适性，适合非医疗工作者操作并能够被初级医疗机构和体检机构接受的量表。

（4）合适：各记忆门诊可根据自身人员及工作条件，选择合适的推荐量表开展实际工作。

记忆体检量表推荐

常用量表推荐：知情者评估选用 AD8 量表、老年认知功能减退知情者问卷（The Informant Questionnaire on Cognitive Decline in the Elderly，IQCODE）；患者评估选用简易认知评估量表（Mini-Cognitive Assessment for Dementia，Mini-Cog）、简易精神状态检查量表（MMSE）、蒙特利尔认知评估量表（MoCA）、记忆与执行筛查量表（Memory and Executive Screening Scale，MES）。

有条件者可选用测查不同认知领域的神经心理测验，如记忆功能的听觉词语学习测验和（或）逻辑记忆测验、语言功能的 Boston 命名测验和（或）言语流畅性测验、注意功能的数字广度测验和（或）数字 - 符号转化测验、视空间功能的线方向判断测验和（或）复杂图片模仿测验、执行功能的连线测验和（或）Stroop 色词测验等。

记忆体检说明指导

首先，要向受检者说明，由于存在认知障碍的相关危险因素，存在记忆障碍的风险，因此建议进行记忆体检。记忆体检时最好有家属或知情人陪同，记忆体检结果只能作为诊断参考，而不能作为诊断结论。

其次，要对受检者说明早期发现记忆障碍、早期诊断和干预的重要性，目的在于预防疾病和进行危机管理。对于血管性及部分其他类型痴呆，通过管理危险因素是可以预防或延缓痴呆发生的，并对危险因素的管理方法给予指导，说明痴呆药物治疗、非药物治疗和家庭照料的重要意义。

再次，要让受检者理解记忆体检的准确度有一定的界限。目前没有单一的工具能作为评估认知障碍的"金标准"，更不能通过一次筛查就明确或排除认知障碍。记忆体检不同于疾病诊断，也不能预期以后肯定发生或不发生痴呆，因此不能以一次检查结果作为该检测周期内存在或不存在认知障碍的证据。

最后，渐进性的认知下降是诊断阿尔茨海默病和其他进行性认知障碍疾病的关键性证据。因此，对记忆力减退老年人进行随访观察、定期评估有重要意义。观察过程中如出现认知症状加重或病情变化时，应及时转诊。

记忆体检报告单的内容

完成记忆体检以后，体检机构应出具记忆体检报告单，报告单应包含以下内容：

（1）基本情况：姓名、性别、年龄、受教育年限、既往疾病史、痴呆家族史、相关危险因素、服药情况、检查日期、识别代码（门诊号、健康档案号等）。

（2）记录是否有知情人陪同，此次检查结果将委托何人领取及其联系方式，以及结果是否需要保密。

（3）检查项目与分项目的内容、分值、正常值范围与结果判定，以便日后复诊或转诊到其他医疗机构时参考。由于只是筛查性检查，结果判定建议分为"低风险"和"高风险"，不能做出"认知功能障碍"的诊断。

（4）检查过程中受检者的参与度（"好""中""差"）与结果的可靠性（"可靠""一般""不可靠"）。

（5）对于转诊、复诊等后续处理的建议。

（6）根据检查结果，对相关危险因素提供管理方法与指导。以公开发表的诊疗指南或共识为基准进行处置。

（7）报告日期与检查者签名。

记忆体检后的随访与转诊机制

为发挥社区卫生服务中心在老年记忆障碍疾病防治方面的作用，促进社区卫生服务中心对老年记忆障碍疾病的诊疗水平，推动构建一级、二级、三级医疗机构在老年记忆障碍疾病全程管理中的分工和协作，我们推荐有条件的医院的神经科、精神科、脑病科门诊或记忆中心与社区卫生服务中心、体检机构建立相关转诊机制（图12-1）。

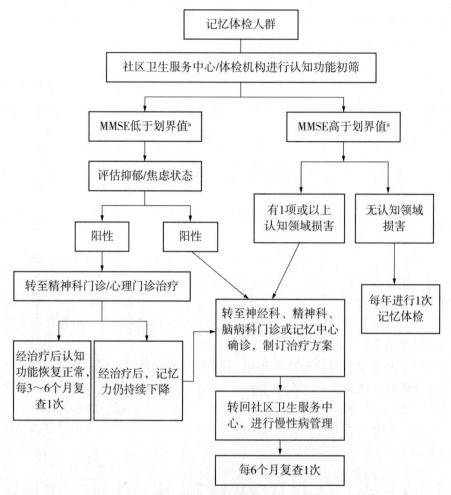

图12-1 记忆体检后随访与转诊流程

注：MMSE：简易精神状态检查量表；ᵃMMSE 划界值：文盲组≤17分，小学学历组≤20分，中学学历组≤24分，对于受过高等教育者划界分值可提高到≤26分。

由于我国各级政府对医疗卫生事业的高度重视，目前健康体检已在各级医疗卫生单位广泛开展，体检项目几乎涵盖了所有的人体器官，但记忆体检仍少有开展。大力推广记忆体检，对发现潜在的记忆与认知问题，提出早期的预警与健康管理防治计划，具有重要意义。

（郑一帆）

参考文献

解恒革，田金洲，王鲁宁. 中国记忆体检专家共识 ［J］. 中华内科杂志，2014，53（12）：1002－1006.

第十三章 基因检测

何谈健康：

　　基因检测，是精准医疗的基础，是未来医学的方向。目前大范围使用基因检测的时机还不成熟。很多基因意义未明，特别是多种基因不同组合的意义更不清楚，仍需要大数据的积累。但仍有少数基因意义明确，特别是肿瘤相关基因，可指导临床诊断和药物治疗。如CYP2C19基因可指导氯吡格雷的用药，HLA-B＊5801基因阳性可预测别嘌醇过敏等。

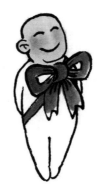

生得再平凡
也是限量版

小林漫画

背　景　介　绍

随着人类基因组计划的完成和后基因组时代的到来，国内外掀起了精准医疗（precision medicine）的热潮。精准医疗是以个体化医疗为基础、随着基因组测序技术快速进步以及生物信息与大数据科学的交叉应用而发展起来的新型医学概念与医疗模式。

那基因检测是什么呢？其是指通过体液、血液检测，经提取和扩增其基因信息后，对被检测者细胞中的 DNA 分子的基因信息进行检测。根据检测范围，基因检测可以分为单项型和全基因组型。通过分析所含有的各种疾病易感基因的情况，人们能及时了解自己的基因信息，预测身体患病的风险，从而有针对性地主动改善自己的生活环境和生活习惯，预防和避免重大疾病的发生。

随着年龄增长，各种老年性疾病（心脑血管疾病、糖尿病、肿瘤等）也随之而来，严重降低了中老年人群的生活质量。通过基因检测筛查可帮助老年人或健康人群在基因层面及早了解自身基因信息，科学评估患病风险，防患于未然。个人基因组检测可覆盖疾病风险评估、精准用药、单基因疾病筛查、特质基因，从而实现疾病早发现、早诊断、早治疗。

基因检测在疾病风险评估中的作用

疾病的发生是内因（基因、遗传性）和外因（生活、环境）等多种因素决定的。疾病风险是根据基因数据进行评估的，未考虑患者的饮食、环境、生活习惯、心理状态等其他因素，因此该风险评估只作为参考，不是临床诊断疾病的依据。如现有研究表明，ApoE 基因与老年性痴呆（AD）的发生存在密切关系，对于有风险的疾病，需结合患者自己的身体状况、生活环境、家族患病史综合考虑。由于科学研究的局限性，目前的基因评估只是基于现有的基因研究成果，随着科技的发展，疾病风险也会发生变化，我们也应根据新的研究成果及时更新相应的疾病基因解读，调整疾病风险。

基因检测在单基因疾病筛查中的作用

单基因遗传病（如地中海贫血）通常较为罕见，因而了解它的人并不多。但是，每个人都有可能是单基因遗传病的携带者，携带者通常没有症状，终生都不发病，但可以将致病基因传递给子女。对于常染色体隐性遗传疾病，如果夫妻双方恰好携带同一疾病的致病基因，那么其子女出生将有1/4概率患上该遗传病。如果是其他遗传方式的疾病，携带者的子女亦有可能成为遗传疾病的患者。

由于这些单基因遗传病往往具有致残、致畸、致死的严重后果，并且大多数此类疾病目前并无有效治疗手段，所以一旦患儿出生，将对家庭、社会造成严重的经济负担和心理影响。预防单基因遗传病的最有效措施，是夫妻双方在怀孕前通过基因检测，排查自己是否为单基因遗传病携带者。若双方没有携带同一疾病的致病基因，可放心怀孕；若双方携带同一疾病的致病基因，则需在临床遗传学医生指导下进行产前诊断或通过辅助生殖手段生育健康宝宝。如果是尚未生育子女的受检者检测出携带某一遗传疾病的致病基因，则建议配偶同样进行基因检测以排除同样为单基因遗传病携带者的可能性；若已经生育子女，建议对子女进行基因检测以指导其未来的婚育。

基因检测在精准用药中的作用

不同的人对药物的反应不同，归因于基因因素与非基因因素的差异。其中，非基因的因素，如肝肾功能、药物相互作用、年龄等，都会影响药物的作用。而基因的因素，在药物的代谢与作用中占了 20%～95% 的比重。精准用药提示是基于个人的基因组数据与目前已知的药物基因组学研究进展，从基因角度评价药物代谢能力，从而得出的用药指导。由于人群中普遍存在药物代谢基因的差异性，因此一些药物在不同基因型人群中的使用效果大相径庭，有些甚至会造成严重毒副作用。所以，通过个人基因组检测了解自身药物基因组学特点，有助于在罹患疾病时个性化、针对性地精准用药，以达到最佳治疗效果。

基因对药物的影响类型分为药物有效性、耐药性、用药剂量、药物代谢、药物过敏风险、药物转化能力、药物毒性/不良反应风险、药物依赖性。

例如氯吡格雷（商品名：波立维）是目前临床常用的抗血小板药物，广泛用于急性冠脉综合征、缺血性脑血栓、闭塞性脉管炎和动脉硬化及血栓栓塞引起的并发症。心脏支架手术后的患者需长期服用氯吡格雷以防止支架内血栓形成。但是即便是同一疾病的患者，按照说明书服用氯吡格雷，依然会出现血栓、心源性猝死等严重不良反应。在我国人群中，约35%的人会出现"氯吡格雷抵抗"现象。氯吡格雷为前体药，主要依赖存在于肝脏的细胞色素氧化酶 CYP2C19 代谢生成活性代谢产物，发挥抗血小板疗效。CYP2C19

基因的遗传变异导致 CYP2C19 酶活性的个体差异，使人群出现超快代谢型、快代谢型、中间代谢型和慢代谢型四种表型。常规剂量的氯吡格雷在慢代谢型患者中产生的活性代谢产物减少，抑制血小板聚集作用下降，血栓形成风险增加；在超快代谢型患者中产生的活性代谢产物增加，抑制血小板聚集作用增强，出血风险增加。2010 年美国食品和药物管理局（Food and Drug Administration，FDA）修改的氯吡格雷说明书中黑框警示：CYP2C19 基因检测结果应作为医生调整治疗策略的参考。

又如华法林是临床上常用的抗凝药物，是深静脉血栓、心房纤颤、心脏瓣膜置换术和肺栓塞等疾病的一线用药，其临床疗效和不良反应存在很大的个体差异，血药浓度过高或敏感性增加可导致严重出血事件。华法林由 S-和 R-两种消旋体构成，其中 S-华法林的抗凝活性约为 R-华法林的 5 倍。85% 以上的 S-华法林在体内经 CYP2C9 代谢为无活性的代谢产物。CYP2C9 * 3 纯合子和杂合子基因型个体 S-华法林的口服清除率分别下降 90% 和 66%，因此华法林的给药剂量需相应降低。维生素 K 环氧化物还原酶复合物亚单位 1（VKORC1）是华法林的作用靶点，VKORC1 编码基因的遗传变异可通过影响 VKORC1 表达从而影响华法林的敏感性，也是导致华法林用药剂量个体差异的主要原因之一。美国 FDA 已批准修改华法林产品说明书，推荐在使用华法林前进行 CYP2C9 和 VKORC1 基因检测。

此外，基因检测在抗肿瘤药物领域也发挥了其用处，可为初诊初治的实体瘤患者提供全面的临床用药指导，为临床用药效果不佳或已发生耐药的患者更换治疗方案提供科学依据，为寻求免疫治疗的患者提供全面的分子标志物检测，避免错过免疫治疗的机会。对于肿瘤来源不明或多原发的实体瘤患者，全面的基因变异分析可辅助诊断和预后分析，提供全面的多癌种用药提示。例如目前已证实对于 BRCA1/2 突变的卵巢癌和乳腺癌，多聚 ADP-核糖聚合酶（poly ADP-ribose polymerase，PARP）抑制剂有效，奥拉帕尼是第一个获批用于治疗携带 BRCA 突变的抗癌药物。

基因检测在特质基因方面的作用

特质基因是目前内容最丰富、最有趣的基因检测项目。其检测目的是通过分析自身的基因序列，发现自身的特点，包括一些在饮食方面的偏好［如乙醛脱氢酶 2（aldehyde dehydrogenase，ALDH2）基因与乙醇代谢有关，携带此基因的人乙醇代谢能力强］、外貌及性格方面的特征、智力及行为特点、健康相关的特点等。目前，特质基因仅作为娱乐性质使用，不作为临床、司法鉴定或用人单位的决策依据。

基因检测虽然还不是医院常规临床检查项目，但它能通过评估疾病风险，进而指导个性化体检、保健及预防、个性化用药及个性化生活方式指导，提高人们的生活质量。随着人们保健意识的增强，基因检测的推广必将使疾病治疗朝着零级预防的目标前行，使每一个人都能享受到科学带来的福利，给人类的健康带来质的飞跃。

（张　玲）

参考文献

［1］ JACOB H J. Next-generation sequencing for clinical diagnostics ［J］. N Engl J Med, 2013, 369 (16)：1557 – 1558.

［2］ RICHARDS S, AZIZ N, BALE S, et al. Standards and guidelines for the interpretation of sequence variants：a joint consensus recommendation of the American College of Medical Genetics and Genomics and the Association for Molecular Pathology ［J］. Genet Med, 2015, 17 (5)：405 – 424.

［3］ 叶丰，吴焕文. 临床分子病理实验室二代基因测序检测专家共识 ［J］. 中华病理学杂志，2017，46 (3)：145 – 148.

第十四章　中医体质测定

何谈健康：

中医为健康管理提供了多一个工具，也是被很多人忽略的宝库。测定中医体质，认识另一个自己。药食同源，很多食材本身就是药物。中医的一大特点是可以通过食物的药性来调理身体，让我们能在享受美食的同时调理身体。应放弃对中医的误解，探讨中医的博大精深和神奇疗效。当然中医也亟待深入挖掘、规范和现代化。

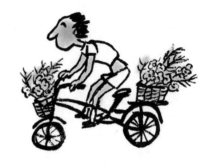

努力是会上瘾的
尤其是在尝到甜头之后

小林漫画

《中医体质分类与判定》的"体质九分法"被广泛应用于健康评估、养生保健和医疗干预。

平 和 体 质

1. 体质特点

①形体特征：体形匀称健壮。②常见表现：面色、肤色润泽，头发稠密有光泽，目光有神，鼻色明阔，嗅觉、味觉正常，唇色红润，不易疲劳，精力充沛，耐受寒热，睡眠良好，食欲良好，大小便正常。③心理特征：性格随和开朗。④发病倾向：平时患病较少。⑤对外界环境适应能力：对自然环境和社会环境适应能力较强。

2. 重点人群

多见于长期居住在社会环境和谐、自然环境优美地区的人群。人的年龄越大，有平和体质的就越少。

3. 养生方法

日常养生应采取中庸之道，不要过饱也不能过饥，不吃过冷或过热食物。适当吃一些五谷杂粮、蔬菜瓜果，少食过于油腻及辛辣之品。运动上，年轻人可选择一些强度大的运动如跑步、打球，老年人则适当散步、打太极拳。

阴 虚 体 质

1. 体质特点

①形体特征：体形瘦长。②常见表现：经常感觉身体、脸上发热，耐受不了夏天的暑热，皮肤干燥，经常感到手脚心发热，面颊潮红或偏红，常感到眼睛干涩，经常口干咽燥，容易失眠，经常大便干结。③心理特征：性情急躁，外向好动活泼。④发病倾向：易患咳嗽、糖尿病、闭经发热等。⑤对外界环境适应能力：平时不耐暑热干燥，耐受冬季，不耐受夏季。

2. 易患人群

多见于居住在多风、干燥、强紫外线辐射的西部地区的人群，以及高龄、抽烟和喜欢吃煎炸烧烤等食物的人群。

3. 养生方法

①精神调养：此体质之人性情较急躁，常常心烦易怒，应遵循《黄帝内经》中"恬淡虚无""精神内守"之养神大法。平时宜克制情绪，遇事要冷静，正确对待顺境和逆境。可以用练书法、下棋来怡情悦性，用旅游来寄情山水、陶冶情操。平时多听一些曲调舒缓、轻柔、抒情的音乐，防止恼怒。②环境调摄：阴虚体质者形多瘦小，而瘦人多火，常手足心热，口咽干燥，畏热喜凉，冬寒易过，夏热难受，故在炎热的夏季应注意避暑，避免熬夜、剧烈运动和在高温酷暑下工作，中午保持一定的午休时间。③运动调养：只适合做中低强度、间断性的身体锻炼，可选择太极拳、太极剑等。锻炼时要控制出汗量，及时补充水分。④饮食调养：应保阴潜阳，宜清淡饮食，远肥腻厚味、燥烈之品。多吃甘凉滋润的食物，比如芝麻、糯米、蜂蜜、瘦猪肉、鸭肉、龟、鳖、乳品、甘蔗、鱼类、绿豆、冬瓜、芝麻、百合等；少食羊肉、狗肉、韭菜、辣椒、葱、蒜、葵花子等性温燥烈的食物。⑤节制性欲：因为精属阴，阴虚者尤当护阴，而性生活太过可伤精，故应节制性生活。⑥药物治疗：可服用六味地黄丸，也可用石斛 10 g、西洋参 6 g、麦冬 10 g 煲水喝。

阳 虚 体 质

1. 体质特点

①形体特征：肌肉不健壮。②常见表现：总是手脚发凉，胃脘部总是怕冷，衣服比别人穿得多，耐受不了冬天的寒冷，夏天耐受不了空调房间的冷气，喜欢安静，吃（喝）凉的东西总会感到不舒服，容易大便稀溏，小便颜色清、量多。③心理特征：性格多沉静、内向。④发病倾向：发病多为寒证，易患泄泻、阳痿等。⑤对外界环境适应能力：不耐受寒邪，耐受夏季，不耐受冬季，易感受湿邪。

2. 易患人群

多见于居住在阴暗潮湿地区的人群，以及长期偏嗜寒凉食物的人群，女性明显多于男性。

3. 养生方法

①精神调养："肝气虚则恐""心气虚则悲"，故而阳气不足者常表现出情绪不佳、易于悲哀、易于恐惧，必须加强精神调养，要善于调节自己的情感，去忧悲、防惊恐、和喜怒，消除不良情绪的影响。多听一些激扬、高亢、豪迈的音乐。②环境调摄：阳虚体质者多形寒肢冷，喜暖怕凉，耐春夏不耐秋冬，故尤应重环境调摄，提高人体抵抗力。有人指出，若在夏季进行20～30次日光浴，每次15～20分钟，所得的紫外线将能使用1年。做好"防寒保暖"，夏季不要在外露宿，不要让电扇直吹身体，亦不要在树荫下停留过久，即使再热的暑天，也不能在空调房间里多待。秋冬注意保暖，尤其是足下、背部及下腹部的防寒保暖。③加强体育锻炼："动则生阳"，每天进行1～2次运动，具体项目因体力而定，可做舒缓柔和的运动，如慢跑、散步、打太极拳、做广播操。自行按摩气海、足三里、涌泉等穴位，或经常灸足三里、关元，可适当洗桑拿、泡温泉浴。④饮食调养：多食甘温益气的食品，如牛肉、羊肉、狗肉、鹿肉、鸡肉、鳝鱼、韭菜、辣椒等，煲汤时加茴香、桂皮、丁香、葱、姜、蒜、花椒、胡椒等甘温益气的食品，少食生冷寒凉的食物如黄瓜、藕、梨、西瓜等。根据"春夏养阳"的法则，夏日三伏，每伏可食附子羊肉汤一次，配合天地阳旺之时，以壮人体之阳。⑤药物治疗：可选用理中丸或者金匮肾气丸。

气 虚 体 质

1. 体质特点

①形体特征：肌肉不健壮。②常见表现：容易呼吸短促，接不上气；喜欢安静，不喜欢说话，说话声音低弱；容易感冒，常出虚汗，经常感到疲乏无力。③心理特征：性格内向，情绪不稳定，胆小，不喜欢冒险。④发病倾向：平时体质虚弱，易患感冒，或发病后因抗病能力弱而难以痊愈；易患内

脏下垂。⑤对外界环境适应能力：不耐受寒邪、风邪、暑邪。

2. 易患人群

多见于居住在阴暗潮湿或者潮热地区的人群，以及长期过劳的人群。

3. 养生方法

①饮食调养：多吃具有益气健脾作用的食物，如黄豆、白扁豆、鸡肉、泥鳅、香菇、桂圆、大麦、山药、籼米、粳米、小米、黄米、马铃薯、大枣、香菇、鸡肉、鹅肉、鹌鹑、牛肉、狗肉、青鱼、鲢鱼。少食具有耗气作用的食物，如槟榔、空心菜、生萝卜等。②药物调养：平素气虚之人宜常服四君子汤，或玉屏风散。③运动调养：以散步、打太极拳等柔缓运动为宜，不宜做大负荷运动和出大汗的运动，忌用猛力和长久憋气。平时可按摩足三里穴。气功锻炼方面宜进行太极拳、八段锦、五禽戏、马王堆健身操等柔和导引术。

血 瘀 体 质

1. 体质特点

①形体特征：以瘦人居多。②常见表现：皮肤常在不知不觉中出现紫瘀斑（皮下出血），皮肤常干燥、粗糙，常常出现疼痛，面色晦暗或有色素沉着、黄褐色斑块，眼眶经常黯黑，眼睛经常有红丝（充血），刷牙时牙龈容易出血。③心理特征：容易烦躁，健忘，性情急躁。④发病倾向：易患出血性疾病、脑卒中、冠心病等。⑤对外界环境适应能力：不耐受风邪、寒邪。

2. 易患人群

多见于居住在寒冷、干燥地区的人群，疏于运动的人群，以及高龄、抽烟和喜欢吃煎炸烧烤等食物的人群。

3. 养生方法

①饮食调理：可常食桃仁、山楂、黑木耳、油菜、慈姑、黑大豆等具有

活血祛瘀作用的食物。痰瘀胶结可食用莲藕、洋葱、蘑菇、香菇、猴头菇、木耳、海带、葛根、魔芋、金针菇、猪心、菠萝、橘仁、菱角、余甘子、刺梨等。酒可少量常饮，米醋可适量多饮用。少吃盐和味精，避免血黏度增高，加重血瘀的程度。不宜多吃肥肉、奶油、鳗鱼、蟹黄、蛋黄、鱼籽、巧克力、油炸食品、甜食，防止血脂增高，阻遏气血运行。不宜喝冷饮，避免影响气血运行。②运动锻炼：多做有助于促进气血运行的运动，如各种舞蹈、太极拳、八段锦、动桩功、长寿功、内养操、保健按摩术等，有助于缓解疼痛、稳定情绪、增强人体功能。血瘀体质的人在运动时如出现胸闷、呼吸困难、脉搏显著加快等不适症状时应停止运动，尽快去医院检查。③药物调理：可选用活血养血之品，如鸡血藤、丹参、川芎、当归等，可服用桂枝茯苓丸等。还可服用畅气活血饮：玫瑰花、桃仁各 9 g，红花 5 g。④精神调养：血瘀体质者在精神调养上，要培养乐观的情绪。精神愉快则气血和畅，营卫流通，有利于血瘀体质的改善；反之，苦闷、忧郁则可加重血瘀倾向。

痰 湿 体 质

1. 体质特点

①形体特征：体形肥胖，腹部肥满松软。②常见表现：出汗多而黏腻，手足心潮湿多汗，常感到肢体酸困沉重、不轻松，面部经常有油腻感，嘴里常有黏黏的或甜腻的感觉，平时痰多。③心理特征：性格温和，处事稳重，为人恭谦，多善忍耐。④发病倾向：易患糖尿病、中风、眩晕、咳喘、痛风、高血压、冠心病等。⑤对外界环境适应能力：对梅雨季节及湿环境适应能力差。

2. 易患人群

多见于居住在滨海临湖、潮湿多雨地区的人群，以及喜欢吃甜腻食物和疏于运动的人群。

3. 养生方法

①环境调摄：不宜居住在潮湿的环境里，尽量避免住低层房屋，或者临近水边的地方。在阴雨季节，要注意湿邪的侵袭。衣着应透气散湿，经常晒

太阳或进行日光浴。②饮食调理：饮食以清淡为原则，少食肥肉及甜、黏、油腻的食物，可多食葱、蒜、海藻、海带、冬瓜、萝卜、金橘、扁豆、薏苡仁、红小豆、芥末等食物。酒类也不宜多饮，且勿过饱。③运动锻炼：应长期坚持体育锻炼，多进行户外活动，如散步、慢跑、球类、游泳、武术、八段锦、五禽戏以及各种舞蹈。活动量应逐渐增强，让疏松的肌肉和皮肤逐渐变得结实、致密。气功锻炼以动桩功、保健功、长寿功为宜，加强运气功法。④药物调理：可服用白术、佩兰、泽泻、荷叶、橘红、薏苡仁、厚朴花、扁豆等祛湿药物。

湿 热 体 质

1. 体质特点

①形体特征：形体偏胖或苍瘦。②常见表现：面部和鼻尖总是油光发亮，易生粉刺、疮疖，常感到口苦、口臭或嘴里有异味，经常大便黏滞不爽，小便有发热感、尿色发黄，女性常带下色黄，男性阴囊总是潮湿多汗。③心理特征：性格多急躁易怒。④发病倾向：易患疮疖、黄疸、火热等病证。⑤对外界环境适应能力：对湿环境，或气温偏高，尤其夏末秋初湿热交蒸气候较难适应。

2. 易患人群

多见于居住在高温、潮湿多雨地区的人群，以及饱食肥甘厚腻的人群。

3. 养生方法

①环境调摄：不宜居住在潮湿不通风的环境，在长夏季节，要注意湿热之邪的侵袭，衣着应透气散湿热。②起居调摄：忌熬夜，熬夜会伤肝胆，影响肝胆之气的升发，容易生湿热。③饮食调理：以饮食清淡为原则，多吃甘寒、甘平的食物，如绿豆、空心菜、苋菜、芹菜、丝瓜、赤小豆、扁豆、薏苡仁、冬瓜、藕、西瓜等食物。酒类不宜，食物中湿热之性最大的莫过于酒。且勿过饱。④运动锻炼：适合做大强度、大运动量的锻炼，如中长跑、游泳、爬山、各种球类、武术、五禽戏，以及各种舞蹈。⑤药物调理：可服用藿香、车前草、淡竹叶、滑石、溪黄草、鸡骨草、木棉花等去湿热的药物。

气　郁　体　质

1. 体质特点

①形体特征：体形瘦者为多。②常见表现：常感到闷闷不乐、情绪低沉，易紧张、焦虑不安，多愁善感或容易受到惊吓，常感到乳房及两胁部胀痛，常有胸闷的感觉，经常无缘无故地叹气，容易心慌、心跳快，喉部经常有堵塞感或异物感，容易失眠。③心理特征：性格内向，情绪不稳定，忧郁脆弱，敏感多疑。④发病倾向：易患失眠、抑郁症、神经官能症等。⑤对外界环境适应能力：对精神刺激适应能力较差；不喜欢秋冬天和阴雨天。

2. 易患人群

多见于情感压抑、情志不畅人群，女性明显多于男性。

3. 养生方法

①调摄情志：气郁体质者多处于抑郁状态，根据《黄帝内经》"喜胜忧"的原则，应主动寻求快乐，多参加社会活动、集体文娱活动。常看喜剧、滑稽剧、相声，以及富有鼓励、激励意义的电影、电视，勿看悲情、苦情剧。多听轻快、开朗、激动的音乐，以提高情志。多读积极的、鼓励的、富有乐趣的、展现美好生活前景的书籍，以培养开朗、豁达的意识。在名利上不计较得失，胸襟开阔，不患得患失，知足常乐。多结交朋友，及时向朋友倾诉不良情绪。②运动调理：以户外活动为主，在自然美景中坚持较大量的运动锻炼，如跑步、登山、游泳、武术等，有利于调畅情志。另外，要多参加集体性的运动，解除自我封闭状态。③饮食调养：多食解郁的食物，如百合、蒿子秆、麦芽、合欢花、小麦、大枣、天麻等。多食能行气的食物，如佛手、橙子、柑皮、荞麦、葱、韭菜、茴香菜、大蒜、高粱皮、刀豆、香橼等。常吃柑橘以理气解郁。痰郁者平时常吃萝卜、海带、海藻，以顺气软坚化痰，用木蝴蝶、玫瑰花、茉莉花各 3 g 泡水代茶饮，以理气化痰。少食肥甘厚味的食物。睡前避免饮茶、咖啡等提神醒脑的饮料。④药物调理：可以服用以疏肝理气解郁的药为主组成的方剂，如越鞠丸、逍遥散、柴胡疏肝散等。⑤环境调养：肝气郁结者居室应保持安静，禁止喧哗，光线宜暗，避

免强烈光线刺激。心肾阴虚者居室宜清静，室内温度宜适中。⑥气功调理：以强壮功、保健功、动桩功为宜，着重锻炼呼吸吐纳功法，以开导欲滞之气。可选用五禽戏之熊戏。

特 禀 体 质

1. 体质特点

①形体特征：无特殊，或有畸形，或有先天性生理缺陷。②常见表现：过敏体质，即使不是感冒也经常鼻塞、打喷嚏、流鼻涕，容易患哮喘，容易对药物、食物、气味、花粉、季节过敏，皮肤容易起荨麻疹，皮肤常因过敏出现紫红色瘀点、瘀斑，皮肤常一抓就红，并出现抓痕。③心理特征：无特殊。④发病倾向：凡患遗传性疾病者，多表现为亲代有相同疾病，或出生时即有缺陷；若为过敏体质，易出现药物过敏、花粉症、哮喘等过敏性疾病。⑤对外界环境适应能力：适应能力差，如过敏体质者对季节适应能力差，易引发宿疾。

2. 易患人群

多见于肺、脾、肾脏腑功能虚损的人群。

3. 养生方法

①起居调摄：要谨防过劳伤正，起居应有规律，天气寒冷时锻炼要注意防寒保暖，防止感冒。②环境养生：保持室内清洁，被褥、床单要经常洗晒，室内装修后不宜立即搬入居住。春季花粉飞扬时减少室外活动时间，不宜养宠物以避免可能带来的致敏因素。③避免情绪紧张。④饮食调理：饮食宜清淡、均衡，粗细搭配适当，荤素配伍合理，避开各种致敏食物。可常食黑芝麻、乌梅、山药、红枣等补肺、脾、肾的食物。不食生冷、辛辣、油腻之物及鱼、虾等发物，少食荞麦（含致敏物质荞麦荧光素）、蚕豆、白扁豆、牛肉、鹅肉、鲤鱼、虾、蟹、茄子、酒、辣椒、浓茶、咖啡等辛辣之品、腥膻发物及含致敏物质的食物。⑤药物养生：重点在于调补肺、脾、肾三脏。若因肺气虚肺失固表，当益气宣肺固表，方选玉屏风散，或人参养荣汤、消风散、过敏煎；若因脾虚失于健运，当健脾益气，方选六君子汤、香砂六君

子汤，或理中丸；若肾气虚失于蒸腾气化，当温阳化气，方选金匮肾气丸。
⑥运动养生：积极参加各种体育锻炼，做到劳而不倦，以柔缓的八段锦、太极拳等运动为主，不宜做大负荷运动和出汗量大的运动。

（张诗军）

参考文献

［1］王琦主. 九种体质使用手册［M］. 北京：中国中医药出版社，2019.
［2］张诗军. 中医养生文化与方法［M］. 广州：广东省科技出版社，2017.

第十五章 疫苗接种

何谈健康：

　　疫苗接种是人类医学史上的一大进步，可以说是精准预防。按时、按推荐程序接种疫苗可以让我们获得精准免疫力，大大降低甚至消灭了一些疾病的发生。在老年人免疫中，流感疫苗、肺炎疫苗和带状疱疹疫苗接种率还很低。疫苗接种增强我们的免疫力！全民疫苗接种，共筑免疫长城！

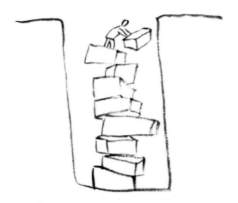

完成比完美重要

小林漫画

乙型肝炎疫苗

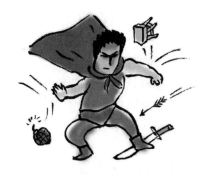

生活给你这么多磨难挫折
只因你本就是主角

为什么要接种乙肝疫苗？

乙型肝炎（简称"乙肝"）病毒（hepatitis B virus，HBV）感染是肝硬化、肝癌的重要危险因素。2015 年，全球约有 887220 人死于 HBV 感染。我国约 85% 的肝癌患者携带 HBV 感染标志。HBV 主要经血或血制品、性接触和母婴传播。接种乙肝疫苗是预防 HBV 感染最有效、最经济的方法。

乙肝疫苗为什么能预防乙肝？

HBV 的抗原有 3 种：乙肝表面抗原（hepatitis B surface antigen，HBsAg）、乙肝核心抗原（hepatitis B core antigen，HBcAg）、乙肝 e 抗原（hepatitis B e

antigen，HBeAg）。HBsAg 具有抗原性，可诱导机体产生特异保护性的抗 –
HBs，也是制备疫苗的最主要成分。HBcAg 是 HBV 核心颗粒的唯一结构蛋
白，具有强免疫原性，可诱导较强的体液免疫和细胞免疫，刺激机体产生
抗 – HBc。

哪些人群需要接种乙肝疫苗？

以下几类人群需要接种乙肝疫苗：

（1）所有新生儿都应接种乙肝疫苗，在出生 24 小时内尽早接种。

（2）对 HBsAg 阳性母亲的新生儿，应在出生 12 小时内尽早注射乙肝免
疫球蛋白（hepatitis B immunoglobulin，HBIG），同时在不同部位接种乙肝
疫苗。

（3）既往未接种过乙肝疫苗或未完成全程乙肝疫苗免疫的儿童和青
少年。

（4）以下未接种过乙肝疫苗的 HBV 感染高风险人员也需要接种乙肝疫
苗：医务人员、经常接触血液人员、托幼机构工作人员、接受器官移植患
者、经常接受输血或血液制品者、免疫功能低下者（如糖尿病患者、血液透
析患者）、接受抗肿瘤化学治疗或放射治疗者、接受免疫抑制剂治疗者、慢
性丙型肝炎病毒感染者、慢性肝脏疾病（肝硬化、酒精性肝病、脂肪性肝
病、自身免疫性肝炎）患者、易受外伤者、HBsAg 阳性者的家庭成员、男男
同性性行为者、有多个性伴侣者和静脉内注射毒品者。

如何接种乙肝疫苗？

乙肝疫苗通过肌肉注射。乙肝疫苗应在 2 ～ 8 ℃温度下运输和储存，以
保持效果。

乙肝疫苗全程须接种 3 针，按照 0、1 和 6 个月的程序进行接种。接种
乙肝疫苗越早越好，新生儿出生 24 小时内尽早接种第 1 剂疫苗，间隔 1 个
月和 6 个月分别接种第 2、3 剂。

在完成乙肝疫苗全程免疫后，若母亲为 HBsAg 阳性，在抗 – HBs 转阴后
应再接种至少 1 剂乙肝疫苗；而母亲为 HBsAg 阴性者，抗 – HBs 转阴后无须
再接种。

接种乙肝疫苗有何不良反应？

乙肝疫苗接种工作已经开展数十年，安全性较高，少部分人可能出现轻微的不良反应，如局部疼痛、肌肉疼痛和发热，多发生在接种 24 小时内。乙肝疫苗可以安全地用于孕妇和哺乳期妇女。对酵母过敏的人群不可接种重组酵母乙型肝炎疫苗。

是否需要进行预防接种前和接种后检测？

不推荐常规进行接种前或接种后检测。下列人群应考虑接种后检测抗 – HBs：①接触 HBV 感染者体液或血液的职业暴露风险人群，如保健工作者；②HBsAg 阳性母亲生出的婴儿；③慢性血液透析患者；④人类免疫缺陷病毒阳性和其他免疫功能低下者；⑤性伴侣为 HBsAg 阳性者或者与 HBsAg 阳性患者共享注射器者。在接种最后 1 剂疫苗后 1～2 个月内进行检测。因乙肝免疫球蛋白（HBIG）会产生抗 – HBs，如在婴儿期注射过乙肝免疫球蛋白（HBIG），应避免在 9 月龄之前进行检测。自 2016 年 11 月起，国家卫生和计划生育委员会（现国家卫生健康委员会）更新了儿童免疫程序，建议对 HBsAg 阳性母亲所生儿童接种第 3 剂乙肝疫苗 1～2 个月后，进行 HBsAg 和抗 HBs 检测。若发现 HBsAg 阴性、抗 – HBs < 10 mIU/mL，按 0、1、6 个月程序再接种 3 剂乙肝疫苗。

对接种 3 针乙肝疫苗无应答的成人，应增加疫苗接种剂量（可再接种 1 针 60 μg 或 3 针 20 μg 乙肝疫苗），并于第 2 次接种乙肝疫苗后 1～2 个月时检测血清抗 – HBs，如仍无应答，可再接种 1 针 60 μg 乙肝疫苗。

乙肝疫苗的保护期有多久？

接种乙肝疫苗后有抗体应答者的保护效果一般至少可持续 30 年。疫苗可长期预防临床疾病和慢性乙型肝炎病毒感染。即使抗体水平可能变低或降至可检测水平以下，细胞免疫似乎仍会持续。

不建议已接种疫苗的免疫力正常的人加强剂量再次接种。对于特定人群，比如血液透析患者，如果检测显示抗 – HBs < 10 mIU/mL，可再接受 1 剂强化接种。对于其他免疫功能低下的人群（包括人类免疫缺陷病毒感染者、造血干细胞移植患者及接受化学疗法的人群），可检测抗 – HBs 浓度，

当抗－HBs＜10 mIU/mL时，可再次接种1针乙肝疫苗。

（苏　磊　郑　娟）

参考文献

[1] 陈万青，崔富强，樊春笋，等. 中国肝癌一级预防专家共识（2018）
[J]. 中国肿瘤，2018，27（9）：660－669.

[2] 汪海燕，张国良，杨桂林，等.《2017年世界卫生组织乙型肝炎疫苗使
用指南》摘译[J]. 临床肝胆病杂志，2017，33（11）：2058－2062.

[3] 慢性乙型肝炎防治指南（2019年版）[J]. 中华传染病杂志，2019，37
（12）：711－737.

人乳头瘤病毒疫苗

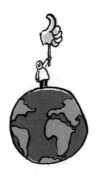

心情好了给世界一个赞
心情不好给自己一个赞

小林漫画

　　宫颈癌是常见的妇科肿瘤，大多数由人乳头瘤病毒（HPV）感染所致。世界卫生组织（WHO）提出了全球消除宫颈癌的目标，强调应将 HPV 疫苗纳入国家免疫规划。本节依据最新循证医学指南，简要介绍 HPV 的流行病学及 HPV 疫苗的免疫机制、接种人群及注意事项。

人乳头瘤病毒（HPV）及其流行病学

　　HPV 是双链 DNA 病毒，可引起人体皮肤黏膜上皮增生。HPV 主要通过性生活或密切接触传播。80% 以上的女性一生中至少有过一次 HPV 感染，90% 以上的 HPV 感染可在 2 年内自然清除，仅不足 1% 的患者发展至子宫颈癌前病变和子宫颈癌。高危型 HPV 持续性感染是下生殖道高级别上皮内病变和癌发生的必要因素。根据 WHO 和国际癌症研究机构（International

451

Agency for Research on Cancer，IARC）的建议，将 HPV16/18/31/33/35/39/45/51/52/56/58/59/68 定义为高危型，其中以 HPV16/18 诱发癌变的风险最高。低危型 HPV6/11 亚型则与绝大多数生殖器尖锐湿疣和几乎所有复发性呼吸道乳头状瘤相关。

在中国 170 万例一般人群中开展的 HPV 流行病学研究发现，最常见的 5 种 HPV 型别分别为 HPV16（3.52%）、HPV52（2.20%）、HPV58（2.10%）、HPV18（1.20%）和 HPV33（1.02%）。

HPV 疫苗免疫机制和效力

1. HPV 疫苗免疫机制

HPV 疫苗主要诱导机体体液免疫反应，产生的中和抗体在 HPV 进入机体时即可与病毒抗原结合，从而防止 HPV 感染。

2. HPV 疫苗免疫原性

国内外研究显示，双价、四价和九价 HPV 疫苗在完成全程免疫接种后，均可观察到较高的疫苗相关型别抗体阳转率和血清学抗体滴度（96%～100%）。HPV 疫苗在预防 HPV 型别相关疾病的临床试验中显示出 87.3%～100.0% 的保护效力。

HPV 疫苗接种人群

1. 一般接种人群的推荐

2019 年我国《子宫颈癌等人乳头瘤病毒相关疾病免疫预防专家共识（简版）》指出：接种 HPV 疫苗是子宫颈癌防控工作的重要组成部分。目前，HPV 疫苗在我国属于非免疫规划疫苗（第二类疫苗），我国国家药品监督管理局已批准上市 4 种 HPV 疫苗：国产双价 HPV 疫苗（大肠杆菌）、双价 HPV 吸附疫苗、四价 HPV 疫苗和九价 HPV 疫苗。

WHO 建议主要目标接种人群为未暴露于疫苗相关 HPV 基因型的青春期女性。2019 年美国疫苗免疫实践咨询委员会（Advisory Committee on Immunization Practices，ACIP）和美国疾病预防控制中心均建议女性在 11 岁或 12 岁开始接种 HPV 疫苗，也可从 9 岁开始接种。2020 年美国癌症协会（American Cancer Society，ACS）发布了《人乳头瘤病毒疫苗接种指南更新》，不再建议大于 26 岁人群补种 HPV 疫苗，主要原因是此年龄段人群通过接种 HPV 疫苗预防癌症的获益很低。究竟哪些人群接种 HPV 疫苗能获益缺乏充分指引。但在我国国内研究中，25～45 岁女性高危型 HPV 感染率高达 19.9%；高危型 HPV 感染呈现 17～24 岁和 40～44 岁双峰分布。因此，个体化接种策略是必要的，不应完全否定 27～45 岁女性接种 HPV 疫苗的意义。

依据以上证据，优先推荐 9～26 岁女性接种 HPV 疫苗，特别是 17 岁之前的女性；同时推荐 27～45 岁有条件的女性接种 HPV 疫苗。

2. 高危、特殊人群的推荐

（1）HPV 感染/细胞学异常女性。因免疫原性过低，HPV 自然感染所产生的抗体难以预防相同型别 HPV 再次感染。然而，HPV 疫苗对既往疫苗型别 HPV 再次感染（一过性或持续性 HPV 感染）的女性具有显著保护效力。在 16～26 岁既往感染疫苗型别 HPV（血清 HPV 抗体阳性而子宫颈 HPV DNA 阴性）的女性中，四价 HPV 疫苗对疫苗型别 HPV 再次感染或其他未感染疫苗型别 HPV 所致宫颈上皮内瘤变 1 级（CIN1$^+$）的保护效力达 100%。

HPV 疫苗对细胞学异常女性同样具有较高保护效力。依据以上证据，无论是否存在 HPV 感染或细胞学异常，对适龄女性均推荐接种 HPV 疫苗（接种前无须常规行细胞学及 HPV 检测）。

（2）妊娠期和哺乳期女性。2014 年美国阴道镜和宫颈病理协会（American Society for Colposcopy and Cervical Pathology，ASCCP）和 2017 年 WHO 发表的 HPV 疫苗立场文件声明，基于妊娠期 HPV 疫苗接种数据有限，不推荐妊娠期女性预防性接种 HPV 疫苗，应将疫苗接种推迟至妊娠结束后。近期计划妊娠者不推荐接种 HPV 疫苗，且在完成最后一剂接种 2 个月内应尽量避免受孕。若疫苗接种后发现已怀孕，应将未完成接种剂次推迟至分娩后再行补充接种。若妊娠期间完成接种，则无须干预。鉴于多种药物可经母乳分泌，且缺乏哺乳期女性接种 HPV 疫苗的安全性研究数据，因此，慎重推荐哺乳期女性接种 HPV 疫苗。

（3）其他人群。推荐既往宫颈高级别上皮内瘤变接受过消融或切除性治疗的适龄女性接种 HPV 疫苗。对于子宫颈癌治疗后接种 HPV 疫苗是否获益尚需进一步研究证实。

推荐患有自身免疫性疾病的适龄女性接种 HPV 疫苗。

推荐患有 1 型和 2 型糖尿病的适龄女性接种 HPV 疫苗。

推荐因肾功能衰竭而接受血液透析的适龄女性在病情允许时接种 HPV 疫苗。对全身脏器功能差、预期寿命有限者不推荐接种。

不 良 反 应

HPV 疫苗接种的不良反应常见的有接种部位疼痛、肿胀、红斑、瘙痒和硬结，全身不良反应有发热、头痛、眩晕、疲劳、肌肉痛、关节痛和胃肠道症状（恶心、呕吐、腹痛）等。现有证据表明目前已上市的 HPV 疫苗安全性良好，不良反应与其他疫苗相似。

接种 HPV 疫苗后仍应进行子宫颈癌筛查的原因

（1）HPV 疫苗对于存在 HPV 感染或相关疾病危险因素（如多性伴侣、既往感染过疫苗相关 HPV 型别、免疫缺陷等）的人群有效性降低。

（2）HPV 疫苗是预防性疫苗，不能治疗已感染 HPV 及相关疾病，不能预防所有 HPV 型别感染，也不能阻止已有 HPV 感染疾病的进展。

（3）少数子宫颈癌可能与 HPV 感染无关，特别是 HPV 阴性的特殊类型癌。

（4）自 2006 年 HPV 疫苗上市以来，长期随访资料证实了 HPV 疫苗 14 年的保护效力，但目前尚无证据证实 HPV 疫苗有终身保护效力。

（5）HPV 疫苗所含型别有限，即使接种了九价 HPV 疫苗，机体仍处于对非疫苗型别 HPV 的感染风险中，因此，接种 HPV 疫苗后仍需继续进行子宫颈癌筛查。

总　　结

HPV 疫苗接种是预防 HPV 感染和相关疾病的有效、安全方法。低龄人群接种免疫效果优于高龄人群，性暴露前接种免疫效果最佳。HPV 疫苗不仅适用于一般普通人群，同样推荐用于高危、特殊人群。接种 HPV 疫苗后仍应进行子宫颈癌的筛查。

（陈　明　何　勉）

参考文献

［1］World Health Organization. Human papillomavirus vaccines：WHO position paper, May 2017-Recommendations ［J］. Vaccine, 2017, 35（43）：5753－5755.

［2］中华预防医学会疫苗与免疫分会. 子宫颈癌等人乳头瘤病毒相关疾病免疫预防专家共识（简版）［J］. 中华预防医学杂志, 2019, 53（12）：1218－1235.

［3］MEITES E, SZILAGYI P G, CHESSON H W, et al. Human papillomavirus vaccination for adults：updated recommendations of the Advisory Committee on Immunization Practices ［J］. MWR Morb Mortal Wkly Rep, 2019, 68（32）：698－702.

［4］SASLOW D, ANDREWS K S, MANASSARAM-BAPTISTE D, et al. Human papillomavirus vaccination 2020 guideline update：American Cancer Society guideline adaptation ［J］. CA Cancer J Clin, 2020, 70（4）：274－280.

［5］中华医学会妇科肿瘤学分会, 中国优生科学协会阴道镜和宫颈病理学分会. 人乳头瘤病毒疫苗临床应用中国专家共识 ［J］. 中国医学前沿杂志（电子版）, 2021, 13（2）：1－12.

流行性感冒疫苗

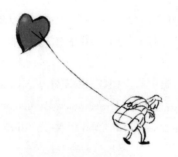

心没有栖息的地方
到哪都是流浪

用来预防流行性感冒（简称"流感"）病毒引起的流行性感冒的疫苗，称为流行性感冒疫苗（简称"流感疫苗"）。流感疫苗是预防和控制流感的主要措施之一，可以减少接种者感染流感的机会或者减轻流感症状。

流感概述与流行病学

流感（influenza）是流行性感冒的简称，它不是一般的感冒，是由流感病毒引起的急性呼吸道传染病。流感病毒通过飞沫传播，传染性极强，常在冬春季流行。流感病毒分甲、乙、丙三型，其中甲型流感病毒易变异，常引起大范围甚至世界性的暴发流行。老年人常伴有呼吸道、心血管、肝脏、肾脏等慢性疾病，老年流感患者容易死于流感并发症，病死率极高。

20 世纪曾发生三次流感大流行，时间分别为 1918—1919 年、1957—1958 年和 1968—1969 年。1918—1919 年是甲型 H1N1 流感最严重的一次大流行，导致世界范围内 5000 万至 1 亿人死亡。1957—1958 年流感（亚洲流感 H2N2）大流行，始于我国贵州西部，全球约 200 万人因流感死亡。1968—1969 年流感（香港流感 H3N2）大流行，始于我国广东和香港地区，是 20 世纪危害最小的一次流感大流行，全球约 100 万人因流感死亡。

流感的危害

流感的临床表现比普通感冒严重，病毒主要通过空气飞沫传播，传播速度极快。其症状为高热、发冷、四肢酸痛、头痛、咳嗽，部分人群出现胃肠道症状，发生恶心、呕吐等，病程一般持续1周。严重时可继发细菌感染，引起支气管炎、肺炎、心肌炎、心包炎等并发症，特别是体弱儿童、慢性病患者及老年人等免疫力低下者。流感可在人群中互相传染且传播速度快，短期内即可使许多人患病，严重影响人们的正常工作、学习和生活。2019年美国爆发40年来最致命流感，根据美国疾病控制与预防中心（Centers for Disease Control and Prevention，CDC）最新数据：全美国范围内已有1300万人感染，其中住院人数超12万人，死亡人数高达6600人，堪称过去40年最致命流感之一，死亡率达6.9%。

如何预防流感

除少数已研发的抗病毒药物如奥司他韦、扎那米韦、帕拉米韦、阿比多尔等之外，目前尚无特效药物治疗流感。因此，流感的预防措施特别重要。预防流感除可采用开窗通风、提高体质、防止病毒传播等方法外，还可选择接种流感疫苗，这是既经济又有效的预防措施。

流感疫苗种类

流感病毒属正黏病毒科，根据病毒表面蛋白结构的不同，流感病毒可分为甲型、乙型、丙型三种类型。甲型流感病毒又可分为24种不同的亚型。流感病毒尤其是甲型流感病毒的变异很快，导致每年流行的流感病毒类型都会有差异。WHO每年预测当年将会出现的新的流感病毒株，公布新的流感疫苗组分，生产商再根据这些流感疫苗组分确定疫苗生产的种类和规模，最终制成疫苗投放市场。所以，目前流感疫苗的有效期也就只有1年的时间。

WHO推荐的2020—2021年度北半球基于鸡胚生产的三价流感疫苗组分为：A/Guangdong-Maonan/SWL1536/2019（H1N1）pdm09类似株、A/Hong Kong/2671/2019 –（H3N2）类似株和 B/Washington/02/2019（ViCtOria系）类似株。四价流感疫苗组分包含上述三个毒株及 B 型毒株的两个系 B/Phuket/3073/2013（Yamagata系）类似株。

我国目前使用的流感疫苗品种见表 15 – 1。

表 15 – 1　2020—2021 年度国内批签发的流感疫苗类型、规格

厂家	疫苗类型	规格
三价灭活疫苗		
华兰生物疫苗有限公司	裂解	0.5 mL/0.25 mL
深圳赛诺菲巴斯德生物制品有限公司	裂解	0.5 mL/0.25 mL
长春生物制品研究所有限责任公司	裂解	0.5 mL/0.25 mL
上海生物制品研究所有限责任公司	裂解	0.5 mL
北京科兴生物制品有限公司	裂解	0.5 mL/0.25 mL
中逸安科生物科技股份有限公司	亚单位	0.5 mL
大连雅立峰生物制药有限公司	裂解	0.5 mL/0.25 mL
三价减毒活疫苗		
长春百克生物科技股份公司	减毒活疫苗	0.2 mL
四价灭活疫苗		
华兰生物疫苗有限公司	裂解	0.5 mL
江苏金迪克生物技术有限公司	裂解	0.5 mL

数据来源：中国食品药品检定研究院（https：//www. nifdc. org. cn/nifdc/fwzn/ppjpqf/index. html）。

流感疫苗适宜接种人群及禁忌证

以下流感并发症高风险人群，推荐接种流感疫苗：

（1）医务人员。

（2）养老机构、长期护理机构、福利院等人群聚集场所脆弱人群及员工。

（3）重点场所人群：托幼机构、中小学校的教师和学生，监所机构的在押人员及工作人员等。

（4）60 岁及以上老年人。

（5）6 月龄～5 岁儿童。

（6）6 月龄以下婴儿的家庭成员和看护人员。

（7）特定慢性病患者：心血管疾病（单纯高血压除外）、慢性呼吸系统疾病、肝肾功能不全、血液病、神经系统疾病、神经肌肉功能障碍、代谢性

疾病（包括糖尿病）等慢性病患者，以及患有免疫抑制疾病或免疫功能低下者。

（8）孕妇或准备在流感季节怀孕的女性。

流感疫苗接种禁忌证：对疫苗中所含任何成分（包括辅料、甲醛、裂解剂及抗生素）过敏者禁止接种；患伴或不伴发热症状的轻中度急性疾病者，建议症状消退后再接种；上次接种流感疫苗后6周内出现吉兰-巴雷综合征，虽然其不是禁忌证，但应特别注意。

流感疫苗接种时间及程序

接种流感疫苗的最佳时机是在每年流感季节开始前。在我国，特别是北方地区，冬、春季是每年的流感流行季节，因此每年的9、10月份是流感疫苗最佳接种时机。当然流感季节开始以后接种流感疫苗也有预防流感的效果。

成人及3岁以上儿童接种1针，每次接种剂量为0.5 mL。6～35月龄儿童接种2针，每针剂量为0.25 mL，间隔4周。

接种后注意事项

接种部位疼痛为接种流感疫苗后最常见的反应，全身发热、乏力等症状较为少见。避免空腹接种，接种完毕后须在接种现场观察30分钟，注意有无不良反应。

有些人接种疫苗后仍然会感染流感，主要有两个原因：一是接种流感疫苗后需要2周左右才能产生抗体，抗体浓度在4～6周后达到高峰，如接种疫苗后不到2周即感染流感病毒，疫苗的保护作用可能还未产生，易感人群可感染流感；二是疫苗中包含的毒株，不一定是当年流行的毒株，接种后感染的毒株可能和疫苗中所包含的毒株不同，因此不一定能够提供保护。

基于此，接种流感疫苗后也不能高枕无忧，任何一种疫苗都不可能对人体产生百分之百的保护作用，仍需要做好其他预防和保护措施。

（谭卫平　郭禹标）

参考文献

［1］ 中华人民共和国国家卫生健康委员会，国家中医药管理局. 流行性感冒诊疗方案（2020 年版）［J］. 中华临床感染病杂志，2020，13（6）：401 – 411.

［2］ 国家免疫规划技术工作组流感疫苗工作组. 中国流感疫苗预防接种技术指南（2020—2021）［J］. 中华预防医学杂志，2020，54（10）.

［3］ TIMOTHY M U, et al. Clinical practice guidelines by the Infectious Diseases Society of America：2018 update on diagnosis，treatment，chemoprophylaxis，and institutional outbreak management of seasonal influenza［J］. Clin Infect Dis，2019，68（10）：1790.

［4］ JONES J C，BARANOVICH T，MARATHE B M，et al. Risk assessment of H2N2 influenza viruses from the avian reservoir［J］. J Virol，2014，88（2）：1175 – 1188.

［5］ LESSLER J，RILEY S，READ J M，et al. Evidence for antigenic seniority in influenza A（H3N2）antibody responses in southern China［J］. PLoS Pathog，2012，8（7）：e1002802.

肺炎链球菌疫苗

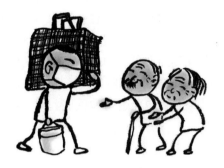

肺炎链球菌（streptococcus pneumoniae，Spn）是一种条件致病性革兰氏阳性球菌，严重威胁人类健康。肺炎链球菌荚膜多糖的抗吞噬作用是其逃逸人体免疫清除的主要策略。正常条件下，Spn寄生于人体上呼吸道的黏膜表面，27%～65%的儿童和10%的成人携带有Spn，但不致病。当机体免疫力下降时，Spn发生侵袭性感染从而导致患肺炎链球菌性疾病，如鼻窦炎、中耳炎及社区获得性肺炎（community-acquired pneumonia，CAP）等。其中前两种疾病多发于儿童，成人多为CAP。Spn是导致成人患CAP的最常见病原体。

肺炎链球菌疾病的流行病学及危害

肺炎链球菌性疾病的高危人群包括2岁以内婴幼儿、65岁及以上老年人、孕妇、免疫功能不全人群、癌症患者、流感患者、慢性阻塞性肺疾病患者和糖尿病患者等。2017 年，Spn 已被 WHO 列为 12 种造成严重疾病负担的重点致病菌之一。流行病学调查显示，美国 CAP 住院患者中 10%～15% 由 Spn 感染所致。亚太地区 4%～24.6% 的 CAP 病例 Spn 检测阳性。中国的流行病学调查显示，Spn 约占 CAP 病原体的 10.7%，是 CAP 最常见的致病菌。住院病例中 CAP 的 30 天死亡率为 10%～12%，而且 1 年内死亡率会继续增加，若因 Spn 感染所致，则 3～5 年内死亡率将继续增加。近年来，Spn 对临床常用抗生素的耐药状况逐渐严重，如青霉素耐药的肺炎链球菌（penicillin-resistant streptococcus pneumoniae，PRSP）对人类健康威胁非常大。因此，采取有效措施预防 Spn 感染显得更为迫切和重要。

疫苗发展史

肺炎链球菌疫苗随着人类对 Spn 认识的深入而不断发展。目前，肺炎链球菌疫苗有肺炎链球菌多糖疫苗（pneumococcal polysaccharide vaccine，PPV）和肺炎链球菌结合疫苗（pneumococcal conjugate vaccine，PCV）两大类。PPV 只含荚膜多糖抗原，不含蛋白载体，2 岁以下儿童对此疫苗缺乏有效的免疫应答，故适用于 2 岁以上人群。PCV 由多糖抗原与蛋白结合构成，能够有效刺激儿童免疫系统，产生足够的保护性抗体，并具有免疫记忆，可用于 2 岁以下人群。两大类疫苗的设计均基于 Spn 荚膜多糖，并覆盖了 Spn 最常见血清型。美国于 1983 年批准使用 23 价肺炎链球菌多糖疫苗（PPV23），该疫苗由 23 种纯化荚膜多糖组成，覆盖美国 90% 肺炎链球菌菌株的血清型。2000 年，美国批准了另一种 7 价 PCV（PCV7）上市，并推荐其用于婴幼儿的常规免疫。目前我国 PCV13 和 PPV23 两类疫苗均可使用。

疫苗经济学效果

基于全球多项关于肺炎链球菌疫苗的经济学评价研究，接种肺炎链球菌疫苗可通过降低脑膜炎、肺炎等相关疾病的治疗、护理、交通成本和间接误工成本，避免潜在后遗症相关成本，从而减少个人、家庭、医疗卫生系统和全社会肺炎链球菌相关疾病的经济负担。有研究预测，如果中国将 PCV7 疫苗纳入儿童免疫规划，10 年内可以减少 1620 万人患 Spn 相关疾病，并减少相关死亡人数达 70.9 万。

接 种 方 法

目前，肺炎链球菌疫苗在国内多数地区属于非免疫规划疫苗，疾苗接种单位应遵照《预防接种工作规范》中关于疫苗使用指导原则接种方案和疫苗说明书的相关规定进行接种。接种前需要按照"知情、自愿"的原则，科学告知儿童家长或受种者疫苗相关情况并签署知情同意书后，为受种者及时提供疫苗接种服务。两类肺炎链球菌疫苗适用于不同的接种对象。PPV23 适用于 2 岁以上感染 Spn、患肺炎链球菌疾病风险增加的人群，尤其是以下重点人群但不局限于以下人群：①老年人群；②患有慢性心血管疾病（包括充血性心力衰竭和心肌病）、慢性肺疾病（包括慢性阻塞性肺疾病和肺气肿）或糖尿病的个体；③患酒精中毒、慢性肝脏疾病（包括肝硬化）和脑脊液漏的个体；④功能性或解剖性无脾个体（包括镰状细胞贫血和脾切除者）；⑤免疫功能受损人群（包括人类免疫缺陷病毒感染者及白血病、淋巴瘤、多发性骨髓瘤、恶性肿瘤、慢性肾衰竭或慢性肾病如肾病综合征等患者）、正在进行免疫抑制治疗（包括糖皮质激素、细胞毒药物或者抗排斥药物治疗）的患者以及器官或骨髓移植患者。PCV13 目前有两种上市产品，其中进口 PCV13 适用于 6 周龄～15 月龄婴幼儿，国产 PCV13 适用于 6 周龄～5 周岁（6 周岁生日前）婴幼儿和儿童。具体接种流程如下：

1. PCV13

（1）进口 PCV13：推荐常规免疫接种程序为 2、4、6 月龄进行基础免疫，12～15 月龄进行加强免疫。基础免疫首剂最早可以在 6 周龄接种，之后各剂接种间隔 4～8 周。

（2）国产 PCV13：①2～6 月龄（最小满 6 周龄）婴儿共接种 4 剂。推荐首剂在 2 月龄（最小满 6 周龄）接种，基础免疫接种 3 剂，每剂接种间隔 2 个月；于 12～15 月龄时加强接种第 4 剂。或推荐首剂在 3 月龄接种，基础免疫接种 3 剂，每剂接种间隔 1 个月；于 12～15 月龄时加强接种第 4 剂。②7～11 月龄婴儿基础免疫接种 2 剂，接种间隔至少 2 个月；于 12 月龄以后加强接种 1 剂（第 3 剂），与第 2 剂接种至少间隔 2 个月。③12～23 月龄幼儿接种 2 剂，接种间隔至少 2 个月。④2～5 周岁儿童接种 1 剂。

2. PPV23

受种者通常只接种 1 剂。对需要复种的，按照说明书要求进行接种，复种间隔至少为 5 年。

接种后的注意事项

国内外的疫苗相关临床试验及上市后观察报道均显示了肺炎链球菌疫苗具有良好的安全性。常见的局部反应为接种部位疼痛、红、肿、有硬结等；常见的全身反应在成年人中为疲劳、肌肉疼痛、关节疼痛、头痛等，在儿童中为易激惹、食欲下降、嗜睡、发热等。在儿童与成年人中均未发现与疫苗相关的严重不良事件（serious adverse event，SAE）。

（林耿鹏　郭禹标）

参考文献

［1］JOSHUA P M, GRANT W W, ANN C L, et al. Diagnosis and treatment of adults with community-acquired pneumonia: an official clinical practice guideline of the American Thoracic Society and Infectious Diseases Society of America ［J］. Am J Respir Crit Care Med, 2019, 200 (7): e45 – e67.

［2］中华医学会呼吸病学分会. 中国成人社区获得性肺炎诊断和治疗指南（2016 年版）［J］. 中华结核和呼吸杂志, 2016, 39 (4): 253 –279.

［3］MUSHER D M, THORNER A R. Community-acquired pneumonia ［J］. N Engl J Med, 2014, 371 (17): 1619 –1628.

［4］中华预防医学会, 中华预防医学会疫苗与免疫分会. 肺炎球菌性疾病免疫预防专家共识（2020 版）［J］. 中华预防医学杂志, 2020, 54 (12): 1315 –1363.

［5］SHIRI T, KHAN K, KEANEY K, et al. Pneumococcal disease: a systematic review of health utilities, resource use, costs, and economic evaluations of interventions ［J］. Value in health, 2019, 22 (11): 1329 –1344.

带状疱疹疫苗

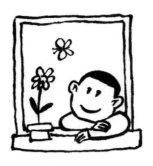

带状疱疹（herpes zoster，HZ）是潜伏于颅神经节、背根神经节和自主神经节的水痘带状疱疹病毒（varicella herpes zoster virus，VZV）在免疫力下降或低下时重新被激活导致的皮肤疼痛或瘙痒性、通常单侧分布的、水疱性皮肤病。带状疱疹的皮疹病程 7～10 天，皮损愈合需要 2～4 周，中位疼痛时间 32.5 天。目前的治疗并不完全有效，特别是在最易感的患者中。对于易感人群，现有的最佳选择是通过接种疫苗进行预防。

带状疱疹的流行病学

没有接种疫苗的人群中带状疱疹的终生患病率为 20%～30%，性别、民族、家族史及合并症如系统性红斑狼疮、哮喘、糖尿病、慢性阻塞性肺病等是带状疱疹的危险因素。年龄越大发病率越高，病情也越严重，特别是 50

岁以后，与年龄相关的免疫力下降有关。随着预期寿命的延长，带状疱疹的每年新发病例数和疾病负担可能显著上升。2019 年，中国总人口超过 14 亿，其中≥50 岁的人口占近 32%，而且每年还会增加 3%～4%，人口老龄化对社会经济发展构成重大影响。

带状疱疹的危害

带状疱疹的主要并发症包括带状疱疹后遗神经痛（postherpetic neuralgia, PHN）。PHN 定义为起疹后疼痛持续超过 3 个月。平均 22%（8%～26%）的带状疱疹患者出现 PHN。15% 的带状疱疹患者有眼支受累，如果不治疗，其中 50%～70% 发展出急性眼部并发症（结膜炎、角膜炎、葡萄膜炎、眼颅神经麻痹）、慢性并发症（慢性眼炎、视力丧失、PHN、虹膜炎）。PHN 影响患者日常生活的方方面面，降低生活质量，影响社会交往。带状疱疹其他并发症包括中风或其他心血管事件、巨细胞动脉炎、神经系统后遗症、麻痹、胃肠道不适，症状严重的患者常需要入院治疗。

水痘带状疱疹病毒的免疫防御

接种水痘疫苗或自然感染 VZV 可产生 VZV 特异性抗体和 VZV 特异性 T 细胞免疫。记忆细胞的反应有助于再暴露于 VZV 时提供保护。内源性再暴露（潜伏 VZV 的亚临床再激活）或外源性再暴露后会让这种免疫增强。VZV 特异性 $CD4^+$ T 细胞介导辅助性 T 细胞免疫是维持 VZV 潜伏在感觉神经节的亚临床状态所必需的。VZV 特异性 T 细胞介导的免疫功能下降与衰老（免疫衰老）、疾病或治疗相关的免疫抑制，导致潜伏的 VZV 以带状疱疹的形式重新被激活。

水 痘 疫 苗

水痘疫苗为冻干减毒活疫苗（Oka 株），由日本 Takahshi 医生研发，每剂病毒量不少于 2000 空斑形成单位（plaque forming units, PFU），包括单价疫苗和多价疫苗（麻疹、腮腺炎、风疹、水痘联合疫苗），可以皮下或肌内注射，单剂接种，其水痘预防有效率为 80%～85%，重症水痘预防有效率为 95%。世界卫生组织建议儿童水痘疫苗首剂接种的时间是 12～18 月龄，单剂接种足以降低死亡率和重症水痘发生率，但不能阻止有限的病毒传播和爆发，2 剂接种有更高的有效性，除了可以降低死亡率和严重度，还可以进一步减少水痘发生率和爆发次数，2 剂接种最短的间隔时间为 4～6 周不等。如果水痘平均发病年龄高（≥15 岁）的国家，可以考虑在没有进行水痘免疫的青少年和成人中进行水痘疫苗接种，通常需要接种 2 剂。

带状疱疹疫苗

带状疱疹疫苗接种可以增强针对 VZV 的免疫应答，是减少带状疱疹的流行、临床和经济负担以及其对生活质量负面影响的重要手段。目前有两种带状疱疹疫苗获批上市（表 15－2），即带状疱疹活疫苗（zoster vaccine live，ZVL）Zostavax 和重组带状疱疹疫苗（recombinant zoster vaccine，RZV）欣安立适（Shingrix）。2019 年 Cochrane 系统回顾了 24 项研究（随机对照试验或准随机对照试验），结果显示 ZVL 和 RZV 预防带状疱疹长达 3 年有效。

表 15－2　两种类型带状疱疹疫苗基本信息

项目	ZVL	RZV
厂家/商品名	美国默克公司/Zostavax	英国葛兰素史克/Shingrix（欣安立适）
获批时间	美国，2006 年 5 月；中国，暂无	美国，2017 年 10 月；中国，2019 年 5 月
类型	OKa 株减毒活疫苗	重组疫苗（CHO 细胞）：含重组 VZV 糖蛋白 E 和新型佐剂（AS01B）的亚单位疫苗
抗原含量	至少包含 19400 U VZV	VZV 糖蛋白 E 50 μg
免疫量	0.65 mL	0.5 mL
免疫程序	皮下注射，1 剂次	肌内注射，2 剂次（间隔2～6 个月）
免疫程序	不高于 －15 ℃冷冻避光保存	2～8 ℃冷藏避光保存

带状疱疹疫苗 ZVL 同样为 Oka 减毒株，目前上市的 Zostavax 每剂含 19400 PFU，是水痘减毒活疫苗的 10 倍。Ⅲ期临床试验结果显示，该疫苗在 >60 岁人群中能降低 51% 的带状疱疹发病率，减少 61% 的疼痛，降低 67% 的 PHN。ZVL 预防带状疱疹的有效性随着接种疫苗时间延长逐渐下降，接种后第一年由 69% 降至 50%，在接种后第七年降至 17% 左右。

RZV 也被称为佐剂重组亚单位带状疱疹疫苗，由包裹在脂质体制剂中的重组 VZV 糖蛋白 E（glycoprotein E，gE）和 AS01B 免疫佐剂（含 3 – O – 脱乙酰基 – 4 – 单磷酸脂质 A 和皂苷 QS-21）组成。RZV 的保护效力在 ≥50 岁人群中为 97.2%，在 ≥70 岁人群中为 91.3%。随访 4 年后预防带状疱疹效力未见明显下降，细胞免疫的应答率和体液免疫的应答标准在接种 2 剂后 1 个月均超过 90%；在接种疫苗后 10 年，受种者体内细胞免疫和抗体水平分别为基线值的 3.5 倍和 6 倍，根据数学模型推算疫苗保护效果可维持 20 年。2018 年，Tricco 等人比较了 ZVL 与 RZV 或安慰剂对 50 岁及以上成年人预防带状疱疹的有效性和安全性，结果显示 RZV 可能比 ZVL 预防带状疱疹病例数更多，但 RZV 在注射部位有更大的不良事件风险。RZV 常见局部不良反应为疼痛、发红和肿胀，全身反应为肌痛、疲乏和头痛；严重不良反应与潜在的免疫介导疾病发生率在疫苗组和对照组中相似。

除了上述两种已上市的疫苗外，其他正在研究的有重组蛋白疫苗和 DNA 疫苗。国内带状疱疹疫苗的研发主要是减毒活疫苗。国内重组蛋白加佐剂疫苗，还在临床前研究阶段，如怡道生物科技（苏州）有限公司公开了一种重组带状疱疹疫苗组合物，相较其他抗原（VZV 的 gE）及佐剂（TLR9 的激动剂 CpG ODN 和铝化合物）的组合，具有更好的免疫效果。

带状疱疹疫苗接种的适应证和禁忌证

对于 Zostavax，美国疾病控制与预防中心（CDC）建议用于 ≥60 岁的人群，无论既往是否患带状疱疹，也可以和其他所有的活的或灭活的疫苗（包括流感疫苗和肺炎链球菌疫苗）同时接种。虽然 Zostavax 被批准用于 ≥50 岁人群（表 15 – 3），但 CDC 并不推荐其用于 50 ～ 59 岁的人群，因为 Zostavax 在接种后 5 年的保护效力下降，如果是 50 ～ 59 岁间接种了 Zostavax，接种后 5 年刚好是带状疱疹的风险和并发症发生率最高的时期。Zostavax 接种的禁忌证和注意事项包括：曾对明胶、抗生素（新霉素）或带状疱疹疫苗的任何其他成分有过危及生命或严重过敏反应的人；免疫系统脆弱的人群，如获得性免疫缺陷综合征或其他影响免疫系统的疾病的患者、使用放疗或化疗的人、淋巴瘤或白血病等影响骨髓或淋巴细胞的肿瘤的患者；正在或可能怀孕的女性（接种后至少 4 周方可怀孕）。对于轻微的急性病如感冒患者可以接种，但如果是中重度急性病包括发热超过 38.5 ℃ 的人应该等到康复后再接种。

对于 Shingrix，美国 CDC 建议用于 ≥50 岁的人群，无论其是否曾患带状疱疹和是否曾接种过 Zostavax。适应证还包括：①慢性病人群如慢性肾功能衰竭、糖尿病、风湿性关节炎、慢性肺疾病等人群，除非存在禁忌证或预防措施；②正在接受低剂量免疫抑制剂治疗的成年人、预期免疫抑制治疗的成年人、已从免疫损害性疾病中恢复的成年人。Shingrix 接种的禁忌证和注意事项包括：对疫苗的任何成分或在之前的 Shingrix 接种时有严重过敏反应史的人；VZV 抗体血清阴性的人；患有带状疱疹急性发作的人。患有轻微急性疾病（如感冒）的成年人可以接种 Shingrix。患有中度或重度急性疾病的成年人（包括发热超过 38.5 ℃的任何人）通常应等到康复后再接种疫苗。尚未在孕妇或哺乳期妇女中进行过 Shingrix 相关研究。

表 15 - 3　美国和加拿大免疫实践咨询委员会对于 RZV 及 ZVL 免疫策略推荐对比

项目	美国免疫实践咨询委员会		加拿大免疫实践咨询委员会	
	RZV	ZVL	RZV	ZVL
适应证	≥50 岁成人预防带状疱疹	≥50 岁免疫功能正常人群预防带状疱疹	≥50 岁成人预防带状疱疹	≥50 岁免疫功能正常人群预防带状疱疹
一般人群	≥50 岁免疫功能正常人群	≥60 岁免疫功能正常人群	无禁忌证个体	≥50 岁免疫功能正常、无禁忌证个体，有 RZV 禁忌证或不耐受，可考虑使用
特殊人群	有带状疱疹疾病史人群；有慢性疾病史人群；免疫功能低下人群（接受低剂量免疫抑制剂治疗、可预见的免疫功能低下等人群）；已知 VZV 阴性人群可以接种 RZV	—	妊娠期及哺乳期慎用；长期住院的适龄患者；免疫功能低下人群；患自身免疫性疾病人群（未接受免疫抑制剂治疗、无显著免疫功能低下人群）可以接种 RZV	—
接种程序	2 剂次，间隔 2～6 个月	1 剂次	2 剂次，间隔 2～6 个月	1 剂次

续上表

项目	美国免疫实践咨询委员会		加拿大免疫实践咨询委员会	
	RZV	ZVL	RZV	ZVL
联合接种	可在不同部位与其他成人疫苗同时接种	—	可与经胃肠外、口腔或鼻内途径接种的其他活疫苗同时接种，RZV 可与其他灭活疫苗同时接种	可与经胃肠外、口腔或鼻内途径接种的其他活疫苗同时接种，ZVL 可与其他灭活疫苗同时接种
禁忌证	对疫苗任何成分有严重过敏反应史	对疫苗任何成分有严重过敏反应史、免疫力受损人群、妊娠期	既往有疫苗接种后发生过敏反应者、对疫苗或溶剂的任何成分过敏者	除 RZV 禁忌证外，禁用于免疫功能低下者、近期或目前使用免疫抑制剂者、活跃期结核患者
注意事项	妊娠或哺乳期暂缓接种；带状疱疹急性发作期不应接种	—	即将开始使用免疫抑制剂的人群用药前至少 14 天接种，不能用药后接种	哺乳期慎用 ZVL，严重急性疾病伴或不伴发热推迟接种

其他特殊人群的带状疱疹疫苗接种

有报道肺移植患者使用 RZV 是有效的，局部注射部位有疼痛不适。造血干细胞移植后 2 年使用 ZVL 也是有效和安全的。一项对 18～49 岁的免疫抑制人群使用 RZV 的研究显示，RZV 也是安全和能够诱导免疫的，但免疫的维持时间需要进一步随访观察。如果通过血清学检测发现某人是 VZV 抗体阴性或者医护人员存在水痘易感性的血清学证据，则相关人员应遵循美国免疫实践咨询委员提供的水痘疫苗接种指南执行。Shingrix 尚未在对 VZV 抗体阴性的人中进行评估，也未用于预防水痘。

（唐旭华　韩建德）

参考文献

[1] MBINTA J F, NGUYEN B P, AWUNI P, et al. Postlicensure herpes zoster vaccine effectiveness: systematic review protocol [J]. BMJ Open, 2021, 11 (2): e40964.

[2] GAGLIARDI A M, ANDRIOLO B N, TORLONI M R, et al. Vaccines for preventing herpes zoster in older adults [J]. Cochrane Database Syst Rev, 2019, 2019 (11): 1 – 116.

[3] 王富珍, 张伟, 汤奋扬, 等. 美国和加拿大免疫实践咨询委员会带状疱疹疫苗接种指南解读 [J]. 中华医学杂志, 2021, 101 (5): 363 – 368.

[4] TRICCO A C, ZARIN W, CARDOSO R, et al. Efficacy, effectiveness, and safety of herpes zoster vaccines in adults aged 50 and older: systematic review and network meta-analysis [J]. BMJ, 2018, 363: k4029.

[5] RACINE E, GILCA V, AMINI R, et al. A systematic literature review of the recombinant subunit herpes zoster vaccine use in immunocompromised 18 – 49 year old patients [J]. Vaccine, 2020, 38 (40): 6205 – 6214.

第十六章　预防意外伤害

何谈健康：

交通意外在中国十大死因中排第六。每年有近 7 万名儿童死于溺水、交通事故等意外伤害，意外伤害是儿童死亡的首位原因。社区老年人中，跌倒是最常见的意外。意外伤害不是病，却极大地威胁我们的健康。人生处处有意外，我们须时时防伤害。要把预防意外伤害纳入日常家庭健康管理之中。

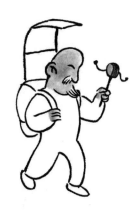

愿你出走半生
归来仍是少年

小林漫画

我国经济的快速发展，极大地促进了我国医疗设施及医疗技术水平的进步。然而在全球范围内慢性病及相关传染病的发生率及死亡率明显下降的同时，意外伤害仍呈现出高发的趋势。在 2017 年我国居民死因排序中，意外伤害是第六位的居民死因，同时也是 1～14 岁儿童死亡的第一位原因。

意外伤害指凡是因为能量（包括各种物理、化学及生物方面因素的影响等）传递或干扰超过人体的耐受性造成的损伤，或窒息导致的缺氧，影响正常的活动，需要医治或康复。这种损伤包括躯体方面和精神方面的伤害，可能导致躯体暂时失去能力，或造成永久性残疾或障碍，严重者可导致伤者死亡。按照《国际疾病分类标准（第 10 版）》，意外伤害可以分为 14 类，包括坠落、交通伤害、碰撞伤害、切割伤害、烧伤烫伤、异物卡噎进开放部位受到的伤害、咬伤、碰击伤、挤压伤、砸伤、爆炸伤、中毒、触电、环境或自然因素造成的伤害。根据《全国疾病监测系统死因监测数据集》，目前交通事故死亡是男性意外死亡的第一位原因，而我国每年有近 7 万名儿童死于溺水、交通事故等意外伤害，意外伤害是儿童死亡的首位原因。显而易见，在城市家庭中，老年人和儿童是发生意外伤害的高危群体。社区老年人中，跌倒是最常见的意外。而跌落、器具伤、烧烫伤和动物咬伤也是城市儿童最常见的伤害类型。

以老年人跌倒为例，意外不是不可改变、不可预防的，而是存在潜在危险因素，老年人的跌倒多数是可以预防和控制的。世界卫生组织推荐的伤害预防四步骤公共卫生方法可用作老年人跌倒的干预流程和工作模式。①现状评估。通过监测、调查或常规工作记录收集老年人跌倒的发生情况和危险因素等，对老年人跌倒状况进行评估。②确定危险因素。从现状评估得到的信息中，分析本地区老年人跌倒的原因和存在的危险因素，根据不同地区、不同人群、不同环境、经济条件和医疗保健服务等特点，确定哪些因素是可以改善的，制订优先干预计划。③制定和评估干预措施。根据本地区老年人跌倒现状和危险因素的评估，按照教育预防、环境改善、工程学、强化执法和评估的"5E"原则，制定本地区老年人跌倒干预的措施。④组织实施。老年人跌倒控制工作是一项社会系统工程，政府应成立多部门组成的工作组，制定预防老年人跌倒工作规范，明确各部门职责和任务。对社区来说，需要社区管理部门制定支持性政策，加强社区管理；需要物业部门加强社区物理环境的管理和修缮；需要公共卫生部门的技术指导；需要社区卫生服务机构的个性化卫生服务；需要家庭子女的密切配合；需要老年人的具体参与，全面落实制定的干预措施。

根据流行病学危险因素资料、老年人生理特点以及环境特点，老年人跌倒的预防可将"5E"策略措施通过个人、家庭和社区三个层面来实施。

1. 个人干预措施

采用老年人跌倒风险评估工具（表 16 – 1）和老年人平衡能力测试表进行自我跌倒评估，让老年人清楚地了解自己跌倒的风险级别，是老年人对于跌倒自我干预的基础。老年人可以根据干预结果，纠正不健康的生活方式和行为，规避或消除环境中的危险因素，防止跌倒的发生。具体的干预措施包

表 16 – 1　老年人跌倒风险评估工具

项目	权重	得分	项目	权重	得分
运动			睡眠状况		
步态异常/假肢	3		多醒	1	
行走需要辅助设施	3		失眠	1	
行走需要旁人帮助	3		夜游症		
跌倒史			用药史		
有跌倒史	2		新药	1	
因跌倒住院	2		心血管药物	1	
精神不稳定状态			降压药	1	
谵妄	3		镇静、催眠药	1	
痴呆	3		戒断治疗	1	
兴奋/行为异常			糖尿病用药	1	
意识恍惚	3		抗癫痫药	1	
自控能力			麻醉药		
大便/小便失禁	1		其他	1	
大便/小便频率增加	1		相关病史		
保留导尿	1		神经科疾病	1	
感觉障碍			骨质疏松症	1	
视觉受损	1		低血压	1	
感觉性失语	1		药物/乙醇戒断	1	
其他情况	1		年龄 80 岁及以上	3	

最终得分结果评定：低危 1～2 分；中危 3～9 分；高危 10 分及以上。

括：增强防跌倒意识，加强防跌倒知识和技能学习；坚持参加规律的体育锻炼，增强肌肉力量、柔韧性、协调性和平衡能力等，减少跌倒的发生；注意合理用药，尽可能减少药物的用量和副作用，以预防跌倒的发生；选择适当的辅助工具，并放置在触手可及的位置；熟悉生活环境；衣服特别是鞋子要合适；调整生活方式，上下楼梯、如厕时尽可能使用扶手，避免携带沉重的东西，避免夜间多次起床等；有视觉、听觉及其他感知觉障碍的老年人应佩戴视力补偿设施、助听器及其他补偿设施；防治骨质疏松；将经常使用的东西放置在伸手可及的位置，尽量避免登高取物等。

2. 家庭干预措施

全国调查显示，老年人的跌倒有一半以上是在家中发生的，因此家庭内部的干预非常重要。家庭环境的改善和家庭成员的良好护理可以很有效地减少老年人跌倒的发生。具体干预措施包括：使用居家环境危险因素评估工具（表 16 - 2）评估家庭环境的不安全因素并进行改造；为老年人挑选适宜的衣物及合适的防滑鞋等；如家中养宠物，给宠物系上铃铛，以防老年人在不注意时被宠物绊倒摔跤；从心理上多关心老年人，保持家庭和睦，给老年人创造和谐快乐的生活状态，帮助老年人消除跌倒恐惧症等心理障碍。

表 16 - 2　预防老年人跌倒居家环境危险因素评估工具

序号	评估内容	评估方法	选项（是；否；无此内容）	
			第一次	第二次
地面和通道				
1	地毯或地垫平整，没有褶皱或边缘卷曲	观察		
2	过道上无杂物堆放	观察（室内过道无物品摆放，或摆放物品不影响通行）		
3	室内使用防滑地砖	观察		
4	未养猫或狗	询问（家庭内未饲养猫、狗等动物）		

续上表

序号	评估内容	评估方法	选项 (是；否；无此内容)	
			第一次	第二次
客厅				
1	室内照明充足	测试、询问（以老年人能否看清室内所有物品的表述为主，有眼疾者除外）		
2	取物不需要使用梯子或凳子	询问（老年人近一年内未使用过梯子或凳子攀高取物）		
3	沙发高度和软硬度适合起身	测试、询问（以老年人容易坐下和起身作为参考）		
4	常用椅子有扶手	观察（观察老年人习惯用椅）		
卧室				
1	使用双控照明开关	观察		
2	躺在床上不用下床也能开关灯	观察		
3	床边没有杂物影响上下床	观察		
4	床头装有电话	观察（老年人躺在床上也能接打电话）		
厨房				
1	排风扇和窗户通风良好	观察、测试		
2	不用攀高或不改变体位可取用常用厨房用具	观察		
3	厨房内有电话	观察		
卫生间				
1	地面平整，排水通畅	观察、询问（地面排水通畅，不会存有积水）		
2	不设门槛，内外地面在同一水平	观察		

续上表

序号	评估内容	评估方法	选项 （是；否；无此内容）	
			第一次	第二次
3	马桶旁有扶手	观察		
4	浴缸/淋浴房使用防滑垫	观察		
5	浴缸/淋浴房旁有扶手	观察		
6	洗漱用品可轻易取用	观察（不改变体位，直接取用）		

3．社区干预措施

社区相关组织（管理委员会、社区居委会、社区卫生服务机构、物业管理部门等）应将预防老年人跌倒列入工作计划，由专人负责在社区内定期开展有针对性的防跌倒健康教育，提高公众对老年人跌倒的预防意识，提高老年人对于危险因素的认识，了解跌倒的严重后果以及预防措施。社区相关组织还应定期对社区内的老年人进行跌倒风险评估、居家环境入户评估及干预，组织社区老年人开展丰富多彩的文体活动，定期访问独居老人；关注公共环境安全，向物业管理部门或当地政府及时反馈可能导致老年人跌倒的环境危险因素，并督促及时修缮维护。

有研究结果显示，城市社区老年人获取意外伤害相关知识的主要途径是电视（74.63%）和亲戚朋友（51.74%），而社区宣传仅占30.10%。这提示社区卫生服务机构应该充分发挥社区宣传的优势，通过开展多样化的社区健康教育讲座、发放图文并茂的意外伤害救护手册及播放意外伤害的相关视频等手段，提高社区老年人的意外伤害知识水平。通过定期为社区老年人开展跌倒风险评估和跌倒居家环境危险因素评估，有针对性地开展健康教育，及时监督或参与居家环境危险因素改进，预防并减少老年人跌倒发生。深圳市罗湖区在这方面已有成功的经验探索，值得类似社区借鉴学习。他们于2016年8月推出"老人防跌倒工程"，由罗湖社区健康服务中心全科医生先上门评估老年人居家环境，再免费为罗湖区65岁以上有需要的居民在家中卫生间等地方安装防跌倒扶手，在易发生跌倒事故的地方放置防滑垫，安装小夜灯，赠送手电筒，同时为其讲解居家防跌倒小技巧，降低居家跌倒事故发生，有效降低了老年人跌倒率。

针对儿童意外伤害的认知和行为预防研究显示，年轻父母可能对预防儿童意外伤害相关知识积累不足。父母文化程度较高者接受知识能力较好，能通过不同渠道获取信息，则对预防意外伤害知识掌握较好。这提示要重点加强对年轻父母、文化程度较低的儿童家长的意外伤害相关知识的宣教，提高预防意外伤害知识知晓率。调查显示年轻父母对预防溺水、窒息和道路交通等意外伤害安全行为得分较低，家长日常看护行为较差。可能有以下原因：①家长虽有一定理论储备，但在实际生活中风险意识不足；②家长对部分知识仍旧存在盲区，缺乏相应监管技能；③部分家长尽管具备相应知识与技能，但缺乏主动识别危险因素并采取措施的意识。因此，强化社区健康教育，利用多媒体尤其是中青年父母使用频率高的社交媒介提升家长对儿童意外伤害预防的认知水平及技能对减少儿童意外伤害定会收效甚大。

综上所述，很多意外不是不可改变、不可预防的，而是存在潜在的危险因素。通过多渠道学习预防意外伤害的相关知识，通过使用合适的工具和方法，通过全社会重视预防意外伤害体系的构建，我们将最大限度地避免意外带来的伤害。让意外不意外，把伤害降到最低。

（王　妍）

参考文献

[1] 李小鹰. 老年医学 ［M］. 北京：人民卫生出版社，2015.

[2] 金英良，吴琪，倪雅雯，等. 2019 年徐州市社区老人意外伤害调查 ［J］. 预防医学论坛，2020，26（11）：821 - 823.

[3] 龚甜，王菁，邵琰，等. 苏州市 0 ～ 14 岁儿童意外伤害流行病学调查 ［J］. 中国社会医学杂志，2020，37（2）：206 - 209.

[4] 杨诗雨，张晓娜，张霄艳，等. 意外伤害的保险赔付现况及防控思考 ［J］. 湖北经济学院学报（人文社会科学版），2019，16（7）：71 - 74.

[5] 黄巧宇，吴擢春，吕军，等. 上海市嘉定区家长对 0 ～ 3 岁儿童意外伤害的认知与预防行为调查 ［J］. 医学与社会，2020，33（4）：1 - 5.

[6] 宫芳芳，孙喜琢，李亚男. 中国养老的"罗湖模式"实践与展望 ［J］. 卫生软科学，2020，34（3）：6 - 9.

附　　　录

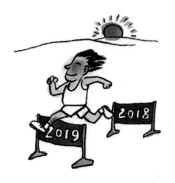

岁月不居，时节如流
愿你的未来
继续努力奔跑
做个追梦人

小林漫画

附录 1　WHO 关于身体活动和久坐行为指南摘要

这些公共卫生指南适用于 5 岁及以上年龄组的所有人群，不考虑性别、文化背景或社会经济地位，适用于任何能力的人群。患有慢性疾病和（或）残疾的人以及孕妇和产妇应尽可能达到这些推荐目标

	身体活动	久坐行为
儿童和青少年（5～17 岁），包括残疾人	在儿童和青少年中，身体活动有益于以下健康：躯体健康（心肺和肌肉健康）、心脏代谢健康（改善血压、血脂异常，以及葡萄糖和胰岛素抵抗）、骨骼健康、认知（学习成绩、执行功能）和心理健康（抑郁症状减轻）以及减轻肥胖。 **强推荐：** ▶儿童和青少年每周平均应进行至少 60 分钟/天的中等强度到高强度的身体活动，主要是有氧运动； ▶每周至少 3 天应进行高强度的有氧运动，以及增强肌肉和骨骼的运动	在儿童和青少年中，更多的久坐行为会对以下健康产生不利影响：体型和心脏代谢健康、肥胖、行为举止/亲社会行为和睡眠时间。 **强推荐：** ▶儿童和青少年应该限制久坐的时间，尤其是屏幕娱乐的时间
成年人（18～64 岁），包括慢性病患者和残疾人	在成年人中，身体活动有益于以下健康：心理健康（焦虑和抑郁症状减轻）、认知健康和睡眠；肥胖指标也可能有所改善。 **强推荐：** ▶所有成年人都应该进行定期体育活动； ▶成年人应每周进行至少 150～300 分钟的中等强度有氧运动，或至少 75～150 分钟的高强度有氧运动，或中等强度和高强度运动的等效组合，以获得实质性的健康益处； ▶成年人还应该每周 2 天或更多时间进行中等或更大强度的增强肌肉的运动，包括所有主要肌肉群，因为这些活动对健康有额外好处	在成年人中，大量的久坐行为会对以下健康结果产生不利影响：全因死亡率、心血管疾病死亡率和癌症死亡率，以及心血管疾病、2 型糖尿病和癌症的发病率。 **强推荐：** ▶成年人应该限制久坐时间。用任何强度（包括低强度）的体育活动代替久坐对健康有益；

续上表

	身体活动	久坐行为
这些公共卫生指南适用于 5 岁及以上年龄组的所有人群，不考虑性别、文化背景或社会经济地位，适用于任何能力的人群。患有慢性疾病和（或）残疾的人以及孕妇和产妇应尽可能达到这些推荐目标		
成年人（18～64 岁），包括慢性病患者和残疾人	**有条件推荐：** ▶成年人可以将中等强度有氧运动增加到每周 300 分钟以上，或进行 150 分钟以上的高强度有氧运动，或每周进行中等强度和高强度运动的等效组合，以获得额外的健康益处（对于患有慢性疾病的人来说，这不是禁忌）	▶为减少长时间久坐行为对健康的不利影响，成年人应该尽力做比推荐的中高强度体育活动更多的运动
老年人（65 岁及以上），包括慢性病患者和残疾人	在老年人中，身体活动也有助于防止跌倒和与跌倒有关的损伤，以及骨骼健康水平和日常生活能力的下降。 **强推荐：** ▶运动推荐同成年人，还有作为每周体育活动的一部分，老年人应该进行多种多样的体育活动，强调平衡能力和每周 3 天或以上中高强度的力量训练，以增强日常生活能力和防止跌倒	**强推荐：** ▶同成年人
孕妇和产妇	对于女性来说，孕期和产后期间的体力活动对孕产妇和胎儿有利于以下健康：降低先兆子痫、妊娠高血压、妊娠糖尿病、妊娠体重过度增加、分娩并发症和产后抑郁症的风险，不增加死产风险、新生儿并发症或对出生体重的不良影响。 **强推荐：**所有无禁忌证的孕妇和产后妇女。 ▶在孕期和产后进行定期体育活动； ▶每周至少进行 150 分钟的中等强度有氧体育活动，对健康有益； ▶结合各种有氧和增强肌肉的活动。增加温和的拉伸运动也可能是有益的。此外，怀孕前习惯从事高强度有氧运动或体力活动的女性可以在怀孕期间和产后继续这些活动	**强推荐：** ▶孕妇和产妇应该限制久坐的时间。用任何强度（包括低强度）的体育活动代替久坐对健康有益

续上表

这些公共卫生指南适用于 5 岁及以上年龄组的所有人群，不考虑性别、文化背景或社会经济地位，适用于任何能力的人群。患有慢性疾病和（或）残疾的人以及孕妇和产妇应尽可能达到这些推荐目标
附加解释和说明：有进行体育活动总比没有好。如果目前没有达到这些推荐目标，做一些体育活动对健康总是有益的。从少量体力活动开始，随着时间的推移逐渐增加频率、强度和持续时间。对于没有禁忌证的人们，只要是以不超过快走或日常生活的低中强度体力活动开始，运动前体检通常是不必要的。重要的是，要为所有儿童和青少年提供安全、公平的机会，鼓励他们参加适合他们年龄和能力、令人愉快、多种多样的体育活动。老年人应该尽其所能进行体育锻炼，并根据他们的健康水平调整他们的体力活动水平。当无法达到推荐目标时，患有慢性病的成年人应根据自己的能力进行体育活动。患有慢性病的成年人可以咨询运动专家或医疗保健专业人士，了解适合其个人需求、能力、功能限制/并发症、药物和整体治疗计划的活动类型和数量。如果孕妇和产妇目前没有达到这些推荐目标，进行一些体育活动对健康总是有益的。她们应该从少量的体育活动开始，并随着时间的推移逐渐增加频率、强度和持续时间。可以每天进行盆底肌肉训练，以减少尿失禁的风险。 孕妇进行体力活动时的其他安全注意事项包括： ▶避免在过热时进行体力活动，尤其是在高湿度环境下； ▶在运动前、运动中和运动后通过喝水保持水分； ▶避免参加涉及身体接触、有坠落高风险或可能导致缺氧的活动（如通常不在高原生活而在高原活动）； ▶怀孕 3 个月之后避免仰卧位运动； ▶考虑参加体育比赛或运动量明显高于推荐标准的孕妇应寻求专业医疗机构的监督； ▶孕妇应该由其医疗保健人员告知何时停止或限制体力活动的危险迹象，如果出现危险迹象，应立即咨询有资质的医疗保健人员。分娩后逐渐恢复体力活动，如果是剖宫产，请咨询医疗保健人员。如果身体活动与个人当前的活动水平、健康状况和身体功能相适应，并且累积的健康益处大于风险，那么从事身体活动的残疾人不会面临重大风险。残疾人士可能需要咨询医疗专业人士或其他运动和残疾专家，以帮助确定适合他们的活动类型和数量

摘自：World Health Organization 2020 guidelines on physical activity and sedentary behavior。

附录2 健康体检基本项目目录（试行）

一、必选项目

一级目录	二级目录	主要检查内容
健康体检自测问卷		健康史、躯体症状、生活习惯、精神压力、睡眠健康、健康素养等
体格检查	一般检查	身高、体重、腰围、臀围、血压、脉搏
	物理检查	内科：心、肝、脾、肺、肾
		外科：浅表淋巴结、甲状腺、乳腺、脊柱四肢关节、肛门、外生殖器（男性）
		眼科检查：视力、辨色力、内眼、外眼、眼压
		耳鼻咽喉科：外耳道、鼓膜、听力、鼻腔、鼻窦、咽喉
		口腔科：口腔黏膜、牙齿、牙龈、颞颌关节、腮腺
		妇科：外阴、内诊
实验室检查	常规检查	血常规：白细胞计数（WBC）、红细胞计数（RBC）、血红蛋白（Hb）、血小板计数；尿液分析：尿蛋白（PRO）、尿潜血（BLD）、尿红细胞、尿白细胞、尿比重、亚硝酸盐；便常规＋潜血
	生化检查	肝功能：谷草转氨酶、谷丙转氨酶、总胆红素
		肾功能：血尿素氮、血肌酐
		血脂：总胆固醇、三酰甘油、低密度脂蛋白胆固醇、高密度脂蛋白胆固醇；血糖：空腹血糖、血尿酸等
	细胞学检查	妇科病理学检查
辅助检查	心电图检查	心率及心电图异常结论
	X线检查	胸片：肺部、心脏、胸廓、纵隔、膈肌
	超声检查	腹部超声：肝、胆、胰、脾、肾
体检报告首页		健康体检自测问卷、体格检查、实验室检查、辅助检查结果摘要

二、备选项目

一级目录	二级目录	主要检查内容
心脑血管疾病风险筛查	高血压风险筛查（20 岁以上）	早发高血压家族史、吸烟史、饮酒史、高盐饮食，长期精神紧张、头昏、头痛、眩晕等
		诊室血压（连续 3 次）、动态血压监测、脉搏波传导速度（PWV）、踝臂指数（ABI）、心电图、血管超声、胸部 X 线照片、眼底血管照相
		空腹血糖、血脂四项、同型半胱氨酸、超敏 C 反应蛋白、肾素等
	冠心病风险筛查（40 岁以上）	冠心病病史及早发家族史、心前区疼痛、压迫感及胸部不适等
		血压、PWV、ABI、血管内皮功能（FMD）检查、心脏彩色超声、颈动脉超声、动态心电图、心电图运动试验、螺旋 CT 断层扫描冠脉成像（CTA）
		空腹血糖、血脂四项、载脂蛋白 a、载脂蛋白 b、脂蛋白（a）、血乳酸脱氢酶及其同工酶、血清肌酸激酶及其同工酶、肌红蛋白、肌钙蛋白 I、血肌酐、尿微量白蛋白、超敏 C 反应蛋白、白介素－6、肿瘤坏死因子、纤维蛋白原、同型半胱氨酸等
	脑卒中风险筛查（40 岁以上）	高血压、慢性房颤、扩张性心肌病、风湿性心脏病病史及早发家族史、头痛、头昏、眩晕及短暂性脑缺血发作（TIA）等
		血压及动态血压检查、PWV、ABI、FMD、心脏彩色超声、颈动脉超声、经颅多普勒（TCD）、眼底血管照相、头颅 CT
		空腹血糖、血脂（同冠心病）、血肌酐、尿微量白蛋白、血黏度监测、血小板聚集、超敏 C 反应蛋白、纤维蛋白原、同型半胱氨酸等

续上表

一级目录	二级目录	主要检查内容
心脑血管疾病风险筛查	外周血管病风险筛查（50岁以上）	高血压或脑卒中家族史，高血压、脑卒中、房颤、颈动脉狭窄、腹主动脉瘤等病史，头痛、头晕、乏力、下肢水肿及跛行等
		血压及四肢血压测量、足背动脉触诊、颈部及腹部听诊（血管杂音）、血管超声、PWV、ABI、FMD
		空腹血糖、血脂（同冠心病）、血肌酐、尿微量白蛋白、超敏C反应蛋白、纤维蛋白原、同型半胱氨酸等
2型糖尿病风险筛查（35岁以上）	空腹血糖受损（IFG）、糖耐量异常（IGT）、糖调节受损（IFG＋IGT）	出生体重，糖尿病家族史，妊娠糖尿病、高血压、冠心病病史，血糖及血脂异常史、饮食与运动情况，口渴、多饮、多尿、多食、体重下降、倦怠乏力等
		体质指数、腰围与腰臀比、脂肪率、血压、PWV、ABI、FMD
		空腹血糖、餐后2小时血糖、OGTT、糖化血红蛋白、糖化白蛋白、血脂（同冠心病）、尿糖、尿酮体、尿微量白蛋白、胰岛素、C－肽、超敏C反应蛋白、同型半胱氨酸
慢性阻塞性肺疾病（COPD）风险筛查（50岁以上，吸烟者40岁以上）		吸烟史、慢性支气管炎、哮喘病史、慢性咳嗽、咳痰、气短、喘息、胸闷等
		肺功能检查、肺部X线检查、肺部CT检查
		血沉、白细胞、红细胞、红细胞比容等
慢性肾病（CKD）风险筛查（40岁以上）		肾脏疾病家族史，慢性肾炎及蛋白尿、高血压、糖尿病病史等，眼睑水肿、血尿、尿少、疲乏、厌食、恶心、呕吐等
		血压、肾脏超声检查
		血肌酐、尿微量白蛋白

续上表

一级目录	二级目录	主要检查内容
恶性肿瘤风险筛查	肺癌（50岁以上）	肺癌家族史、吸烟史，咳嗽、胸痛、痰中带血、长期低热等，肺部低剂量 CT，肿瘤标志物：NSE、CYFRA21-1、CEA、SCC
	乳腺癌（35岁以上女性）	乳腺癌家族史，乳腺疾病史、婚育史、月经史，乳房胀痛（与月经周期无关）、乳头异常分泌物等，乳腺超声检查、乳腺钼钯检查，肿瘤标志物：CA-153、CA-125、CEA
	宫颈癌（21岁以上女性）	宫颈癌家族史、月经史、生育史、不洁性生活史，白带异常、阴道出血等，宫颈超薄细胞学检查（TCT）、人乳头瘤病毒（HPV）测试，肿瘤标志物：SCC、CEA
	直结肠癌（50岁以上）	直结肠癌家族史，慢性结肠炎及肠息肉病史，下腹痛、便血、黏液便、大便频次等，肛诊、大便潜血、结肠镜、气钡双重造影，肿瘤标志物：CEA、CA-199、CA-242
	胃癌（50岁以上）	胃癌家族史，胃溃疡、胃肠息肉病史等，腹痛、腹泻、消瘦、柏油便等，胃镜检查、气钡双重造影、幽门螺杆菌（HP）检查、胃蛋白酶元及胃泌素测定等，肿瘤标志物：CA72-4、CEA
	前列腺癌（45岁以上男性）	前列腺癌家族史，慢性炎症史，反复尿频、尿急及血尿等，前列腺触诊检查、前列腺超声检查，肿瘤标志物：PSA、FPSA
其他项目	—	体适能检测、骨密度检测、心理测评、中医体质辨识、功能医学检测等

摘自：健康体检基本项目专家共识（2014）。

附录3　2018年美国家庭医生学会《初级保健成年男性健康体检指南》推荐

类别	项目	GRADE 证据等级
生活方式与心理健康风险筛查	吸烟（需同时进行行为干预）	A
	饮酒（需同时进行行为干预；男性危险饮酒的定义是每周饮酒超过14杯或每次饮酒超过4杯，建议每次最多喝2杯）	B
	非法使用毒品	I（证据不足）
	性传播感染（特别是梅毒与人类免疫缺陷病毒）	A
	抑郁症	B
	肥胖症（对体质指数 > 30 kg/m^2 的患者进行干预）	B
	饮食健康及运动（对超重、肥胖并伴有额外心血管风险患者进行干预）	B
慢性病筛查	高血压（39岁以下无风险因素者，建议3～5年检查1次；40岁以上且有风险因素者，建议每年检查）	A
	2型糖尿病（建议40～70岁超重男性进行检查，对于血糖异常者，需进行行为干预，鼓励其进行健康饮食及增加运动量）	B
	血脂异常（建议40～75岁男性进行检查，目前对40岁以下者，建议其进行检查的证据仍不足）	B
	腹主动脉瘤（建议65～75岁吸烟超过100支的男性进行检查，对于这一年龄段的无吸烟史的男性建议选择性检查）	B（吸烟）、C（无吸烟史）
	骨质疏松症	I（证据不足）
	慢性阻塞性肺疾病（无症状则无须测量肺活量）	D（证据不足）
	丙型肝炎（对感染风险高的男性进行检查）	B

续上表

类别	项目	GRADE 证据等级
肿瘤筛查	睾丸癌（无症状则无须检查）	D（证据不足）
	皮肤癌	I（证据不足）
	前列腺癌（对于 55～69 岁的男性，在具有危险因素且符合患者意愿的情况下，建议进行检查，不建议对 70 岁以上男性进行检查）	C（55～69 岁） D（70 岁以上）
	结直肠癌（对 50～75 岁的男性，建议每年进行粪便免疫化学检测，10 年进行 1 次乙状结肠镜检查加上每年进行粪便免疫化学检测，10 年进行 1 次结肠镜检查或 5 年进行 1 次计算机断层扫描结肠成像）	A
	肺癌（对于有 30 包年以上的吸烟史，目前仍在吸烟或戒烟 15 年以内的 55～80 岁男性，建议每年进行低剂量计算机断层扫描检查）	B
初级保健健康体检推荐要点	戒烟	A
	限制乙醇摄入	B
	按推荐的时间间隔接种疫苗	C
	人类免疫缺陷病毒感染	A
	高血压	A
	2 型糖尿病（40～70 岁肥胖的男性）	B
	血脂异常（40～75 岁男性）	B
	前列腺癌（55～69 岁男性，需尊重患者主观意愿）	C
	结直肠癌（50～75 岁有风险的男性）	A
	肺癌（55～80 岁男性，过去吸烟 30 包年以上，目前仍在吸烟或戒烟 15 年以内）	B

A 为一致、高质量、以患者为导向的证据；B 为以患者为导向的证据，质量不一致或有限；C 为共识、以疾病为导向的证据、惯例、专家意见或病例系列。有关 SORT 证据评级系统的信息，请访问：https://www.aafp.org/afpsort

摘自：The Adult Well-Male Examination。

附录4 美国预防服务工作组65岁及以上老年人群一级和二级预防推荐

预防策略	频次
美国预防服务工作组（USPSTF）A/B级或CDC一级预防推荐	
骨密度	女性65岁以后至少1次
血压筛查	每年1次
糖尿病筛查	40～70岁超重或肥胖者每3年筛查1次
运动	65岁及以上跌倒风险增加者
甲型肝炎疫苗	高风险者至少1次
乙型肝炎疫苗	高风险者至少1次
带状疱疹疫苗	50岁后，免疫能力强的人群首选重组带状疱疹疫苗（Shingrix），而非带状疱疹活疫苗（Zostavax）
流感疫苗	每年1次
血脂筛查	每5年1次，有冠心病、糖尿病、周围动脉疾病、中风病史者需更频密
肥胖（身高和体重）	每年1次
肺炎疫苗	65岁时接种1次PCV13肺炎球菌结合疫苗（Prevnar），6～12个月后接种PPSV23肺炎球菌多糖疫苗（Pneumovax）
戒烟	每次就诊
破伤风疫苗	每10年1次
多模式强化行为治疗管理体重	BMI≥30 kg/m^{2}者
USPSTF A/B级二级预防推荐	
腹主动脉超声	65～75岁有吸烟史的男性1次
酒精滥用筛查	未指定，但应定期进行筛查
抑郁筛查	每年1次

续上表

预防策略	频次
大便潜血；粪便免疫化学试验（FIT）；FIT-DNA 检测；CT 结肠成像；乙状结肠镜；结肠镜检查	50～75 岁：大便潜血和 FIT 每年 1 次；FIT-DNA 每1～3 年 1 次；CT 结肠成像和乙状结肠镜检查每 5 年1 次；结肠镜检查每 10 年 1 次
乙型肝炎筛查	高风险者至少 1 次
丙型肝炎筛查	高风险者至少 1 次
HIV 筛查	≥65 岁有感染艾滋病病毒危险因素的老年人至少有 1 次
肺癌低剂量 CT 扫描	55～80 岁的老年人（吸烟≥30 包年，目前仍在吸烟或在过去 15 年内戒烟）每年 1 次
乳房 X 光检查	50～74 岁女性每 2 年 1 次
USPSTF C/I 级或其他一级预防推荐	
阿司匹林预防心肌梗死和（或）中风	60～69 岁人群每日服用，其卒中风险降低获益大于胃肠道出血风险者
钙（1200 mg）和维生素 D（≥800 IU）预防骨质疏松/骨折	每日 1 次
跌倒预防：风险评估和管理	65 岁以后至少 1 次
大便潜血；粪便免疫化学试验（FIT）；FIT-DNA 检测；CT 结肠成像；乙状结肠镜；结肠镜检查	76～85 岁老年人：大便潜血和 FIT 每年 1 次；FIT-DNA 每 1～3 年 1 次；CT 结肠成像和乙状结肠镜检查每 5 年 1 次；结肠镜检查每 10 年 1 次
血清 CRP	有 1 个冠心病危险因素者至少 1 次
肥胖/营养不良筛查	每年 1 次
ω3 脂肪酸预防心肌梗死、中风	至少 2×/周
USPSTF C/I 级或其他二级预防推荐	
皮肤检查	每年 1 次
认知障碍筛查	每年 1 次
青光眼筛查	每年 1 次

续上表

预防策略	频次
听力损害筛查	每年 1 次
TSH	特别是女性，每年 1 次
视力损害筛查	每年 1 次
美国预防服务工作组（USPSTF）推荐级别：A：推荐，显著获益；B：推荐，中等获益；C：根据专业判断和患者偏好有选择地提供；D：不推荐，无净获益或危害大于获益；I：关于预防方法的获益和危害的证据是不确定的	

摘自：2020 geriatrics at your fingers。

附录5　常见肿瘤筛查推荐

项目	频次	推荐学会或组织	推荐强度	证据质量	推荐指南或共识
肺癌筛查［胸部低剂量CT（LDCT）］	高危人群每年1次。肺癌高危人群：年龄≥40岁且具有以下任一危险因素者： （1）吸烟≥400年支（或20包年），或曾经吸烟≥400年支（或20包年），戒烟时间＜15年。 （2）有环境或高危职业暴露史（如石棉、铍、铀、氡等接触者）。 （3）合并COPD、弥漫性肺纤维化或既往有肺结核病史者。 （4）既往罹患恶性肿瘤或有肺癌家族史者，尤其一级亲属有肺癌家族史。此外，还需考虑被动吸烟、烹饪油烟以及空气污染等因素	中国肺癌防治联盟、中华医学会呼吸病学分会等	直接推荐	高	肺癌筛查与管理中国专家共识（2019版）
肝癌筛查（AFP/腹部超声/腹部增强CT/MRI）	肝癌中危人群，每年1次常规监测（腹部超声联合AFP）（C1）	中华预防医学会肝胆胰疾病预防与控制专业委员会、中华医学会肝病学分会等	强推荐	低	原发性肝癌的分层筛查与监测指南（2020版）
	肝癌高危人群，6个月1次常规监测（A1）		强推荐	高	
	肝癌极高危人群，3个月1次常规监测，6～12个月增强CT或MRI检查1次（B1）		强推荐	中	

续上表

项目	频次		推荐学会或组织	推荐强度	证据质量	推荐指南或共识
肝癌筛查（AFP/腹部超声/腹部增强CT/MRI）	中危人群特征	年龄＜40岁，未进行抗病毒治疗或抗病毒治疗后低病毒血症的HBV或HCV相关慢性肝炎（B1）；抗病毒治疗获得持续病毒应答的HBV或HCV相关肝硬化（B1）	中华预防医学会肝胆胰疾病预防与控制专业委员会、中华医学会肝病学分会等	强推荐	中	原发性肝癌的分层筛查与监测指南（2020版）
		ALT正常非病毒性肝硬化或ALT异常慢性非病毒性肝炎（C2）		强推荐	低	
	高危人群特征	未进行抗病毒治疗或抗病毒治疗后低病毒血症的HBV或HCV相关肝硬化（A1）		强推荐	高	
		非病毒性肝硬化患者伴糖尿病或（和）一级亲属有肝癌家族史（B1）		强推荐	中	
		男性，年龄＞40岁；女性，年龄＞50岁；未进行抗病毒治疗的HBV或HCV相关慢性肝炎（B1）		强推荐	中	

续上表

项目	频次		推荐学会或组织	推荐强度	证据质量	推荐指南或共识
肝癌筛查（AFP/腹部超声/腹部增强CT/MRI）	极高危人群特征	腹部超声检查肝脏结节（1～2 cm）或病理学为低级别不典型增生结节或高级别不典型增生结节（A1）	中华预防医学会肝胆胰疾病预防与控制专业委员会、中华医学会肝病学分会等	强推荐	高	原发性肝癌的分层筛查与监测指南（2020版）
		HBV或HCV相关肝硬化结节（＜1 cm）（B1）		强推荐	中	
		未接受抗病毒药物治疗或治疗后低病毒血症的HBV或HCV相关肝硬化伴糖尿病或一级亲属有肝癌家族史等协同危险因素（B1）		强推荐	中	
胃癌筛查（胃镜）	年龄≥40岁，且符合下列任意一条者，作为胃癌筛查对象：胃癌高发地区人群；幽门螺杆菌感染者；既往患有慢性萎缩性胃炎、胃溃疡、胃息肉、手术后残胃、肥厚性胃炎、恶性贫血等胃的癌前疾病；胃癌患者一级亲属；存在胃癌其他风险因素（如摄入高盐、腌制饮食、吸烟、重度饮酒等）。新型胃癌筛查评分系统评分低危者每3年1次胃镜检查，中危者每2年1次胃镜检查，高危者每年1次胃镜检查		国家消化系统疾病临床医学研究中心、中华医学会消化内镜学分会、中华医学会健康管理学分会	推荐		中国早期胃癌筛查流程专家共识意见（草案）（2017，上海）

续上表

项目	频次	推荐学会或组织	推荐强度	证据质量	推荐指南或共识
胃癌筛查（胃镜）	与胃癌发病风险增高相关的遗传性癌症易感综合征：遗传性弥漫性胃癌（HDGC）、Lynch 综合征（LS）、幼年性息肉病综合征（JPS）、Peutz-Jeghers 综合征（PJS）、家族性腺瘤样息肉病（FAP）	北京抗癌协会			中国高发癌症早期筛查指南（2021）
遗传相关胃癌筛查	推荐符合以下标准的患者进行 CDH1 突变基因检测： （1）家族中有 ≥2 例胃癌患者，至少有 1 例弥漫型胃癌（DGC）患者。 （2）家族中有 ≥1 例 DGC 患者，且有 ≥1 例浸润性小叶乳腺癌患者发病 <70 岁。 （3）家族中有 ≥2 例浸润性小叶乳腺癌患者发病均 <50 岁。 （4）50 岁以前诊断 DGC，不考虑家族史。 （5）任何年龄段的毛利人 DGC 患者。 （6）有兔唇或腭裂的个人或有家族病史的 DGC 患者。 （7）个人有 DGC 和浸润性小叶乳腺癌病史，且发病年龄均 <70 岁。 （8）双侧浸润性小叶乳腺癌患者，诊断年龄 <70 岁。 （9）胃原位或 pagetoid 播散的印戒细胞，且发病年龄 <50 岁	国际遗传性胃癌协作组（IGCLCC）、中国临床肿瘤学会（CSCO）			2020 年 IGCLC 筛查意见/2022 版 CSCO 胃癌诊疗指南

续上表

项目	频次	推荐学会或组织	推荐强度	证据质量	推荐指南或共识
乳腺癌筛查（乳腺X线检查/超声/MR）	对于致密型乳腺的一般风险人群，推荐使用乳腺X线检查联合乳腺超声进行筛查；对于高风险人群，推荐乳腺X线检查联合乳腺超声进行筛查；对于 *BRCA*1/2 基因突变携带者，可考虑使用乳腺核磁筛查。对一般风险人群，推荐从 45 岁开始进行乳腺癌筛查，每 1～2 年筛查 1 次。对于高风险人群，推荐从 40 岁开始进行乳腺癌筛查，每年筛查 1 次。符合下列 1）、2）和 3）任意条件的女性为乳腺癌高风险人群：1）有遗传家族史，即具备以下任意一项者：（1）一级亲属有乳腺癌或卵巢癌史；（2）二级亲属 50 岁前，患乳腺癌 2 人及以上；（3）二级亲属 50 岁前，患卵巢癌 2 人及以上；（4）至少 1 位一级亲属携带已知 *BRCA*1/2 基因致病性遗传突变，或自身携带 *BRCA*1/2 基因致病性遗传突变。2）具备以下任意一项者：（1）月经初潮年龄≤12 岁；（2）绝经年龄≥55 岁；（3）有乳腺活检史或乳腺良性疾病手术史，或病理证实的乳腺（小叶或导管）不典	国家癌症中心	强推荐	中	中国女性乳腺癌筛查与早诊早治指南（2021，北京）

续上表

项目	频次	推荐学会或组织	推荐强度	证据质量	推荐指南或共识
乳腺癌筛查（乳腺X线检查/超声/MR）	型增生病史；（4）使用雌孕激素联合的激素替代治疗不少于半年；（5）45岁后乳腺X线检查提示乳腺实质（或乳房密度）类型为不均匀致密型或致密型。3）具备以下任意两项者：（1）无哺乳史或哺乳时间＜4个月；（2）无活产史（含从未生育、流产、死胎）或初次活产年龄≥30岁；（3）仅使用雌激素的激素替代治疗不少于半年；（4）流产（含自然流产和人工流产）≥2次	国家癌症中心	强推荐	中	中国女性乳腺癌筛查与早诊早治指南（2021，北京）
乳腺癌筛查（乳腺X线检查/超声/MR）	依赖家族史的多种预测模型或者风险评估工具因开发时所研究的目标人群不同而各有利弊，需要结合患者实际情况选用。基于危险分层可对两组乳腺癌风险组（平均风险组和增加风险组）进行筛查。增加风险组包括以下6种类型：（1）有乳腺癌病史的女性；（2）≥35岁5年患浸润性乳腺癌风险≥1.7%（Gail乳腺癌风险评估模型）的女性；（3）基于小叶原位癌（LCIS）/不典型导管增生（ADH）/不典型小叶增生（ALH）病史，乳腺癌终生风险＞20%的	美国国立综合癌症网络			NCCN Guidelines for patients. Breast Caner Screening and diagnosis. Version 1. 2021

500

续上表

项目	频次	推荐学会或组织	推荐强度	证据质量	推荐指南或共识
乳腺癌筛查（乳腺X线检查/超声/MR）	女性；（4）基于家族史模型，乳腺癌终生风险＞20%的女性；（5）10～30岁之前接受过胸部放射治疗的女性；（6）潜在或已知有遗传倾向性的女性。以上是就诊时无症状的筛查推荐。存在以下症状（包括男性）：乳房肿物、乳头溢液、乳房不对称性增厚或者结节、皮肤改变（橘皮征、红斑、乳头脱皮、湿疹及皮肤溃疡）、乳房疼痛、腋窝肿物、乳房假体植入相关症状（溢出、增大、溃疡）持续超过1年	美国国立综合癌症网络			NCCN Guidelines for patients. Breast Caner Screening and diagnosis. Version 1. 2021
肠癌筛查（FIT/肠镜/多靶点粪便FIT-DNA/结肠CT成像）	每5～10年进行1次高质量结肠镜检查	国家癌症中心中国结直肠癌筛查与早诊早治指南制定专家组	强推荐	高	中国结直肠癌筛查与早诊早治指南（2020，北京）
	每年进行1次免疫法粪便隐血试验（FIT）检查		强推荐	中	
	每3～5年进行1次乙状结肠镜检查		弱推荐	中	
	每5年进行1次结肠CT成像技术检查		弱推荐	低	
	每3年进行1次多靶点粪便FIT-DNA检测		弱推荐	低	
	推荐一般人群40岁起接受结直肠癌风险评估		弱推荐	低	
	评估为中低风险的人群在50～75岁接受结直肠癌筛查		强推荐	中	

续上表

项目	频次	推荐学会或组织	推荐强度	证据质量	推荐指南或共识
肠癌筛查（FIT/肠镜/多靶点粪便FIT-DNA/结肠CT成像）	评估结果为高风险的人群在40～75岁起接受结直肠癌筛查。结直肠癌的高危因素：有结直肠癌家族史或者某些类型的结直肠息肉；有结直肠癌病史或者某些类型的息肉；有炎症性肠病病史（溃疡性结肠炎或者克罗恩病）；有遗传性结直肠癌综合征家族史，比如家族性腺瘤性息肉病（FAP），或者林奇综合征（遗传性非息肉性结直肠癌）；既往有腹部或者盆腔恶性肿瘤放射治疗史	国家癌症中心中国结直肠癌筛查与早诊早治指南制定专家组	强推荐	中	中国结直肠癌筛查与早诊早治指南（2020，北京）
食管癌筛查（内镜）	一般人群筛查：年龄大于40岁，具有吸烟、饮酒、进食过快、进食高温食物、喝浓茶等不良生活习惯者，行内镜下食管黏膜碘染色	中国临床肿瘤学会（CSCO）	Ⅲ级推荐	稍低－低	中国临床肿瘤学会（CSCO）食管癌诊疗指南（2020）
	年龄大于40岁，来自食管肿瘤高发地区，或有食管肿瘤家族史，或具有食管癌高危因素，行内镜下食管黏膜碘染色		Ⅰ级推荐	高	
	年龄大于40岁，具有食管癌高危因素（失弛缓症和腐蚀性狭窄、胼胝症、肥胖）为高危人群，应每1～3年进行1次内镜下食管黏膜碘染色		Ⅱ级推荐	高－稍低	

续上表

项目	频次	推荐学会或组织	推荐强度	证据质量	推荐指南或共识
食管癌筛查（内镜）	年龄大于 40 岁，具有食管癌高危因素（人乳头瘤病毒感染、既往胃切除术、萎缩性胃炎、口服双膦酸盐）为高危人群，应每 1～3 年进行 1 次内镜下食管黏膜碘染色	国家消化内镜专业质控中心等	Ⅲ级推荐	稍低－低	中国早期食管癌及癌前病变筛查专家共识意见（2019 年，新乡）
	对于具有 Barrett 食管（BE）的高危因素患者，或内镜下新发现为 BE 的患者，应行内镜下病理活检（每隔2 cm四点位活检）		Ⅰ级推荐	高	
	对于筛查内镜活检病理为重度异型增生但拒绝行内镜下治疗者，每年行内镜下食管黏膜碘染色		Ⅲ级推荐	稍低－低	
	合并下列任一项危险因素者为筛查目标人群：（1）出生或长期居住于食管癌高发地区；（2）一级亲属有食管癌病史；（3）本人患有食管癌癌前疾病或癌前病变；（4）本人有头颈部肿瘤病史；（5）合并其他食管癌高危因素：热烫饮食、饮酒（≥15 g/d）、吸烟、进食快、室内空气污染、牙齿缺失等。低危者每 3～5年 1 次内镜筛查，高危者每年 1 次内镜筛查		直接推荐		

续上表

项目	频次	推荐学会或组织	推荐强度	证据质量	推荐指南或共识
胰腺癌筛查〔超声内镜（EUS）和（或）磁共振胆胰管成像（MRCP）〕	对于确定为高危的患者，应考虑胰腺癌筛查，包括胰腺癌患者（至少有2名遗传相关亲属受影响）的一级亲属；胰腺癌筛查应考虑与胰腺癌风险增加相关的遗传综合征患者，包括所有Peutz-Jeghers综合征、遗传性胰腺炎、CDKN2A基因突变患者，以及有1个或以上一级亲属患有胰腺癌合并Lynch综合征的患者，以及BRCA1、BRCA2、PALB2和ATM基因突变的患者；对于符合检测条件的家族性胰腺癌亲属，应考虑进行基因检测和咨询；高危人群胰腺癌筛查应从50岁开始，或从比家族中最小发病年龄年轻10岁开始。遗传性胰腺炎CKDN2A和PRSS1突变携带者的筛查应从40岁开始，Peutz-Jeghers综合征患者的筛查应在35岁开始；在接受胰腺癌筛查的个体中，磁共振成像和超声内镜检查（EUS）应结合使用作为首选筛查模式；当没有胰腺病变时，应考虑12个月的筛查间隔；对多学科团队确定为低风险的病变，缩短间隔和（或）在6～12个月内进行EUS检查；对于不确定病变，EUS评估应在3～6个月内进行；对于高危病变，如果未计划手术切除，EUS评估应在3个月内进行	American Gastroenterological Association（AGA）		高	AGA Clinical Practice Updateon Pancreas Cancer Screening in High-Risk Individuals：Expert Review（2020）

续上表

项目	频次	推荐学会或组织	推荐强度	证据质量	推荐指南或共识
前列腺癌筛查（血清PSA）	（1）对身体状况良好，且预期寿命10年以上的男性开展基于血清PSA检测的前列腺癌筛查；（2）血清PSA检测每2年进行1次，根据受试者的年龄和身体状况决定PSA检测的终止时间；（3）对前列腺癌高危人群要尽早开展血清PSA检测。高危人群包括：年龄>50岁的男性；年龄>45岁且有前列腺癌家族史的男性；年龄>40岁时PSA>1 µg/L的男性；携带BRCA2基因突变且年龄>40岁的男性。PSA筛查后的随访：将PSA≥4 µg/L定义为异常值。当受试者PSA<4 µg/L时，建议进行每2年1次的随访；当受试者PSA≥4 µg/L时，应及时通知到受试者本人或家属，并建议受试者转诊至医院进行进一步诊断、治疗和随访	中国抗癌协会泌尿男性生殖系统肿瘤专业委员会前列腺癌学组	直接推荐		前列腺癌筛查中国专家共识（2021年版）
宫颈癌筛查	25～65岁女性每5年1次细胞学和人乳头瘤状病毒（HPV）联合检测或每3年1次细胞学检查。65岁后如既往防癌体检充分阴性则不再筛查（过去25年内没有CIN2⁺史，且过去10年连续2次HPV检测阴性或者2次联合筛查双阴性，或者3次细胞学检查阴性，且最近一次检查是过去3～5年内进行的）	中国优生科学协会阴道镜和宫颈病理学分会专家委员会	直接推荐		中国子宫颈癌筛查及异常管理相关问题专家共识

续上表

项目	频次	推荐学会或组织	推荐强度	证据质量	推荐指南或共识
宫颈癌筛查	建议使用 HPV DNA 检测作为主要筛查手段，而不是醋酸目视检查或细胞学检查	WHO	强推荐	中	WHO guideline for screening and treatment of cervical precancer lesions for cervical cancer prevention, second edition
	建议一般女性从 30 岁开始定期进行宫颈癌筛查		强推荐	中	
	50 岁后，按照建议的定期筛查间隔连续 2 次阴性筛查结果后停止筛查		有条件推荐	低	
	使用 HPV DNA 检测作为主要筛查手段时，每 5 ~ 10 年进行 1 次定期筛查		有条件推荐	低	
	在 HPV DNA 检测尚未开始的情况下，使用醋酸目视检查或细胞学检查作为主要筛查手段时，每 3 年定期进行 1 次筛查		有条件推荐	低	
子宫内膜癌筛查（子宫内膜细胞学/经阴道彩超）	不建议对于子宫内膜癌平均风险、无症状女性进行子宫内膜癌常规筛查。建议对于子宫内膜癌高危风险女性进行子宫内膜癌筛查。子宫内膜癌的高危风险包括：（1）年龄≥45 岁；（2）糖尿病；（3）肥胖；（4）高血压；（5）无孕激素拮抗的性激素使用史；（6）多囊卵巢综合征；（7）功能性卵巢肿瘤（分泌雌激素的卵巢肿瘤）；（8）无排卵型异常子宫出血；（9）初潮早；（10）不孕、不育；（11）他莫昔芬治	子宫内膜癌筛查专家委员会			子宫内膜癌筛查和早期诊断专家共识（草案）（2017）

续上表

项目	频次	推荐学会或组织	推荐强度	证据质量	推荐指南或共识
子宫内膜癌筛查（子宫内膜细胞学/经阴道彩超）	疗；（12）肿瘤家族史（尤其是内膜癌或肠道肿瘤）；（13）卵巢癌和乳腺癌病史。间隔：每年筛查。方法：子宫内膜细胞学，经阴道彩超可作为初始评估和辅助子宫内膜细胞学筛查	子宫内膜癌筛查专家委员会			子宫内膜癌筛查和早期诊断专家共识（草案）（2017）
甲状腺癌筛查（颈部触诊/甲状腺彩超）	不推荐无症状或无危险因素人群进行筛查。存在声嘶、吞咽困难、疼痛等症状或颈部肿胀、不对称、可见肿块或存在危险因素（放射线接触、低碘饮食、存在与甲状腺癌相关的遗传综合征、一级亲属患甲状腺癌）的人群推荐每年1次	USPSTF	D级	中－高	Screening for Thyroid CancerUS Preventive Services Task Force Recommendation Statement
肠癌筛查	不推荐≥85岁老年人行FOBT/乙状结肠镜/结肠镜筛查结肠癌。对76～85岁、预期寿命长、无或很少合并症的人群可能有一定的益处	USPSTF	D级		
卵巢癌筛查	不推荐行经阴道超声检查或CA-125检测筛查卵巢癌	USPSTF	D级		
胰腺癌筛查	不推荐行胰腺超声检查或血清学肿瘤标记物检测筛查胰腺癌	USPSTF	D级		

507

续上表

项目	频次	推荐学会或组织	推荐强度	证据质量	推荐指南或共识
膀胱癌筛查	目前，没有任何专业机构推荐对公众进行膀胱癌的常规筛查。一些医生可能会建议高危人群进行膀胱癌相关检查。例如：以前患过膀胱癌的人；有先天性膀胱缺陷的人；有发生膀胱癌高风险的人群，如血尿、吸烟、长期留置尿管和职业暴露（如消防员、化工厂工人、合金冶炼工人等）等	WHO/ICUD	D级		2014WHO/ICUD 共识
膀胱癌筛查	不推荐行血尿检测、膀胱肿瘤抗原测定、NMP22 尿酶免疫分析或尿细胞学检查筛查膀胱癌	USPSTF	D级		
前列腺癌筛查	不推荐 70 岁及以上男性行 PSA 检测和（或）直肠指检筛查前列腺癌	USPSTF	D级		
睾丸癌筛查	不推荐无症状男性进行常规筛查	USPSTF/AAFP	D级		
皮肤癌筛查	没有足够的证据支持或反对初级保健临床医生进行全身皮肤检查或咨询患者进行自我检查以早期发现皮肤癌	USPSTF/AAFP	I级		

美国预防服务工作组（USPSTF）推荐级别：A：推荐，显著获益；B：推荐，中等获益；C：根据专业判断和患者偏好有选择地提供；D：不推荐，无净获益或危害大于获益；I：关于预防方法的获益和危害的证据是不确定的

（何　文　龙健婷整理）

附录6　广泛性焦虑量表（GAD-7）

在过去的两周里，您生活中有多少天出现以下的症状？请在答案对应的位置打"√"。

项目	没有	有几天	一半以上时间	几乎天天
1. 感觉紧张、焦虑或急切	0	1	2	3
2. 不能够停止或控制担忧	0	1	2	3
3. 对各种各样的事情担忧过多	0	1	2	3
4. 很难放松下来	0	1	2	3
5. 由于不安而无法静坐	0	1	2	3
6. 变得容易烦恼或急躁	0	1	2	3
7. 感到似乎将有可怕的事情发生而害怕	0	1	2	3

说明：总分为1到7题所选答案对应数字的总和。0～4分：没有焦虑症；5～9分：可能有轻度焦虑症；10～14分：可能有中度焦虑症；15～21分：可能有重度焦虑症。

总分：＿＿＿＿＿＿

附录7 患者健康问卷（PHQ-9）

在过去的两周里，您生活中以下症状出现的频率是多少？请在答案对应的位置打"√"。把相应的得分加起来。

项目	没有	有几天	一半以上时间	几乎天天
1．做事时提不起劲或没有兴趣	0	1	2	3
2．感到心情低落、沮丧或绝望	0	1	2	3
3．入睡困难、睡不安稳或睡眠过多	0	1	2	3
4．感觉疲倦或没有活力	0	1	2	3
5．食欲不振或吃太多	0	1	2	3
6．觉得自己很糟或觉得自己很失败，或让自己或家人失望	0	1	2	3
7．对事物专注有困难，如看报纸或看电视时不能集中注意力	0	1	2	3
8．动作或说话速度缓慢到别人已经察觉，或刚好相反，变得比平日更烦躁或坐立不安，动来动去	0	1	2	3
9．有不如死掉或用某种方式伤害自己的念头	0	1	2	3

说明：0~4分，没有抑郁；5~9分，可能有轻度抑郁症；10~14分，可能有中度抑郁症；15~19分，可能有中重度抑郁症；20~27分，可能有重度抑郁症。核心项目：项目1、项目4、项目9，任何一题得分>1分（即选择2、3），需要关注。项目1、4代表抑郁的核心症状，项目9代表有自伤意念。

总分：_____

附录 8   AD8 量表

在过去的几年中在认知能力方面（记忆或思考）出现问题	是，有变化	无，没变化	不知道
1．判断力出现问题（例如，做决定存在困难、错误的财务决定、思考障碍等）			
2．兴趣减退，爱好改变，活动减少			
3．不断重复同一件事（例如，总是问相同的问题、重复讲同一个事情或者同一句话等）			
4．学习使用某些简单的日常工具或家用电器、器械（如 VCD、电脑、遥控器、微波炉等）有困难			
5．记不清当前月份或年份等			
6．处理复杂的个人经济事务有困难（忘了如何对账，忘了如何交付水、电、煤气账单等）			
7．记不住和别人的约定			
8．日常记忆和思考能力出现问题			
总分			

说明：如果以上问题，回答"是，有变化"达 2 项及以上，则需要去医生处就诊，并向医生描述您在您家人身上观察到的变化。很多因素会导致健忘，一些是可逆的。您也许并没有在您的家人身上观察到以上这些具体的表现，但是也许您对他们最近一些行为举止的改变感到担忧。这张筛查表能帮助您确定是否存在问题，但是，请注意，只有医生能诊断阿尔茨海默病或者其他类型的痴呆，请和医生一起来确定您的家人究竟发生了什么问题。注意：这张筛查表不能用来诊断您的家人是否存在疾病，只能确定他/她是否需要就诊检查。

附录9 日常生活能力量表（ADL）

评分：1 自己完全可以做；2 有些困难但自己尚能完成；3 需要帮助；4 根本没法做。请在最适合您的分值上打"√"。

项目	得分			
1. 行走	1	2	3	4
2. 吃饭	1	2	3	4
3. 穿衣	1	2	3	4
4. 梳头、刷牙等	1	2	3	4
5. 洗澡	1	2	3	4
6. 定时上厕所	1	2	3	4
7. 使用公共车辆	1	2	3	4
8. 做饭菜	1	2	3	4
9. 做家务	1	2	3	4
10. 洗衣	1	2	3	4
11. 购物	1	2	3	4
12. 吃药	1	2	3	4
13. 打电话	1	2	3	4
14. 处理自己的财务	1	2	3	4

说明：总分＜16分为完全正常，≥16分有不同程度的功能下降，最高56分。单项分1分为正常，2～4分为功能下降。凡有2项或2项以上≥3分，或总分≥22分，为功能有明显障碍。如被试者因故不能回答或不能正确回答（如痴呆或失语），则可根据家属、护理人员等知情人的观察评定。若无从了解，或从未做过，可按1分计算。

总分：＿＿＿＿＿＿＿

附录 10　简化版中医体质测评表

体质类型与条目	条目分级的评分（分）				
	没有	很少	有时	经常	总是
平和质（A 型）					
（1）您精力充沛吗？	1	2	3	4	5
（2）您能适应外界自然和社会环境的变化吗？	1	2	3	4	5
（3）您容易失眠吗？	5	4	3	2	1
判断结果：　　□是　　　□否					
气虚质（B 型）					
（1）您容易气短（呼吸短促，接不上气）吗？	1	2	3	4	5
（2）您容易心慌吗？	1	2	3	4	5
（3）您容易头晕或站起时晕眩吗？	1	2	3	4	5
判断结果：　　□是　　　□否					
阳虚质（C 型）					
（1）您胃脘部、背部或腰膝部怕冷吗？	1	2	3	4	5
（2）您感到怕冷、衣服比别人穿得多吗？	1	2	3	4	5
（3）您比一般人耐受不了寒冷（冬天的寒冷，夏天的冷空调、电扇等）吗？	1	2	3	4	5
判断结果：　　□是　　　□否					
阴虚质（D 型）					
（1）您感到手脚心发热吗？	1	2	3	4	5
（2）您感觉身体、脸上发热吗？	1	2	3	4	5
（3）您面部两颊潮红或偏红吗？	1	2	3	4	5
判断结果：　　□是　　　□否					
痰湿质（E 型）					
（1）您感到身体沉重不轻松或不爽快吗？	1	2	3	4	5
（2）您上眼睑比别人肿（上眼睑有轻微隆起的现象）吗？	1	2	3	4	5

续上表

体质类型与条目	条目分级的评分（分）				
	没有	很少	有时	经常	总是
（3）您平时痰多，特别是咽喉部总感到有痰堵着吗？	1	2	3	4	5
判断结果：　□是　　□否					
湿热质（F型）					
（1）您感到口苦或嘴里有异味吗？	1	2	3	4	5
（2）您大便黏滞不爽、有解不尽的感觉吗？	1	2	3	4	5
（3）您小便时尿道有发热感、尿色浓（深）吗？	1	2	3	4	5
判断结果：　　□是　　□否					
血瘀质（G型）					
（1）您面色晦暗或容易出现褐斑吗？	1	2	3	4	5
（2）您口唇颜色偏黯吗？	1	2	3	4	5
（3）您容易有黑眼圈吗？	1	2	3	4	5
判断结果：　　□是　　□否					
气郁质（H型）					
（1）您感到闷闷不乐、情绪低沉吗？	1	2	3	4	5
（2）您多愁善感、感情脆弱吗？	1	2	3	4	5
（3）您咽喉部有异物感，且吐之不出、咽之不下吗？	1	2	3	4	5
（4）您胁肋部或乳房胀痛吗？	1	2	3	4	5
判断结果：　　□是　　□否					
特禀质（I型）					
（1）您没有感冒时也会打喷嚏吗？	1	2	3	4	5
（2）您没有感冒时也会鼻塞、流鼻涕吗？	1	2	3	4	5
（3）您的皮肤容易起荨麻疹（风团、风疹块、风疙瘩）吗？	1	2	3	4	5
（4）您容易过敏（对药物、食物、气味、花粉、季节交替时、气候变化等过敏）吗？	1	2	3	4	5
判断结果：　　□是　　□否					

说明：转化分数＝［（原始分－条目数)/(条目数×4)］×100。若平和质转化分≥

60 分，且其他 8 种体质转化分均 <40 分，则判定为平和质；某种体质转化分≥40 分，则判定为 8 种偏颇体质中的某一种。

摘自：《中医体质分类与判定表》的简化研究。

附录 11 国家免疫规划疫苗儿童免疫程序表（2021 年版）

可预防疾病	疫苗种类	接种途径	剂量	英文缩写	接种年龄														
					出生时	1月	2月	3月	4月	5月	6月	8月	9月	18月	2岁	3岁	4岁	5岁	6岁
乙型病毒性肝炎	乙肝疫苗	肌内注射	10 μg 或 20 μg	HepB	1	2					3								
结核病[1]	卡介苗	皮内注射	0.1 mL	BCG	1														
脊髓灰质炎	脊灰灭活疫苗	肌内注射	0.5 mL	IPV			1	2											
脊髓灰质炎	脊灰减毒活疫苗	口服	1 粒或 2 滴	bOPV					3								4		
百日咳、白喉、破伤风	百白破疫苗	肌内注射	0.5 mL	DTaP				1	2	3				4					
百日咳、白喉、破伤风	白破疫苗	肌内注射	0.5 mL	DT															5
麻疹、风疹、流行性腮腺炎	麻腮风疫苗	皮下注射	0.5 mL	MMR								1		2					
流行性乙型脑炎[2]	乙脑减毒活疫苗	皮下注射	0.5 mL	JE-L								1			2				
流行性乙型脑炎[2]	乙脑灭活疫苗	肌内注射	0.5 mL	JE-I								1,2			3				4
流行性脑脊髓膜炎	A 群流脑多糖疫苗	皮下注射	0.5 mL	MPSV-A							1		2						
流行性脑脊髓膜炎	A 群 C 群流脑多糖疫苗	皮下注射	0.5 mL	MPSV-AC												3			4

续上表

可预防疾病	疫苗种类	接种途径	剂量	英文缩写	出生时	1月	2月	3月	4月	5月	6月	8月	9月	18月	2岁	3岁	4岁	5岁	6岁
甲型病毒性肝炎[3]	甲肝减毒活疫苗	皮下注射	0.5 或 1.0 mL	HepA-L										1					
	甲肝灭活疫苗	肌内注射	0.5 mL	HepA-I										1	2				

注：1 主要指结核性脑膜炎、粟粒性肺结核等。2 选择乙脑减毒活疫苗接种时，采用两剂次接种程序。选择乙脑灭活疫苗接种时，采用四剂次接种程序；乙脑灭活疫苗第1、2剂间隔7～10天。3 选择甲肝减毒活疫苗接种时，采用一剂次接种程序。选择甲肝灭活疫苗接种时，采用两剂次接种程序。

摘自：国家免疫规划疫苗儿童免疫程序及说明（2021年版）。

附录 12　2021 美国成人免疫计划推荐

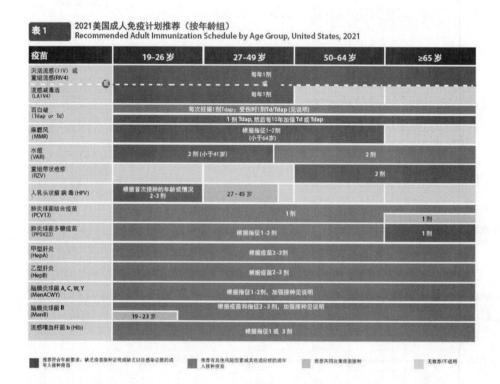

表1　2021美国成人免疫计划推荐（按年龄组）
Recommended Adult Immunization Schedule by Age Group, United States, 2021

疫苗	19-26 岁	27-49 岁	50-64 岁	≥65 岁
灭活流感(IIV) 或重组流感(RIV4)	每年1剂			
流感减毒活(LAIV4)	每年1剂			
百白破 (Tdap or Td)	每次妊娠1剂Tdap；受伤时1剂Td/Tdap（见说明）			
	1剂 Tdap, 然后每10年加强 Td 或 Tdap			
麻腮风 (MMR)	根据指征1-2剂（小于64岁）			
水痘 (VAR)	2剂(小于41岁)		2剂	
重组带状疱疹 (RZV)			2剂	
人乳头状瘤病毒(HPV)	根据首次接种的年龄或情况 2-3 剂	27 - 45 岁		
肺炎球菌结合疫苗 (PCV13)	1剂			1剂
肺炎球菌多糖疫苗 (PPSV23)	根据指征1-2 剂			1剂
甲型肝炎 (HepA)	根据疫苗2-3剂			
乙型肝炎 (HepB)	根据疫苗2-3剂			
脑膜炎球菌 A, C, W, Y (MenACWY)	根据指征1-2剂，加强接种见说明			
脑膜炎球菌 B (MenB)	19-23 岁	根据疫苗和指征2-3剂，加强接种见说明		
流感嗜血杆菌 b (Hib)	根据指征1 或 3剂			

推荐符合年龄要求、缺乏疫苗接种证明或缺乏以往感染证据的成年人接种疫苗　　推荐有其他风险因素或其他适应症的成年人接种疫苗　　推荐共同决策疫苗接种　　无推荐/不适用

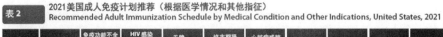

表2 2021美国成人免疫计划推荐（根据医学情况和其他指征）
Recommended Adult Immunization Schedule by Medical Condition and Other Indications, United States, 2021

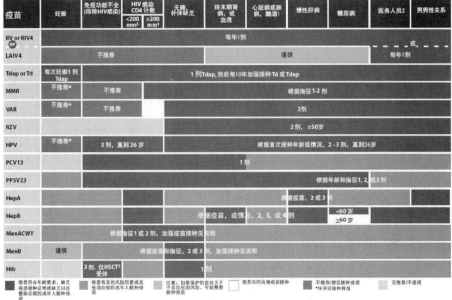

疫苗	妊娠	免疫功能不全（排除HIV感染）	HIV 感染 CD4 计数 <200 mm³	HIV 感染 CD4 计数 ≥200 mm³	无脾补体缺乏	终末期肾病，或血透	心脏病或肺病、酗酒1	慢性肝病	糖尿病	医务人员2	男男性关系
IIV or RIV4 or	每年1剂										
LAIV4	不推荐					谨慎				每年1剂	
Tdap or Td	每次妊娠1剂 Tdap	1剂Tdap，然后每10年加强接种 Td 或 Tdap									
MMR	不推荐*	不推荐			根据指征1-2剂						
VAR	不推荐*	不推荐			2剂						
RZV					2剂，≥50岁						
HPV	不推荐*	3剂，直到26岁			根据首次接种年龄或情况，2-3剂，直到26岁						
PCV13					1剂						
PPSV23					根据年龄和指征1，2，或3剂						
HepA					根据疫苗，2或3剂						
HepB				根据疫苗，或情况，2，3，或4剂						<60岁	
										≥60岁	
MenACWY	根据指征1或2剂，加强疫苗接种见说明										
MenB	谨慎	根据疫苗和指征，2或3剂，加强接种见说明									
Hib		3剂，仅HSCT3受体			1剂						

■ 推荐符合年龄要求、缺乏疫苗接种证明或缺乏以往感染证据的成年人接种疫苗　■ 推荐有其他风险因素或其他适应症的成年人接种疫苗　■ 注意：如果保护的益处大于不良反应的风险，可能需要接种疫苗　□ 推荐共同决策疫苗接种　■ 不推荐/禁忌接种疫苗 *怀孕后接种疫苗　■ 无推荐/不适用

1. LAIV4不适用于酗酒。2. 流感、乙型肝炎、麻疹、腮腺炎、风疹、以及水痘疫苗接种见说明。3. 造血干细胞移植。

摘自：Recommended Adult Immunization Schedulefor ages 19 years or older，US2021。

后　记

　　《家庭健康管理手册》终于付梓了，感谢各位专家的大力支持。幽默是我最尊崇的人生态度，要特别感谢林帝浣老师，林老师的漫画才是本书的精华，绝对是治愈的心灵鸡汤。也要感谢中山大学出版社的编辑做的大量策划和审校工作。出版本书的主要目的还是抛砖引玉，相信在信息化、智能化时代，有更多更好的工具为大家的健康和健康管理服务。

　　我的初衷是写一本专业而通俗的书，由于经验不足，初稿收上来一看，各章节内容风格相差太大，只好改为相对一致的专业风格。但再收上来一看又觉得内容太过专业，可能非专业背景人士很难读下去，于是就又增加了我个人对每个章节的看法，用相对通俗的语言和一致的风格，作为一位在临床一线工作数十年的医生对健康管理的观点——"何谈健康"。健康生活方式太重要了，影响了我们健康的大部分。饮食最关键是要均衡，控制总量，控制体重，还需关注食物不耐受。运动简单有效，容易执行，书中多次强调。心理健康最重要也最难保持，"三观正"是基础，要学会自我调节，要科学认识疾病，要重视社会关系特别是亲密关系的维护，这是人生的意义所在，是我们幸福的根基。要学会爱，爱可以超越生死。一定要按期体检，科学体检。规范慢性病管理，只要按规范管理，很多慢性病对我们的健康就不会有太大的影响，按医嘱服药，我们还是健康人。人生处处有意外，故预防意外伤害也要纳入到健康管理中来。疫苗接种可以升级我们的免疫力。基因检测是精准医疗的基础，但需要大数据支持，很多基因还意义未明。中医体质测定和调理是重要替代和补充手段，有时可起到意想不到的好效果。神经调控近年来发展迅速，如脊髓电刺激、迷走神经刺激等，提高了很多慢性疾病的临床疗效。粪菌移植和干细胞治疗是很多疾病和衰老防治的研究热点，正在积累更多的循证医学证据，其中干细胞治疗需特别关注安全性问题。痴呆是全球重大公共卫生问题，给家庭和社会带来沉重的经济负担，关注记忆，不再遗忘。有人说意识可穿越生死，期待物理学家带给我们惊喜。叙事医学是近年来兴起的新兴学科，为医学与人文的交流架起了一座桥梁，弥补了现代医学的不足。医生需要叙事，个人也需要叙事，"讲好人生故事，实现人生圆满"，"讲好家庭故事，实现家庭幸福"。

我相信家庭健康管理是个很好的抓手，希望更多人喜欢上家庭健康"掌门人"的工作，做好年度家庭健康管理计划并落实（可关注我们后期开发的小程序），也期待大家多提宝贵建议，更希望有更多更好的工具为大家的健康和健康管理服务。最后希望大家都做好健康管理，讲好人生故事，家庭美满幸福！

何 文

2023 年 12 月于广州